现代急危重症救治与诊断

谢 姝等 主编

江西科学技术出版社

江西·南昌

图书在版编目（CIP）数据

现代急危重症救治与诊断 / 谢姝等主编 .— 南昌：
江西科学技术出版社，2019.10（2024.1 重印）
ISBN 978-7-5390-6987-6

Ⅰ．①现…　Ⅱ．①谢…　Ⅲ．①急性病 – 诊疗②险症 –
诊疗　Ⅳ．① R459.7

中国版本图书馆 CIP 数据核字（2019）第 205435 号

选题序号：ZK2019187

责任编辑：王凯勋　林　勇

现代急危重症救治与诊断

XIANDAI JIWEI ZHONGZHENG JIUZHI YU ZHENDUAN

谢姝 等 主编

封面设计　卓弘文化
出　　版　江西科学技术出版社
社　　址　南昌市蓼洲街 2 号附 1 号
　　　　　邮编：330009　　电话：（0791）86623491　　86639342（传真）
发　　行　全国新华书店
印　　刷　三河市华东印刷有限公司
开　　本　880mm × 1230mm　　1/16
字　　数　284 千字
印　　张　8.75
版　　次　2019 年 10 月第 1 版　　2024 年 1 月第 1 版第 2 次印刷
书　　号　ISBN 978-7-5390-6987-6
定　　价　88.00 元

赣版权登字：-03-2019-296

编　委　会

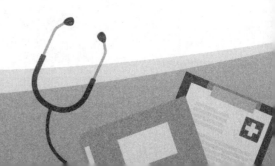

前　言

　　随着医学模式的不断转变，急危重症救治已经成为医护人员所关注的重点问题。而我国是灾害事故多发的国家，地震、火灾、交通事故的死亡人数居世界前列。因此，抢救技术水平的高低、抢救处理是否妥善及时，直接关系到患者的生命安危。为了提升医务工作者对危重症患者的救治水平，提高紧急救治的反应速度，确保迅速有效地救治各类急危重症，降低其病死率。每一位奋斗在急诊临床第一线的医务人员都面临着知识更新的实际问题。为此，由我们工作在临床一线，具有丰富经验，有专业特长的专家、教授们，从临床实际出发，结合近年来国内外最新资料，编写了此书。

　　本书首先介绍了重症医学概述、重症患者急救及监护技术及常用急救技术等各种急救技术；接着详细阐述了每个系统常见的急危重症的诊断方法与具体治疗措施，主要囊括了重症感染、消化系统急危重症、妇科危重症等内容；最后对严重烧伤的救治也做了讲解。全书内容丰富，层次分明，重点突出。各章节详略得当，救治措施具体实用，可供各科临床医生及医学院教师学生参考。

　　此书在编写过程中，借鉴了诸多急危重症相关临床书籍与国内外文献，能促使医务人员更进一步树立急救意识和应急能力，全面熟练地掌握急救技术。对保证患者生命安全发挥重要的作用，对急危重症救治也将起到重要的指导意义。

　　急诊医学是一门年轻的学科，涉及面广，内容浩瀚，再加上编者水平有限，难免有错误及不足之处，恳请广大读者给予批评指正，以便我们更好的总结经验，共同进步！

编　者

2019 年 10 月

目　录

第一章 重症医学概述

第一节 重症医学理论与临床实践

重症医学是近半个多世纪以来发展起来的一门临床医学新专业，是指研究机体（包括高危者）器官功能障碍病理生理过程及其诊治的临床医学。重症监护病房（ICU）是重症医学的临床基地。重症医学理论和临床体制的出现是医学发展和患者诊治的需要，也是各种监护设备和技术在急危重患者诊治过程中应用的结果。它既不同于内科、外科、妇产科、儿科等以患者群体对象进行划分的专业，也不同于神经、心血管、呼吸等以脏器解剖或功能进行划分的专业。重症医学的特点是：理论上强调基础医学和临床医学结合；诊治过程中强调团队协作；强调"病、症/证互补"的疾病诊断模式，通过动态的整体观察和监护进行个体化的临床决策，以均衡的脏器功能支持为主要手段实施早期目标性治疗。重症医学是一门极具活力、以团队协作为基础的临床实践性很强的学科。

一、动态监护和个体化临床决策是重症医学理念的核心

重症患者临床表现和病理生理机制复杂而瞬息万变，每例患者都有其疾病发生、发展过程的特殊性，需要对疾病发展趋势和预后做出准确的判断。因此，对个体患者实施动态监护、分析和临床决策程序是重症医学理念的核心。

动态监护还必须强调早期和适宜，高危患者首先呈现的是生命体征代偿性的生物钟节律紊乱，并非一开始就表现出生理正常值明显偏移，这也正是目前全身炎症反应综合征（SIRs）静态诊断标准值过宽的原因。这种处于不稳定状态的机体（临床上常称为"重症高危状态"）一旦遭受促发因素则呈现危重症临床过程。因此，对此类患者实施早期监护才能事半功倍。由于监护的仪器设备和项目日益增加，尤其是分子生物学等监测手段的发展，针对具体患者权衡利弊地选择适宜的监测方法和监测频度极为重要。新生儿、小婴儿更具有起病急、变化快、预后差异大，以及有创监测、取血标本对机体影响大等特点。为此，必须有一套规范化的 ICU 管理体系和制度，重症医学的临床医生必须具备分析与综合互补的思维模式。

二、团队协作和不断探索创新是 ICU 成功救治患者的保证

重症医学需要从临床实践中不断地去发现问题，提高到基础医学的水平来分析，提出假设，进行研究。然后，回到临床实践，以求验证。按"临床—基础—临床"模式，不断地探索与求证，要善于从失败中吸取教训。重症患者的诊治是一个连续、多变的过程，充满未知数。各种高新技术应用都需要根据个体不同反应及时做出分析判断，整个 ICU 是一个救死扶伤的团队，需要建立一套健全完整的管理组织系统，包括医师、护士和其他技术人员（如呼吸治疗师、临床药剂师等）合理组成的人员梯队；符合当前循证

医学证据的诊治常规和护理常规；各级医师查房、执行程序、交接班制度和各种人员有计划地轮流培训制度等。否则，将无法获取重症患者发生发展全过程的真实信息，无法取得较其他专业更高的重症患者抢救成功率，也就无法实现重症医学"实践—理论—再实践"不断发展的动力。

三、"病、症 / 证互补"的临床诊断模式

现代医学以解剖学、病理生理学为基础，逐渐形成了分析还原的实证主义思维模式。面对重症感染患者，寻找"病原体"和"病灶"才能确诊疾病并给予针对性治疗。但是，近年来重症感染仍是 ICU 住院患者的重要死亡原因，传统单一的感染性疾病诊断模式并不符合危重症多病因、多发病机制和复杂多变的临床特点。对危重症患者要更强调"病、症 / 证互补"的诊断模式。这是一种基于系统医学和中西医结合理念的诊断模式。这里的"症"指的是基本病理生理状态（包括传统病理生理学和系统病理生理学），也可以称为症候群或病理生理状态，如 SIRS/sepsis 及其序贯状态。"证"有两个含义，一是对上述病理生理状态更为精细的分期或动态分析；二是指中医的辨证施治，如脏腑、卫气营血、经络和阴阳的辨证。由此可见，"病、症 / 证互补"的临床诊断模式，即是各专业的疾病、病理生理状态和中西医理论互补的诊断原则。"病、症 / 证互补"诊断的核心理念是：个体化实践与循证理论相结合的诊治模式；分析与综合、微观与整体思维模式互补；定量与定性、静态与动态监测方法学互补。实施两种互补的关键是对患者的精细连续观察和监护，在搜集各种宏观 / 微观、定量 / 定性信息基础上进行反复思考，最终做出疾病诊断和全面解释危重状态发生发展过程。例如，一个肺炎儿童，血气分析低氧血症明显，C 反应蛋白 67mg/L，胸片双侧肺野浸润，心肌酶学指标增高，少量胸腹腔积液，支原体 IgM 阳性。传统疾病诊断为：重症支原体肺炎，急性呼吸衰竭；应用"病、症 / 证互补"的诊断为：支原体肺炎、急性肺损伤、多脏器功能受损。如果病情再加重或迁延，还应进行病理生理分析和中医的辨证诊断。这种诊断模式的优点已为大量的临床实践所证明。实施这种"病、症 / 证互补"的临床诊断模式，ICU 医师除了需要熟练掌握重症医学理论外，还要尽可能熟识各种临床医学专业知识，同时加强与专业科室医师的交流，互相学习，取长补短。"病、症 / 证互补"的疾病概念还会引出治疗上"治标和治本互补"的概念，从而"艺术性"地掌握好脏器支持和病因治疗的最佳时机。

四、重症医学是以经验医学为主，循证医学为指导的临床医学

近年来，重症医学在基础理论上获得重大进步，以循证医学理念为基础的各种指南的制定使 ICU 工作更加规范化。但也应指出，目前重症医学仍处于以经验医学为主、以循证医学为指导的阶段。这是重症疾病的复杂性和快速多变的特性所决定的。动态监测、个体化临床决策仍是重症医学的灵魂。我们应该这样来理解循证医学在重症医学临床中的应用：给个体患者以最符合个体愿望、最佳成本效益比、最少痛苦和后遗症的最优化医疗服务。包括多中心随机对照研究的重症医学的证据都是相对的，不是绝对真理。重症医学临床正处于日新月异、理念不断更新、技术不断创新的局面。在面对个体重症患者时，仍需采用传统的床边查房、个体化动态回顾分析，而这种床边分析病情并进行临床决策的过程需要临床医师长期的经验积累和思维模式的培养。

五、重症医学当前存在的问题和发展方向

近年来，重症医学在现代基础医学理论指导下，应用大量高新技术，在降低重症患者病死率方面取得了重大成就。但也存在以下困惑和问题：①面对危重患者抢救过程中对生命至上的医学伦理问题和当前高新技术诊治措施与医源性致病性、加强医学人性化之间的矛盾；②无限增长的高医疗资源消耗与有限的群体和个体负担能力的矛盾；③ Sepsis（脓毒症）及其序贯状态（包括 ARDS/DIC/ 感染性休克和 MODS）的发生率增加，病死率未降。

重症医学作为年轻的临床医学专业，在理论、技术发展及 ICU 体制等方面还需要不断探索和完善：①理论上和方法学上加强宏观和微观两个方向的研究，其中，宏观方向上需要加强与系统医学、系统生物学和感染微生态学的结合和互补；②创立具有我国特色的（中西医互补的）重症医学理论体系，从"生

物医学"模式向"生物—心理—社会医学"模式转变；③从我国人口众多、经济基础相对薄弱的具体国情出发，探讨建立适合国情的不同等级医院内的 ICU 体制、管理模式和人员培训制度。

第二节　危重症医学发展现状与展望

一、危重症医学的发展史

危重症医学的诞生起源于"重点监护"的理念，而这一理念的提出者是现代护理学的创始人——南丁格尔。早在 17 世纪中期的克里米亚战争期间，她就曾为受伤严重的士兵建立专门的护理病区，这就是危重症医学的萌芽。20 世纪 50 年代，脊髓灰质炎在西方大规模流行，面对大量的呼吸衰竭患者，出现了气管插管和机械通气技术，其中丹麦的麻醉师 Ibsen 给患者手动机械通气，并建立 100 余张床位的抢救病房，是重症加强治疗病房最早的雏形，也是现代医学的一个里程碑事件，极大地推动了危重症医学的出现。随着新的机械通气和各种监护技术的应用，1958 年，美国麻醉科医生 Safar 创建了第一个专门的危重症治疗病房，并正式命名为重症加强治疗病房。在 20 世纪 60 年代到 70 年代，重症加强治疗病房在美国各种层次的医院相继出现。1970 年，美国危重症医学会（SCCM）成立，会议上把危重症医学定义为"治疗危及生命的急性疾病或创伤的跨学科专业"。1980 年，在日本等数个国家的倡导下成立了西太平洋危重症医学会（WPACCM），随后亚洲很多国家开始建立自己的重症加强治疗病房。1982 年，欧洲危重症医学会（ESICM）成立。

我国的危重症医学发展较晚，1982 年，北京协和医院成立了国内第一个重症加强治疗病房。20 世纪 90 年代末进入较快的发展阶段，国内各大医院纷纷成立重症加强治疗病房，并且从一开始单一的中心重症加强治疗病房逐渐发展成为专科的重症加强治疗病房，包括呼吸重症加强治疗病房、心脏重症加强治疗病房、脑重症加强治疗病房、外科重症加强治疗病房、儿科重症加强治疗病房、急诊重症加强治疗病房等。1997 年，中国病理生理学会危重症医学专业委员会成立。至此，重症医学从急诊医学中分出成为独立的二级学科。50 多年来，危重症医学经历了一个又一个发展的里程碑，危重症医学从无到有、由弱变强，今天成为现代医学的一个重要临床学科，是医学现代化的一个重要标志。

二、我国危重症医学面临的问题

危重症医学发展到今天已颇具规模，但仍很不成熟，其发展仍然面临着众多问题。美国危重症医学会 2004 年的调查显示，当时危重症医学面临的三大主要问题是：医疗质量、人员短缺和床位较少，其他还有工作量较大、缺少好用的医疗设备等问题。我国危重症医学的发展同样面临着众多问题，第一个问题就是医护人员数量不足。最近，北京医学会危重症医学分会对北京市重症加强治疗病房的现状进行了调查，参加调查的 64 家医院中有 126 个重症加强治疗病房，1 090 张病床。从事危重症医学专业的专职医生有 497 名，非专职医生有 269 名，专职护士有 1 870 名。医生：护士：床位为 0.7：1.71：1。从这些数据可以看出，相对于床位数来讲，医生和护士数量不足，特别是医生。这就造成医护人员的工作量大、心理压力大，工作时注意力不易集中，容易出现差错，最终导致医疗质量下降。面临的第二个问题是医护人员的素质需要提高。美国危重症医学会提出医疗科的医务人员必须是一支有着多学科知识和经验基础的医疗团队，这个团队在恰当的时间为危重患者提供适宜的医疗服务，这与其他服务模式比较，可明显降低重症加强治疗病房患者的病死率。目前我国的医护人员要求还达不到这个水平，国内重症加强治疗病房医生来源有限，且水平参差不齐，主观愿望不强烈。面临的第三个问题是缺少正规的培训和教材。2006 年，世界危重症医学联盟教育委员会对 54 个国家进行关于危重症医学培训方面的调查，其中 37 个国家有正规培训课程和教材。培训的模式有多种：跨学科的专科培训、多学科的亚专科培训、单一亚专科培训和专科培训。多数国家培训课程结束后要进行考试，通过考试后给予资格认证。目前，国内大部分医学院校未设专门的危重症学科，缺少专门规范教材，也没有定期举办的培训班，缺乏危重症医师资格认证。同时，对危重症医生培训的投入也较少。这些都是危重症医学发展面临的现实问题，必须得到解决才会有更好的发展。

三、展望

危重症医学发展应该注重"整体观念"。古语云：中医治病，上医治人。人体是作为一个有机系统而存在的，人体的各个器官也是非常微妙地联系在一起的。所以，疾病的治疗从来都不应该是"头痛医头，脚痛医脚"，特别是对于危重症医生来讲，整体观念显得十分重要。患者是一个整体，同样，疾病也是一个整体，治疗应该是系统的、全面的。例如，多器官功能衰竭不仅仅是几个器官功能损害的单独叠加，而是级联放大互相影响的。以人为本是科学发展观的核心，在危重症领域同样应该坚持以人为本。目前，国内绝大多数大中规模的医院都有自己的重症加强治疗病房，买一批监护仪，放几台呼吸机，放几个比较重的患者，然后从其他科室拉几个医生护士过来值班，这样就叫重症加强治疗病房吗？不是的，重症加强治疗病房在医疗设备上固然先进，但真正在重症加强治疗病房占主导地位的，应该是危重症医生。

"预防在先"也应当成为危重症医学的重要理念。古人云：上医治未病，中医治已病，下医治大病。那么在危重症领域再杰出的大师在古人眼里也只不过是会治重病的"下医"。况且危重症患者的死亡率一直较高，如果都要等到疾病发展到重症阶段，除了给患者生命支持和家属的安慰外，医师往往束手无策。

所以，研究危重症疾病的发展规律，实施早期干预，避免疾病进一步向重症发展，更好地治愈疾病和改善预后，也是危重症医学重要的研究领域和发展方向。除了预防疾病的进一步发展，"预防在先"还应该体现在院外急救，适当及时的院外急救常常能给予患者最有效的支持，如严格的止血能预防失血性休克的发生，及时有效的心肺复苏能够避免全身重要脏器的长期缺氧，减少多器官损伤的可能性，为能获得良好的治疗疗效奠定基础。

第三节　危重症护理学的现状与发展进展

一、危重症护理学的概念

危重症护理学是研究各类急性病、急性创伤、慢性病急性发作及各类急危重症患者的抢救与护理的一门临床学科，是急诊医学的重要组成部分，是现代护理学的一门分支学科，对抢救危重患者起着重要的作用。

二、我国危重症护理学的发展

我国急救护理事业在早期只是将危重患者集中在靠近护士站的病房或急救室，以便于护士密切观察与护理；将外科手术后患者先送到术后复苏室，清醒后再转入病房。20世纪70年代末期，改革开放政策使危重症医学从国外引进成为可能。1984年，北京协和医院率先按照现代危重症医学的概念和欧美等国家的模式建成综合性ICU。第一批ICU在几家教学医院相继成立。20世纪80年代，我国部分大医院紧跟世界医学发展的潮流开始建立ICU，中华护理学会成立了"危重症护理学专业委员会"，我国香港特别行政区成立了"香港危重病学护士协会"，大大促进了ICU护理在香港的发展，也加强了与内地ICU的联系。中华护理学会等学术团体多次举办重症监护治疗学习班，组织学术交流活动，加强护理队伍建设，许多大型医院相继设立ICU，以适应危重症医学发展的需要。1991年，北京协和医院陈德昌教授主持了由原卫生部举办的第1期ICU培训班，由此拉开了国内ICU培训的序幕，并逐渐成为国内ICU的发展基地，培养了一批骨干力量。进入20世纪90年代中期，ICU作为三级甲等医院检查的必备条件，促使ICU建设进入一个快速发展阶段。2002年，北京护理学会受北京市卫生局委托与香港危重病学护士协会联合举办了第一届全国性的"危重症护理学文凭课程班"，为期3个月，率先在全国启动ICU专科护士的资格认证工作。随后，上海、浙江、江苏等地也相继开展了ICU专科护士的培训。2005年，中华医学会重症医学分会和解放军重症医学会相继成立。我国危重症医学发展进入新的时期。这一段历程也是艰难地走了25年。

三、我国危重症护理学的发展现状

经过 100 多年的发展，重症护理学已经逐渐发展为一门跨学科的新兴学科。我国危重症护理学也取得了一定的进步，但是目前还存在以下问题：发展水平不平衡，管理模式不健全，缺乏规范化的管理指南，专业人员比率低，专业人员技术水平参差不齐，专科培训体制不完善，危重症监护的实用性、循证研究相对较少等。

1. 发展水平不平衡　我国危重症护理学的发展是伴随着危重症医学的开展逐渐孕育产生的，各省市开展危重症监护的规模、形式各不相同。原卫生部副部长朱庆生认为，由于我国地域广阔，经济发展差异大，一些大城市如北京、上海、广州、深圳等地，由于政府重视，起步早，投入大，发展较快，而一些边远地区和小城市，由于条件所限发展较慢，因此全国各地发展水平很不平衡。

2. 管理模式不健全，管理机制落后　中国危重症护理经过近几年的发展，已初具雏形，ICU 大致可分为综合 ICU、专科 ICU 和部分综合 ICU。目前，国内 ICU 管理模式分为开放式（无专职 ICU 医师）、半开放式（ICU 医师与原专科医师共管）和封闭式（ICU 专职医师专管）3 种模式。何种管理模式较适合 ICU 的发展目前尚无统一结论，现在的护理模式只是机械地进行治疗与护理，在护患关系上，没有达到更高层次上的和谐，不仅达不到预期的护理目标，甚至还导致护患纠纷。国内的一些管理者观念陈旧，靠经验管理，工作方法僵硬，对护理工作中存在的问题不能深入浅出地分析，找出切实可信的解决方法，而是在不断重复问题，使该解决的问题得不到解决。

3. 专业护士比率低　在 1 份全国 126 所二级甲等医院护理人力资源配置问题的调查中发现，有 88.0% 的医院存在护士缺编情况。特别值得注意的是，有的医院缺编率甚至高达 85.0%，平均缺编率 27.5%。根据原卫生部 2006 年的调查，我国三级综合性医院病房护士与床位比平均为 0.33：1，最低为 0.26：1。2006 年发布的《中国重症加强治疗病房（ICU）建设与管理指南》评价指标中，要求重症监护室床护比应达到 1：（2.5～3）以上，而国内很多所医院 ICU 的护士与床位数之比为 1.6：1，可见现有的 ICU 护士人力配备严重不足，处于一种超负荷运转的状态。ICU 护士都在疲于完成紧张而繁重的护理工作，就连观察病情、书写护理记录都要见缝插针地去做。在这种情形下，护理工作的内涵即对患者实行整体护理，也就变成了纸上谈兵。护理人员配备不足，必将影响到整体护理的质量，进而降低医院的服务质量，削弱医院的竞争力，同时患者的安全也无法得到保障。只重形式、不注重实际效果的整体护理既浪费了人力、物力和财力，又给护士造成了很大的精神压力和困惑，使人产生厌倦感。护理队伍稳定性下降，护理人才流失，每年都有大批护士转岗改行。最后，使本来就有限的人力资源不能有效被利用，临床护士更加不足，这样便形成了恶性循环。

4. 专业人员技术水平参差不齐　当前，我国医院 ICU 护士中女性占多数，且 25 岁以下年龄段年轻护士居多。根据 2007 年原卫生部对全国 696 所三级综合医院的调查发现，护理队伍中具备大专及以上学历的护士比例为 57.5%。另一份调查显示，广东省护理普通教育中专与大专和本科的招生规模比较，比例过大，且 2000 年起一直占招生量的 3/4 左右，提示护士队伍整体的教育起点仍然偏低。值得重视的是，在我国高等护理教育快速发展的今天，护理学硕士研究教育取得了较大的进步，但是从事 ICU 临床工作的护士中，硕士及以上学历者十分缺乏，可能与我国培养的高层次护理人才目前数量较少、大多数毕业生从事的是教学和科研工作、从事临床护理工作的研究生较少等原因有关。另外，ICU 护士中技术职称普遍偏低，以初级职称为主，高级职称的护士数量很少，中高级职称者偏少，这表明我国 ICU 还没有形成合理的护理人才结构；与此同时，护士临床经验缺乏的现象较为显著，工作年限低于 5 年者占绝大多数，这在一定程度上影响了 ICU 临床教学和护理学术水平的提高。可见我国 ICU 护士整体素质不高，成为制约本学科发展的不可忽视的环节，而如何解决高学历护士年轻化导致的工龄短、技术职称低和临床经验缺乏的问题是今后护理管理者需要解决的关键问题。

5. 专科护士培训制度不健全，资格认证不完善　ICU 中的大量工作是由护理人员承担的，如对病情的初步观察、物理治疗和生活护理等。但是，目前普遍存在对 ICU 护理人员的重视不足现象。ICU 作为一种专业，受到相关政策和护理教育等因素的影响，导致我国 ICU 护理人才的梯队模式没有建立，从事

ICU 专业的条件和资格认证尚在论证与起步阶段。

6. 危重症急救监护学研究滞后 20 世纪 80 年代的危重症护理研究处于初级阶段，大部分的研究是描述性研究。20 世纪 80 年代后，特别是近几年的危重症护理研究逐渐趋向于多样化、跨学科的研究，包括如费用效益分析和政策性的预测研究等，但是，目前我国危重症研究仍处于经验介绍（描述性研究），临床研究和科研型研究相对较少，与国外危重症护理学研究相比还有很大的差距。

四、我国危重症护理学发展的思考

为促进护理事业发展，原卫生部颁布了《中国护理事业发展规划纲要（2005—2010 年）》，这是我国第一个全面筹划护理事业发展的规划纲要，明确提出"十一五"时期我国护理工作的目标和工作重点，主要围绕稳定护理队伍的建设、实现人力资源的合理配置、提高整体护理素质、有计划地培养专科护士、提高护理专业水平等，这是总目标。而危重症护理学学科的发展目标为以下几点。

1. 平衡发展 可以采取以点带面的形式，学习、借鉴北京、广州和上海等地医院发展较快、具备良好管理经验的模式，并根据各个医院的实际情况予以补充，以求共同发展。

2. 完善危重症护理质量管理体系，制定规范化管理指南 健全的 ICU 制度与管理是发挥其功能和避免医疗护理差错的重要保证，制度与管理的好坏直接影响 ICU 的护理质量，而护理质量与患者的生命安危紧密相关，关系着危重症患者的抢救成功率、病死率和致残率。ICU 应用先进的诊断、监护、治疗设备与技术，对病情进行连续、动态的定性和定量观察，并通过有效的干预措施，为重症患者提供规范的、高质量的生命支持，改善生存质量。2006 年，中华医学会重症医学分会发布了《中国重症监护病房（ICU）建设与管理指南》。2009 年，原卫生部又下发了关于规范 ICU 建设的相关文件。指南应该是建立在循证医学支持的基础上，来自于临床，根据可改善患者预后的证据，总结临床可行的监测治疗方法。根据全国危重症学科建设指南，以循证护理为根本，完善危重症护理质量的持续改进，进一步规范我国的危重症护理实践标准、各级人员岗位说明书、绩效考核标准、重症专科护理管理制度等，实施规范化管理显得尤为重要。姜小鹰指出，我国的 ICU 质量管理应建立以患者为中心、优化护理流程、重视患者的基础护理工作，满足患者重症期的基本生理需求；把专科护理和医院感染预防工作作为危重症护理质量管理的重点，提高护理质量管理，减少感染等并发症的发生；可以参考护理质量管理创新模式进行管理；加强与多部门的协调沟通，实现医疗、护理、医技、后勤为一体的全面质量管理体系。根据指南加强执行力度的检查，ICU 质量控制小组成员应及时发现问题，及时上报并入录到数据库，使用数据库进行规范化管理、分析和整改。

3. 科学统筹人力资源的合理配置和能力的培养

（1）人力资源的合理配置：国外研究显示，护理人力配置与护理质量和医院效率密切相关。我国如何进行合理的 ICU 护理人力资源建设和培养是今后学科发展的关键点。在 ICU 的运行中，医护人员的个体资质是控制的重点，因而人员素质对 ICU 的工作质量与安全起到至关重要的作用，应实施人员准入制。郭燕红指出，医院应当加强护士人力资源的科学管理，按照护理岗位设置及岗位职责、工作量和工作强度、专业技术要求等要素合理配置护士，科学统筹护士人力资源，实施岗位管理。我国目前采用量表或评分系统估计工作量的研究护理人力的配置较少，多采用床护比来配置护理人力。刘华平等对护理人力资源的配置方法为：①建议有关部门制定医院护士最低人力配置标准，按工作量合理配置人员；②确定医院的组织结构、人员编制、床位编制，以及不同人员的结构和比例，医院坚决遵守，不能转移编制；③各级卫生行政部门对在编不在岗的护理人员将不予注册；④规范用人制度；⑤调整床护比。吴欣娟等研究表明，目前临床护士从事的护理工作中大约有 3/4（73.6%）是护理专业性的工作，1/4（26.4%）是非护理专业性工作。对于一些不需要或很少需要护理知识和技能的工作，可以通过增加后勤人员或护理人员配备的方法使问题得到解决；而一些需要高技术含量的工作，可以进行学科的细分，设立专科护士，将一些原来不需要由护理人员做的工作分配给其他人员完成。护理管理者应依据每天工作实际需要实施弹性的护士人力调整和护士的分层级管理，对于生活护理、遵医嘱完成治疗、操作、间接护理等方面的工作可以直接让中专学历的护士完成；而临床护理工作中对患者病情的观察，评估，计划的制订、实施，健康教育，心理支持，专科护理，以及护理教育、研究和管理岗位的工作都要求专科或本科学历的注册护士完成；研究方面的工作更是需要高层次的护理人员完成。医院也应重视ICU，给予大力支持，尽量达到指南中床位医护比的要求。

（2）能力的培养：2004年9月在英国剑桥大学举行了"第二届英国危重病学护士协会国际研讨会暨第一届危重病学护士世界联盟会议"，其中一个主要议题是"ICU护士的核心才能"。英国布莱顿大学护理及产科研究中心教授Julie Scholes认为，核心才能是帮助护理专业发展的工具，可指导护士如何在临床持续有效地发挥其专业功能，并达到有质量的"以患者为中心"的护理。根据中国香港医院管理局的ICU专科护理服务指引，ICU护士的核心才能可提高重症监护护理的卓越性。

4. 进一步完善我国专科护士的培训制度和资格认证

（1）专科护士的培训制度：对危重症患者能否及时正确地做出判断和实施救护，直接关系到患者生命的安危和以后的康复。现阶段已呈现"高技术装备和护理人员技术水平不高"的矛盾局面，因此，现代ICU对护士提出了更高的要求，按专业化标准培养符合现代化监护要求的ICU高级护理专业人才已成为当务之急。郭燕红指出，各省、自治区、直辖市卫生厅（局）按照我国卫生部下发的《专科护理领域护士培训大纲》，对重症监护、急诊、急救等领域的护士展开专科培训工作，提高护士的专业能力。我们应承担起国内ICU护士的继续教育和培训任务，借助北京、香港地区的护理专业化实力带动我国护理专业的发展，并将专科护士的培养纳入医学人才培养范畴，给予专项经费支持。ICU护理专业技术人员的业务水平与层次同样是ICU诊疗质量的关键，要求ICU的护士应全面掌握临床检测系统的监护技能与应急能力。

（2）完善专科护士资格认证：按专业化标准培养符合现代监护要求的ICU专业护理人才已成为当务之急。国内外关于ICU专科护士的培养进行了多角度的论述和研究。继美国之后，加拿大、英国等欧美国家在20世纪60年代也开始实施专科护士培养制度。在欧洲，英国护士从专科学校毕业后需进行6～12个月的ICU专业训练，瑞典是1年，奥地利是9个月，丹麦是1年半。结业者授予ICU护士证书，待遇方面优于普通病房护士。《中国护理事业发展规划纲要（2005—2010年）》中指出，在2005～2010年，分步骤在重点临床专科护理领域，包括重症监护等专科护理领域开展专业护士培训。但是，我国ICU高级护理人才的梯队模式还没有建立，从事ICU专业的入门条件和资格认证工作尚在论证和起步阶段。ICU专科护士的发展还有待予更加系统的专科培训、规范专科认证标准、明确专科护士的岗位职责、完善实践能力的评价手段。

5. 护理专家带动开展护理科研　危重症医学是新兴的、边缘性学科。要发展，就需要对临床与基础医学理论问题进行更为深入的探索和求证。相对而言，护理科研在医院科研方面还比较薄弱，要不断改进护理工作，提高护理水平，推动护理知识和技术的更新与应用，促进护理学科的发展。首先，要明确学科定位和归属，将理论体系系统化和条理化，改变目前学科研究"大而散"的现象，规范研究对象和研究方法。其次，要以临床实际需求为着眼点，以解决问题为目的，开展护理科研工作。我国应进一步培养各学科的临床护理专家，并让护理专家利用其知识、专长和技术提高全院的护理科研水平。开展科研的重点领域有：重症护理评估、患者舒适度、医院感染的预防和护理并发症预防等方面。最后，加强现有ICU护理研究成果的收集整理工作，分析成果应用的可行性，为避免重复研究及研究的持续性和深入性奠定良好的基础。无论是医院创新管理的机制，还是临床医疗模式创新，都需要有护理教育理论做指导。因此，结合实践，要求护理师资贴近临床，教改紧密结合实际，使护理研究在创新中拓宽思路，注重临床，指导临床。

6. 规范危重症护理学教材和课程体系　目前，我国各高校护理专业危重症护理学教材和课程体系参差不齐，因此，应从危重症护理学的课程教育入手，聘请国内外在危重症护理学方面有独特见解的教授和专家撰写与临床紧密结合的危重症护理学教材，设置合理的课程体系，并把危重症护理学列为必修科目是非常必要的。

7. 积极开展国际交流与合作　护理学要从"描述性"到"解释性"，提高科技含量，与国际接轨，否则临床资料将失去可比性，不利于国际交流。因此，不断引进新理念、新技术，并广为传授，实属重要之举。我国应学习和借鉴国外的护理服务理念、专业技术经验、教育和管理模式，积极争取在护理人才培养、业务技术、管理和教育等方面的国际交流与合作，探索出我国自己的见解和经验。危重症护理学是一门应用性很强的学科，在参与国家重大课题研究的实践中，可以使本学科在理论和方法上得到进一步发展，国家应支持和争取更多的国内外交流合作项目，为研究资源的充分利用、信息的交流等发挥枢纽作用。

微信扫码

◆ 临床科研
◆ 医学前沿
◆ 临床资讯
◆ 临床笔记

第二章 重症患者急救及监护技术

第一节 氧疗与人工气道管理

呼吸道是气体进出肺脏的通道,肺是进行气体交换的场所,机体在新陈代谢过程中,不断地消耗氧气,又不断地产生二氧化碳。因此,需要不断地从外界空气中摄入氧气,并将二氧化碳排出体外,形成一系列气体交换的过程。肺脏是全部心排出量注入体循环之前的必经之路,各脏器的血流及分布都受它的影响。因此,呼吸道及肺脏在人体中占有极为重要的位置。重症监护患者往往需要进行氧疗与人工气道管理,故呼吸道护理技术具有重要的临床意义。

一、呼吸道解剖结构与生理功能

（一）呼吸道解剖结构特点

（1）呼吸道为由上至下的管道,当人体吸气时,气体进入肺脏是由上至下;当人体呼气时,排出气体是由下至上的。即使人体平卧时,呼吸道仍与体轴构成15°,因此外物易吸入而不易排出。

（2）呼吸道上邻有窦腔,下邻有胃肠。上呼吸道有鼻腔、鼻咽腔和许多鼻旁窦,当这些窦腔感染时,其脓性分泌物易向下引流入下呼吸道;当人体熟睡时,声门开放,尤易发生上述情况。下邻胃肠,肠梗阻或胃胀气的患者如有呕吐物在口咽部储积,可被误吸入下呼吸道而导致吸入性肺炎。

（3）呼吸道路长道窄又迂曲。从气管到肺泡的呼吸道共有23级分支,这样就增加了排除分泌物的难度,没有哪一个体位能使各部支气管都能引流通畅。

（二）呼吸道组织结构特点

（1）气管及支气管的黏膜腺体丰富,受刺激后分泌过多而不能有效排出时,便会阻塞气道。胸部术后（尤其是食管手术后）患者易发生迷走神经兴奋,功能亢进,使气管及支气管黏膜腺体分泌物过多,患者咳出大量的泡沫痰。

（2）小支气管壁上的平滑肌发达,形如窗格,当受刺激产生痉挛时,可将分泌物及感染物关闭在其远端,导致感染,甚至窒息。

（3）肺泡的横断面积大,达 $70m^2$,一旦发生支气管肺炎,毒素吸收面积大,易发生中毒性休克。

（4）肺泡壁薄,利于气体交换和吸收。血流通过毛细血管1/4的路程,气体交换已完成,故肺储备功能大。但小儿肺内弹力组织发育较差,顺应性低下,易发生肺不张。

（三）呼吸道生理功能特点

1. 自主呼吸 成年人24小时内共呼出气体10 000 ~ 12 000L。若是空气有污染则可吸入大量灰尘、化学物质和细菌。故从某种意义上说,肺是一个"吸尘器"。

2. 肺循环功能

（1）储血功能：肺内正常含血量为 500 ~ 600mL，供心室充盈之用。风湿性心脏病二尖瓣狭窄的患者，肺内血量大增，有人也把肺称为"储血库"。

（2）过滤功能：流进体循环的血量几乎全部通过肺毛细血管网。因此，在某种意义上肺循环是体循环的"过滤器"，进入体循环静脉内的大小异物、组织片或脂肪滴均可在肺循环中形成栓塞。

3. 呼吸道自然防御功能

（1）过滤与黏附作用：直径在 $10\mu m$ 以上的粉尘几乎完全在鼻腔中被去掉，剩下的黏附至鼻咽部及喉头。

（2）温化与湿化作用：这是鼻最重要的作用，鼻腔除了有丰富的黏膜外，每侧还有 3 个鼻甲增加了鼻腔黏膜的面积，使流经其间的空气冷者温化、热者降温、干者加湿。

（3）关闭与咳嗽作用：喉部有会厌和声带等防线关闭喉头，使异物不至于直接进入下呼吸道。呼吸道受交感神经和副交感神经所支配，而副交感神经纤维较敏感，一旦刺激喉头或气管分叉，就会引起咳嗽反射。但患者在昏迷状态、酸中毒、胸腹部疼痛、麻醉剂及镇静剂使用等情况下，关闭及咳嗽作用受到抑制。

二、氧气疗法

（一）缺氧

各类缺氧的治疗，除了消除引起缺氧的原因以外，均可给患者吸氧。但氧疗的效果因缺氧的类型而异。氧疗对低张性缺氧的效果最好。由于患者 PaO_2 及 SaO_2 明显低于正常人，吸氧可提高肺泡气氧分压，使 PaO_2 及 SaO_2 增高，血氧含量增多，因而对组织的供氧增加。但由静脉血分流入动脉引起的低张性缺氧，因分流的血液未经肺泡直接掺入动脉血，故吸氧对改善其缺氧的作用不大。血液性缺氧、循环性缺氧和组织缺氧者 PaO_2 及 SaO_2 正常，因为可结合氧的血红蛋白已达 95% 左右的饱和度，故吸氧虽然可明显提高 PaO_2，而 SaO_2 的增加却很有限，但吸氧可增血浆内溶解的氧。通常在海平面吸入空气时，100mL 血液中溶解的氧仅为 0.31mL；吸入纯氧时，可达 1.7mL；吸入 3 个大气压的纯氧时，溶解的氧可增至 6mL。而通常组织从 100mL 血液中摄氧量平均约为 5mL。可见，吸入高浓度氧或高压氧使血浆中溶解氧量增加，能够改善组织的供氧。组织性缺氧时，供氧一般虽无障碍，但是组织利用氧的能力降低；通过氧疗提高血浆与组织之间的氧分压梯度，以促进氧的弥散，也可能有一定治疗作用。一氧化碳中毒者吸入纯氧，使血液的氧分压升高，氧与 CO 竞争与血红蛋白结合，从而加速 HbCO 的解离，促进 CO 的排出，故氧疗效果较好。

（二）供氧

心肺复苏时，立即行人工呼吸，急救者吹入患者肺部的是含 16% ~ 17% 氧浓度的空气，理想时肺泡内氧分压可达 80mmHg。心搏骤停或心肺复苏时，低心排出量、外周氧释放障碍均导致组织缺氧。其他因素还包括通气异常致肺内分流和呼吸系统疾病，组织缺氧导致无氧代谢和代谢性酸中毒，化学药品和电解质治疗对酸碱失衡也会产生影响。基于上述原因，基础生命支持（Basic Life Support，BLS）和高级生命支持（Advanced Life Support，ALS）时推荐吸入 100% 的纯氧，高的吸入氧浓度可以增加动脉血中氧的溶解度，进而加大身体氧的输送（心排出量 × 血氧浓度），短时内吸入 100% 纯氧治疗有益无害，而只有长时间吸高浓度氧才会产生氧中毒。在急性心肌梗死患者中，氧支持疗法可改善心电图 ST 段改变的幅度和范围。推荐对急性冠状动脉综合征患者在最初 2 ~ 3h 经鼻导管吸氧 4L/min，对于持续或反复心肌缺血，或伴充血性心力衰竭、心律失常的复杂心肌梗死，吸氧 3 ~ 6h，直到患者低氧血症纠正，临床上病情稳定。

吸氧作为基础护理的一个基本操作，在临床上广泛使用；吸氧的方法有鼻导管法、鼻塞法、面罩法、双腔鼻导管法及氧气罩法，采用何种方法目前国内常依据各地的习惯及患者的情况而定。

（三）氧中毒

氧气虽为生命活动所必需，但 0.5 个大气压以上的氧却对任何细胞都有毒性作用，可引起氧中毒。

一般认为，氧中毒时细胞受损的机制与活性氧的毒性作用有关。氧中毒的发生取决于氧分压而不是氧浓度。吸入气的氧分压（PiO_2）与氧浓度（FiO_2）的关系如公式：$PiO_2-（PB-6.27）\times FiO_2$，式中，PB为吸入气体压力（kPa）。6.27kPa（47mmHg）为水蒸气压。潜水员在深50m的海水下作业（PB约为608kPa，即4 560mmHg）时，虽然吸入气的氧浓度正常（$FiO_2=0.21$），氧分压（FiO_2）却高达126.4kPa（948mmHg），从而可导致氧中毒；相反，宇航员在1/3大气压环境中工作，即使吸入纯氧（$FiO_2=1$），PiO_2也仅为27.5kPa（206mmHg），不易出现氧中毒。当吸入气的氧分压过高时，因肺泡气及动脉血的氧分压随之增高，使血液与组织细胞之间的氧分压差增大，氧的弥散加速，组织细胞因获得过多氧而中毒。人类氧中毒有两型：肺型与脑型。

1. 肺型氧中毒　发生于吸入一个大气压左右的氧8h以后，出现胸骨后疼痛、咳嗽、呼吸困难、肺活量减少、PaO_2下降。肺部呈炎性病变，有炎性细胞浸润、充血、水肿、出血和肺不张。氧疗的患者如发生氧中毒，吸氧反而使PaO_2下降，加重缺氧，造成难以调和的治疗矛盾，故氧疗时应控制吸氧的浓度和时间，严防氧中毒的发生。

2. 脑型氧中毒　吸入2～3个大气压以上的氧，可在短时间内引起脑型氧中毒（4个大气压吸氧数十分钟，6个大气压的吸氧数分钟），患者主要出现视觉、听觉障碍，恶心、抽搐、晕厥等神经症状，严重者可昏迷、死亡。高压氧疗时，患者出现神经症状，应区分"脑型氧中毒"与由缺氧引起的"缺氧性脑病"。前者先抽搐以后才昏迷，抽搐时患者是清醒的；后者则先昏迷后抽搐。对氧中毒者应控制吸氧，但对缺氧性脑病者则应加强氧疗。

三、气道紧急处理

当临床上发现患者意识丧失伴有上呼吸道部分梗阻，患者呼吸费力，若不及时处理可能危及生命。鼻翼翕动，所有辅助呼吸肌参与呼吸，仍无足够气体交换者，常因舌后坠、呕吐、误吸、呼吸道分泌物积聚、喉痉挛及喉水肿等引起。在这种紧急情况下，应首先解除气道梗阻，保证患者有足够的通气及氧供。常有人误认为此时应立即行气管内插管，但在熟练掌握气管插管技术的专业人员到来之前，常由于插管不成而延误时机，造成缺氧加重，甚至血流动力学紊乱、心律失常等情况的发生。在某些情况下，一些简单的气道紧急处理方法能起到重要作用，甚至可以免除气管插管。

（一）急救措施

（1）将患者置于平卧位，后背有平整的硬支撑。

（2）清除呼吸道、口咽部的分泌物和异物。

（3）头后仰，托起下颌，但怀疑可能引起颈椎损伤时不能变更头位。实施时施救者先将一手掌放在患者的头顶，拇指置于患者额前，余4指托于患者后脑，将患者的头位后仰，使寰枕关节尽量伸展（使头后仰）；再用双手3、4、5指放于患者双侧下颌角和颞颌关节处向上托起下颌，使下颌角抬起，呈现下颌牙位于上颌牙之前上的位置（托下颌）或调整头部位置，使气道通畅。

（4）放置通气道，包括口咽、鼻咽两种通气道。口咽通气道放置时将弓形凹面朝向上腭部，插到舌根部再旋转180°。通气道不可过短，易将舌推向咽喉壁加重梗阻；通气道过长则能刺激咽部，引起恶心、呕吐乃至损伤。其长度以选择从口角到耳垂的距离为宜。鼻咽通气道放置时，将通气道涂抹液态石蜡（润滑作用）后垂直于患者冠状面插入一侧鼻孔，顺势偏向患者喉结方向通过鼻甲，如遇阻力不能插入时，稍旋转调整方向再插入，切忌使用暴力。如多次试插不能成功，则以相同方法在另一侧鼻孔试插，多能成功。如双侧鼻孔试插均不成功，则可换小一号的通气道试插。鼻咽通气道的长度选择可参照患者鼻尖到一侧耳垂的距离。

（5）其他方法。对有些患者不宜行气管插管或急救人员经验太少时，可选择人工气道盲探插入建立气道通路，可能比明视下气管插管更简单有效。可选择的气管导管有喉罩气道、食管气管导管、咽气管导管等。经过适当训练：在心搏骤停时与面罩相比，喉罩气道、食管气管导管可提供更好的通气。

（二）辅助气道

1. 口咽气道　适用于浅昏迷而不需要气管插管的患者，但应注意在口腔中的位置，因为不正确的操作会将舌推至下咽部而引起呼吸道梗阻。给清醒患者放置口咽气道可引起恶心、呕吐，或由呕吐物引起喉痉挛。受过适当训练的人员才可给患者放置口咽气道。

2. 鼻咽气道　适用于牙关紧闭，咬伤、颞颌关节紧闭，妨碍口咽气道置入的颌面部创伤。疑有颅骨骨折的患者使用鼻咽气道要谨慎，浅昏迷患者鼻咽气道比口咽气道的耐受性更好。鼻咽气道置入可引起鼻黏膜的损伤而致出血，如果导管过长，可刺激声门反射引起喉痉挛、恶心及呕吐。

3. 喉罩气道　是 20 世纪 80 年代研制出的建立人工气道的新方法，适用于急救、麻醉、呼吸衰竭的治疗等多种场合。

4. 充气口咽通气气道　在 1992 年才提及，虽然当初是为存在自主呼吸的麻醉患者设计的，但其在复苏中也很有用。这种装置是在口－咽通气气道的基础上，远端加一套囊并有 15mm 的接头。近来研究表明，充气口咽通气法使用容易，为在复苏期间没有受过这方面训练的人提供了一种有效的气道管理方法。

（三）面罩通气

对训练有素的急救人员来说，一个适合的面罩可有效、简便地行人工通气。透明面罩便于观察到胃的反流。面罩封严面部，同时罩住口、鼻，但有一个提供氧的入口和 15 ~ 22mm 大小的连接头，备有不同型号的面罩以适合成人及儿童使用。

用口－面罩通气，推荐采用单向阀装置，可避免患者呼出气体与急救者口腔接触，与球囊－面罩相比，更宜于控制潮气量。急救人员位于患者头端处能使口－面罩密封效果最好，用嘴密封面罩进气孔对患者吹气，用双手固定面罩，将头部侧倾，保持气道通畅。

储氧面罩能保证有效的($FiO_2 > 50\%$)无创供氧条件，主要用于未建立人工气道的低氧血症患者的氧供。护理上需注意吸氧面罩不能紧密贴合面颊、活塞阀缺失和 CO_2 潴留。要根据患者颜面尺寸调节面罩松紧，加紧鼻夹，使用前认真检查供氧活塞阀和呼气活塞阀的功能状态，注意检测动脉血气分析，预防 CO_2 潴留。

Venturi 面罩的原理为氧气经过狭窄的孔道进入面罩时，在喷射气流的周围产生负压，携带一定量空气从开放的边缝流入面罩，调整边缝大小，可以改变空气与氧气的比率，决定吸入氧浓度的高低。特点为给氧浓度恒定，不受潮气量及张口呼吸的影响，适于低氧血症者。

（四）简易呼吸器

简易呼吸器是由面罩、单向阀、球体、氧气储气阀、氧气储气袋、氧气导管组成。当挤压球体时，产生正压，将进气阀关闭，内部气体强制性推动鸭嘴阀打开，并堵住出气阀，球体内气体即南鸭嘴阀中心切口送向患者。简易呼吸器的呼吸频率、呼吸比、潮气量、压力、流速均由操作者调节。由于其体积小，便于携带和安放，常用于：①紧急情况下来不及连接呼吸机或急救场地无法安装呼吸机时；②机械通气治疗前，采用简易呼吸器进行通气，使机械通气与自主呼吸同步或协调；③用于估计气道阻力和肺、胸的顺应性；④搬运患者做某些特殊检查或给患者翻身、吸痰、更换气管导管时；⑤常规呼吸机出现故障时临时替代。

1. 操作方法

（1）将患者仰卧，去枕、头后仰。

（2）清除口腔与喉中义齿等任何可见的异物。

（3）可插入口咽通气道，防止舌咬伤和舌后坠。

（4）一抢救者应位于患者头侧，将头部向后仰，并用双手的 3、4、5 指托起患者下颌使其下齿居于门齿之上，保持气道通畅。

（5）将面罩扣住口鼻，并用拇指和食指紧紧按住面罩，其他的手指则紧按住下颌的骨性部分，形成"EC"手法固定面罩。

（6）另外一施救者手挤压球囊体，将气体送入肺中，规律性地挤压球体提供足够的吸气/呼气时间。

（7）有氧源时，将氧流量调至 8 ~ 10L/min，挤压球囊 1/2，潮气量为 6 ~ 8mL/kg。

（8）无氧源时，应去除氧气储气袋，挤压球囊 2/3，潮气量为 10mL/kg。

（9）如单人操作时，则施救者应以同样的方法，位于患者头侧将其头部向后仰，一手提下颌并扣紧面罩，另一手挤压球囊体，给患者通气，以看到患者胸廓明显起伏为好。

2. 注意事项 选择合适的面罩，以便得到最佳使用效果；如果外接氧气，应调节氧流量至氧气储气袋充满氧气鼓起（氧流量 8 ~ 10L/min）；有无发绀的情况；适当的呼吸频率；鸭嘴阀是否正常工作；接氧气时，注意氧气管是否接实。如果操作中单向阀受到呕吐物、血液等污染时，应取下单向阀加以清洗。

3. 清洁与消毒

（1）将简易呼吸器各配件依顺序拆开，置入消毒液中浸泡 2 ~ 4h。

（2）取出后使用清水冲洗所有配件，去除残留的消毒剂。

（3）储氧袋只需擦拭消毒即可，禁用消毒剂浸泡，因易损坏。

（4）如遇特殊感染患者，可使用环氧乙烷熏蒸消毒。

（5）消毒后的部件应完全干燥，并检查是否有损坏，将部件依顺序组装。

（6）做好测试备用。

（五）自动转运呼吸机（ATVs）

自动转运呼吸机为手动触发、气流限制的人工呼吸器，专门为院前救治而设计，从 20 世纪 80 年代初开始在欧洲使用，而这一概念美国接受得较慢，部分原因是因为通气与胸外按压不能同步进行，但这种看法并不正确。对非插管患者行机械通气呼吸，胸外按压容易进行，一旦需要急救人员控制气道只需让另外的急救人员将通气机打开。另外，插管患者通气与胸外按压无须保持同步。ATVs 有很多优点。在院内转运与自动充气球囊通气装置相比，两者均能保持满意的分钟通气量及动脉血气体交换，而球囊通气只有在行通气量与潮气量监测的条件下才能保持准确。虽然不是十分精确，但在没有潮气量与分钟通气量监测的条件下，ATVs 通气方式是有效的。有研究提示，ATVs 在院前急救的气管插管患者中和其他设备一样有效。另外，有关 ATVs 在呼吸骤停非气管插管患者机械通气的模式及动物实验中均表现出明显的优越性。

目前在选择通气方法时，ATVs 技术拥有很大的优势：对气管插管患者，可使急救人员能同时完成其他工作；对非气管插管患者，急救人员可用双手固定面罩和维护气道开放；用一只手即可保持面罩所需密封压力；一旦应用，ATVs 可提供特定的潮气量、呼吸频率及通气量。

将使用 ATVs 与其他方法比较，包括口 – 面罩、球囊 – 面罩及子控通气装置，研究证实可改善肺膨胀及减少胃膨胀，这是因为低吸气流量和长吸气时间。使用 ATVs 的缺点是需要氧源与电源的支持，此外，ATVs 一般不适用于 5 岁以下儿童。院前救治使用的 ATVs 应该简易采用时间或容量控制，避免压力控制模式，在肺阻力变化时（10% 以内），输送的潮气量相对恒定。

流量阀要与 ATVs 协调，减小做功，促进自主呼吸的恢复，并保证吸入流量流速峰值至少在 120L/min。促发自主呼吸的压值不超过 –2 ~ 1cmH$_2$O。某些 ATVs 允许选择高的通气频率，这是由于 CPR 期间通气频率成人超过 10 次 /min，儿童超过 20 次 /min，适当的呼气时间和呼气末正压对于防止气道塌陷是必要的。PEEP 可减少回心血量，因为 CPR 期间肺灌注压很低，肺毛细血管血流很容易被高肺泡压所阻断。适当的呼气时间与保持 1：2 的呼吸比对于维持最小限度的气道塌陷是非常必要的。在院前与转运计划的制订中，要求只有接受过培训的人员才能实施 ATVs 通气。

四、人工气道的建立

气道的建立分为喉上途径和喉下途径。喉上途径是指经口和经鼻两种；喉下途径是指经环甲膜和经气管两种。气管插管是借助麻醉喉镜或徒手，经口或鼻将气管导管置入气管内的方法。插管途径分为经口或经鼻。插管根据能否直视声门又分为明视和盲插两种。借助麻醉喉镜经口明视气管插管是最常见的方法。

（一）准备工作

1. 插管用物的准备 插管之前应充分做好准备工作。插管所需用具如下：喉镜（直镜片、弯镜片）、插管内芯、开口器、舌钳、套囊充气用 10mL 注射器、压舌板、面罩、简易呼吸器、气管导管、注射器、口咽通气道、牙垫、负压吸引设备、吸痰管、气管插管固定带、麻醉喷壶（1% 的丁卡因）、麻黄碱、给氧设备、备用 2 号电池两节和相关急救药物。

2. 气管插管前评估　气管插管困难的发生率是3%～18%，其中90%以上的困难气道可通过术前检查得以发现。有学者认为，所有患者都必须在开始实施麻醉之前对是否存在困难气道做出估计，只要在麻醉前，任何时间进行评估都是可行的。术前评估包括气道的病史、体格检查及回顾以前麻醉的记录。术前估计有困难气道时，将会提示麻醉医师在患者意识消失和呼吸暂停之前做好各种必要的准备，并可事先寻求帮助。

有4个部位的运动幅度对气管插管影响最大，即张口度、颈部屈伸、以颈部为轴伸展头部（以寰枕关节的活动伸展）和下颌伸出的幅度。临床最常用的检查方法有以下几种。

（1）改良的Mallampati分级：患者端坐位，尽可能张大嘴并伸出舌头，根据所能看到的最佳视野分级。Ⅰ级能看到咽腭弓、软腭和悬雍垂；Ⅱ级能看到咽腭弓、软腭，悬雍垂被舌根掩盖；Ⅲ级只能看到软腭；Ⅳ级软腭也看不到。临床上，MallampatiⅠ级常预示插管容易，Ⅲ或Ⅳ级提示很可能发生困难插管。这个试验的结果还受到患者的张口度、舌的大小和活动度，以及其他口内结构和颅颈关节运动的影响。

（2）下颌前伸的能力：下颌前伸的幅度是考察下颌骨活动性的指标。如果患者的下齿前伸能超出上门齿，通常气管插管是简单的。如果患者前伸下颌时不能使上下门齿对齐，插管可能是困难的。

（3）颅颈运动：通过评价以寰椎关节为轴的伸展运动来估计颅颈运动。首先让患者头部向前向下，使颈部弯曲并保持其颈部在此屈曲体位不动，然后让患者试着向上扬起脸来测试寰椎关节的伸展运动。在颈部屈曲和寰椎关节伸展的体位下最易实施喉镜检查，寰椎关节伸展运动的减少与困难插管有关。

（4）喉镜检查：喉头分级是最常用的方法，该分级描述了在喉镜暴露下所能见到的喉部视野。Ⅰ级能看到声带；Ⅱ级仅能看到部分声带；Ⅲ级仅能看到会厌；Ⅳ级看不到会厌。如果能看到会厌及喉开口的后壁，就有可能完成插管。对评估有插管困难的患者准备清醒插管时，局麻下喉镜试暴露发现达到Ⅱ级水平，则提示插管无困难。

3. 监测项目：呼吸频率、幅度、方式，评估有无缺氧，观察口唇、甲床、皮肤黏膜的色泽、血压和脉搏节律等。

（二）操作方法

1. 经口腔气管插管法　最常用，重点注意事项如下。

（1）经口腔明视下气管插管法主要适用于需要呼吸支持的危重患者开放气道、防止误吸发生的一种紧急救护技术。

（2）根据患者性别、年龄选择适宜的气管导管，插管前必须检查气管插管套囊是否松动、漏气。

（3）插管前，检查气管插管所需用物是否齐全，特别是喉镜光源是否明亮。

（4）患者体位准备：固定头部，后仰位，术者站于患者头位，用右手拇、食指拨开上、下唇，提起下颌并启开口腔，左手持喉镜沿右口角置入口腔，同时将舌体稍向左推开，使舌体位于喉镜上方外侧，调整镜片深度，借助灯光依次可见舌根部、悬雍垂、咽后壁、会厌，然后上提喉镜，显露声门。

（5）右手采用握笔式手法持气管导管，沿喉镜片对准声门裂，轻柔地插过声门进入气管内，将牙垫置于上、下门齿之间，退出喉镜，并向气管套囊内注入5mL左右的空气，使套囊后部进入声门下1～2cm处，接简易呼吸器挤压1～2次，听诊肺部呼吸音，确定气管导管位置。听诊两侧呼吸音均匀，再妥善固定气管导管和牙垫，记录在气管导管在门齿的刻度。

（6）插管时动作迅速准确，切勿时间过长，如插管操作时间在30秒内未能完成，应暂停操作，给予高浓度氧气吸入后再重新操作。

（7）在插管时，如声门显露困难，右手按压喉结部位，有助于声门显露，或利用导管管芯将导管弯成"L"形，用导管前端挑起会厌，再行插入，导管前端进入声门后再将管芯退出，顺势将导管插入气管。

（8）将导管插入合适深度，使导管尖端距离隆突2～3cm，向气管插管套囊注入适量气体，使导管与气管壁密闭，防止呕吐物、口腔分泌物流置入气管，造成吸入性肺炎的发生；安放牙垫后再退出喉镜，通气时观察口腔内有无气体漏出，并用听诊器听呼吸音，确定导管位置是否正确。

（9）导管外端与牙垫一起固定，气管插管完成后，整理用物，准确记录病情，气管插管时间、氧疗方式和气管插管深度，并列为交接班内容。

2. 经鼻腔盲探插管法　临床上常采用少量镇静、镇痛及咽喉气道的表面麻醉方法。事先检查鼻腔是否通畅，并以 15mg 麻黄碱（2mL）点鼻腔，使其在鼻腔黏膜充分扩散以收缩黏膜下血管，当导管前端进入鼻后孔后，在管端接近喉部时，术者以耳接近导管外端，随时探测最大通气强度并将导管插入气管。必要时可借助喉镜在明视下看准声门，用插管钳夹住导管前端送进气管。无论经口或经鼻完成插管后应确认气管导管的准确位置，必要时拍摄床旁胸片以确定。

3. 可视喉镜下气管插管　随着可视化技术的普遍应用，各级医院已经有可视喉镜作为困难气道的备选。操作相对简单，只需操作者在直视下将可视喉镜的镜片缓慢插入，摄像头通过门齿可以监控到会厌的通路，要把气管导管末端弯成 60° 以上的角型，准确地放置入会厌，进入声门后再将管芯退出，顺势将导管插入气管。

（三）其他

1. 并发症　①操作粗暴可致牙齿脱落，或损伤口鼻腔和咽喉部结膜，引起出血，造成下颌关节脱位。②浅麻醉下进行气管插管可引起剧烈咳嗽、憋气或喉支气管痉挛，有时由于迷走神经过度兴奋而产生心动过缓、心律失常，甚至心搏骤停。③导管过细、过软易变形，使呼吸阻力增加，甚至因压迫、扭曲而使导管堵塞；导管过粗、过硬，容易引起喉头水肿，甚至引起喉头肉芽肿。④导管插入过深误置入支气管内，可引起缺氧和一侧肺不张。

在缺乏气道保护的复苏时，尽可能进行气管插管。气管插管前应先给患者吸氧并通气。如果患者存在自主呼吸，应先让患者吸高浓度氧 3min，如自主呼吸不足，应使用简易呼吸器辅助呼吸。

2. 确定气管导管位置的方法

（1）气囊 – 瓣开始通气时，必须立即确定导管的位置。①当气囊压缩时，行上腹部听诊，观察胸廓的运动。如果听见胃内吹哨音或见胸廓无运动，导管已经进入食管，不要再进行通气，拔除导管重新插管。②再次插管前应气囊给予 100% 氧 15 ～ 30s 后进行。③如果胸廓运动正常，胃部未闻及气过水音，应进行双肺听诊，先听双肺前部及中部，然后再听胃部。④如果对导管的位置有怀疑，使用喉镜直接观察导管是否在声门里。⑤如果导管在声门里，再次确定导管在前牙的刻度。⑥确定插管成功，使用口咽道或牙垫防止患者咬破或阻塞导管。

（2）精确判定气管导管位置的方法：①呼气末 CO_2 检测：检测呼气末 CO_2 浓度提示气管导管的位置，如果检测仪显示 CO_2 缺乏，意味气管导管不在气管内，尤其是存在自主呼吸和有效血循环时。②食管检测法：使用仪器在气管导管末端产生吸引力，如果气管插管在食管中，这种引力推压食管黏膜阻碍检测仪的末端，阻止检测仪活塞的运动或使吸引囊再次膨起。

3. 吸引装置　包括便携式及固定式的吸引器。便携式吸引器包括真空瓶和用于咽部吸引的大孔、导管；固定式吸引器能够产生气流 >40L/min，当吸引管夹闭时，产生的吸引力 >300mmHg。对于儿童及气管插管的患者，吸引量是可调节的，手控吸引器不像电动吸引器那样易出问题，临床使用效果很好。

五、人工气道护理

1. 病房管理　最好在空气净化区内，注意环境的消毒和隔离。

2. 护理记录　记录项目包括插管日期和时间、插管人的姓名、插管型号、插管途径（经鼻、经口）、插管外露的长度、患者在操作中的耐受情况、气囊的最佳充气量等。

3. 气囊管理　定时给气囊放气，在决定拔管及气囊放气前，必须清除气囊上的滞留物，防止误吸、呛咳及窒息的发生。对长期机械通气者，注意把气囊的压力保持在 18.5mmHg（25cmH₂O）以下，以防气管内壁受压坏死。可用最小容量闭合技术为气囊充气，并观察气囊有无漏气、破损现象。8 岁以下儿童均用无气囊的气管导管，以减低对气管内壁的损害。

用气囊测压表可准确测量气囊内的压力，亦可采用以下两种方法，掌握气囊充气量。

（1）最小漏气技术：即气囊充气后，吸气时允许有少量气体漏出。方法：将听诊器置于患者气管处，听取漏气声。向气囊内缓慢注气直到听不到漏气声，然后从 0.1mL 开始抽出气体，直到吸气时能听到少量漏气声为止。该方法可预防气囊对气管壁的损伤，但由于有少量漏气，口鼻腔内的分泌物可通过气囊流置入肺内，并于进食时易发生误吸，增加肺内感染机会，而且对潮气量有一定影响。

（2）最小闭合技术：即气囊充气后，吸气时恰好无气体漏出。方法：将听诊器置于患者气管处，边向气管内注气边听漏气声，直到听不到漏气声，然后抽出 0.5mL 气体时，又可听到少量漏气声，再注气，直到吸气时听不到漏气声为止。该方法可在一定程度上减少气囊对气管壁的损伤，不易发生误吸，不影响潮气量。

4. 气管导管位置的监测

（1）气管插管后应拍胸片，调节气管插管位置，使之位于隆突上 2~3cm。

（2）记录插管外露长度，经口插管位置应从门齿测量，经鼻插管位置应从外鼻孔测量。如果经口插管外露部分过长时，为减少无效腔量，可以适当剪掉部分外露的插管。

（3）固定好气管插管，外露部分应每班测量，并班班交接。

5. 气管导管的护理安全

（1）人工气道的固定方法：应经常检查导管上的标记以确定导管的位置：成人导管标记的长度是（22±2）cm（经口）或（27±2）cm（经鼻）。正常情况下导管尖端应位于隆突上 2~3cm 处。导管向上移位易导致声带损伤、意外脱管或通气障碍，向下移位易导致单肺通气。为防止移位，应该用绳带、胶布将导管妥善固定，并且在每次改换位置时，用手固定气管导管，以防脱管。

（2）注意观察患者神志的改变：对神志清楚者讲明插管的意义及患者注意的事项，防止患者自行拔除套管；对神志不清、躁动的患者应给予适当的肢体约束或应用镇静剂，防止套管脱出。

（3）注意评估患者体位变化，头部、四肢的活动度。给患者变换体位时，应注意调节好呼吸机管路，以防仅拉出气管套管。

6. 气管导管脱出的应急处理

（1）气管插管：套管脱出 8cm 以内时，吸净患者口鼻及气囊上的滞留物后，放出气囊内气体，将套管插回原深度，并拍胸片确定插管位置。若脱出超过 8cm 时，放开气囊，拔出气管插管，给予鼻导管或面罩吸氧，密切观察病情变化，必要时重新插入。

（2）气管切开管：伤口未形成窦道前即术后 48 小时内，套管脱出时，一定要请耳鼻喉科医生处理，不可擅自插回。窦道形成后，若导管脱出，吸痰后放气囊，插回套管，重新固定。

7. 气道湿化　建立人工气道后，外界冷而干燥的气体直接经气管导管进入肺部，可引起肺部感染、痰液潴留、气管内壁干燥等并发症。因此在进行机械通气时，应加强湿化，保证患者吸入气温度 32~36℃。常用的湿化方法有：温湿交换过滤器、蒸汽加温加湿、雾化加湿等。

（1）根据痰液的性状及吸痰时在玻璃管内壁上的附着情况，一般将痰液的黏稠度分为三度：①Ⅰ度（稀痰）：如米汤或泡沫样，吸痰后，玻璃接头内壁上无痰液滞留，提示要适当减小气道湿化。②Ⅱ度（中度黏痰）：痰液外观较Ⅰ度黏稠，吸痰后有少量痰液潴留在玻璃接头内壁，易被水冲洗干净，表示气道湿化较满意。③Ⅲ度（重度黏痰）：痰液外观明显黏稠，常呈黄色，玻璃接头内壁上潴留大量痰液，且不易被水冲净，提示气道湿化严重不足，或伴有机体脱水。

（2）痰液量评估标准：①0 度：没有或只在吸痰管外侧有少量痰迹；②1 度：只在吸痰管顶端内侧有痰液；③2 度：吸痰管内充满痰液；④3 度：吸痰时间少于 12s；⑤4 度：大量痰液，吸引时间超过 12s。

8. 气道内分泌物的清理　借助物理治疗方法，护士应及时吸痰。吸痰时应使用无菌技术，并在吸痰过程前后向患者提供 100% 的氧气，以减少因吸痰引起的缺氧、心律失常或肺不张等。气道内盲目吸引只能吸除气管分支部附近的痰液，而不能除去末梢支气管部的痰液，还会给患者带来不必要的痛苦，如支气管哮喘患者会因吸痰刺激而诱发支气管痉挛。因此，掌握有效的吸痰方法非常必要，具体程序如下。

（1）吸痰前评估：根据动脉血气分析结果，判断是否有痰潴留，根据胸片、听诊、触诊判断痰的潴留部位，观察是否有气道压升高或潮气量减小、误吸或反流、呼吸功耗增加、血气分析指标恶化、明显的气道分泌物。

（2）根据痰液的黏稠度加湿，并加大吸氧浓度、潮气量及压力支持参数。

（3）根据痰液的潴留部位调整患者体位，使痰液潴留的肺区域在上方。

（4）挤压震颤胸廓，使痰液向主气道移动。

（5）吸引。

（6）吸痰后评价：根据动脉血气分析结果、胸片、肺部听诊判断吸痰效果。

另外，注意预防因吸痰引起的相关并发症：①吸痰前后提高吸氧浓度；②使用简易呼吸器给予高通气量（禁忌证除外）；③使用合适型号的吸痰管，吸痰管外径应小于气管导管内径的1/2；④吸痰时手法要轻柔；⑤吸痰时间 ≤ 15s；⑥将吸痰管送入气管插管深部拔出时再给负压。

9. 口腔护理　可以预防由于口腔病原菌逆流而引起的呼吸道感染。在做口腔护理前，先检查气囊充气是否良好，以免误吸。

第二节　呼吸支持与护理

一、概述

呼吸机是借助人工装置（呼吸机或人工呼吸机）的机械力量，将空气、氧气或空气 - 氧气混合气压置入肺内，产生或辅助患者的呼吸动作，使肺间歇性膨胀，达到增强和改善呼吸功能、减轻或纠正缺氧和二氧化碳潴留目的的一种治疗措施或方法。

呼吸支持是治疗各种类型的呼吸衰竭和各种原因引起的缺氧与二氧化碳潴留最直接、最有效的方法与措施。在临床上，当引起呼吸衰竭的疾病和因素在短期内无法控制或去除时，仅缺氧或二氧化碳潴留就足以造成患者死亡。此时应用呼吸机进行呼吸支持，能纠正缺氧和二氧化碳潴留，不但能直接挽救患者生命，也为原发病治疗赢得时间。

（一）呼吸机的工作原理

呼吸功能包括外呼吸和内呼吸，呼吸机只能替代和改善外呼吸。

1. 人为产生呼吸动作　替代呼吸中枢，产生、控制和调节呼吸动作；替代神经、肌肉等产生呼吸动作。

2. 改善通气　机械通气的正压气流不但可以使呼吸道通畅的患者得到足够的潮气量和分钟通气量，还能通过不同方式或途径，克服气道阻力增加和顺应性下降，改善有气道阻力增加和顺应性下降症状患者的通气功能。

3. 改善换气　呼吸机可以通过不同通气模式或方式等，改善肺的换气功能，提高吸入氧浓度（FiO_2），增加氧的弥散，提高 PaO_2，利用特殊通气模式或功能，如吸气末屏气、呼气延长、呼气末正压（PEEP）等，改善肺内气体分布，增加氧弥散，促进 CO_2 排出，减少肺内分流，纠正通气/血流比值失调，改善换气功能。

4. 减少呼吸做功　机械通气可以不依赖神经、肌肉的兴奋、传导与收缩产生呼吸动作，能减少呼吸做功，降低呼吸肌氧消耗。

5. 纠正病理性呼吸动作　机械通气的气道内正压能纠正病理性呼吸动作，如多发、多处肋骨骨折所致连枷胸引起的反常呼吸运动，并纠正由反常呼吸引起的缺氧或二氧化碳潴留。

（二）适应证与禁忌证

1. 适应证　任何原因引起的缺 O_2 与 CO_2 潴留，均是呼吸机治疗的适应证，主要有以下几种。

（1）各种原因所致心搏、呼吸停止时的心肺脑复苏。

（2）中毒所致的呼吸抑制。

（3）神经 - 肌肉系统疾病造成的中枢或周围性呼吸抑制和停止。脑卒中（出血和缺血），脑外伤，脑炎（细菌、病毒、原虫、寄生虫等），脑部手术，癫痫持续状态（原发或继发），各种原因所致的脑水肿，脊髓、神经根、呼吸肌等受损造成的呼吸抑制、减弱和停止等。

（4）胸、肺部疾病，如 ARDS、严重肺炎、胸肺部大手术后、COPD、重症哮喘等。

（5）胸部创伤：肺挫伤、开放性或闭合性血气胸、多发多处肋骨骨折所致的连枷胸，只要出现无法纠正的低氧血症，均是应用机械通气的适应证。

（6）循环系统疾病：急性肺水肿（心源或非心源性）、急性心肌梗死所致的心搏骤停、心脏大手术后常规机械通气支持等。

2. 禁忌证　呼吸机治疗没有绝对禁忌证。除未经引流的气胸和肺大疱是呼吸机治疗的主要禁忌证外，其余均为相对禁忌证。例如，低血容量性休克患者在血容量未补足以前，严重肺大疱和未经引流的气胸，肺组织无功能，大咯血气道未通畅前，急性心肌梗死，支气管胸膜瘘，使用者缺乏应用机械通气的基本知识或对呼吸机性能不了解等。

（三）连接方式

1. 接口或口含管　指借助接口或口含管将患者与呼吸机相连。应用这种方法时，必须使用鼻夹，避免机器所供给的气体从鼻腔外溢。主要适用于神志清醒和能配合的患者。

2. 面罩　将口、鼻完全遮盖，再与呼吸机连接。

3. 喉罩　置放于喉头，周边有用于密封的气囊。

4. 气管插管　①经口：普遍，易于掌握；②经鼻：易被耐受，维持时间长，一般可维持一周以上，气道护理适当时可维持的时间更长，而且也易于固定。

5. 气管切开　造口置管优点是无效腔最小、易于固定、气道湿化和分泌物吸引便利、耐受程度好，适用于长时间接受机械通气治疗；缺点是损伤大。

二、呼吸机的分类

（一）按通气控制模式

1. 控制性机械通气（Controlled Mechanical Ventilation，CMV）　在自主呼吸消失或减弱的状态下，完全由呼吸机产生、控制和调节患者的呼吸。

2. 辅助性机械通气（Assisted Mechanical Ventilation，AMV）　在自主呼吸存在的状态下，由呼吸机辅助或增强患者的自主呼吸。

（二）按吸、呼气相切换方式

1. 定压型　压力切换呼吸机产生正压，气流进入肺内，当预定压力值达到后，气流中断，呼气阀打开，胸廓和肺被动性地萎陷，产生呼气。

2. 定容型　容量切换同样是通过正压将预定潮气量的气体送置入呼吸道或肺内，并将压力控制在一定范围内，但当预定容量达到后，呼吸机才停止供气，气流中断，呼气阀打开，肺和胸廓萎陷，产生呼气。

3. 定时型　时间切换按预定的吸、呼气时间供气（吸气）或排气（呼气）。潮气量由呼吸机的工作压力、吸气时间和由此产生的吸气流速控制或调节，多与定压型共存。

4. 多功能型　指在同一台呼吸机中，兼有定压、定容、定时的切换装置，这是呼吸机进一步完善的必然趋势。使用这种类型的呼吸机时，吸、呼气相的切换或控制方式既可以由操作者任意选择，也可以由呼吸机本身根据所设置的参数和监测指标综合调置。

（三）按是否有同步装置

1. 同步机械通气　自主呼吸通过呼吸机的触发压使机器供气，产生吸气。触发装置分压力、流量、容量触发3种类型，触发水平可由操作者任意设置或调节。同一水平的触发压，不同类型呼吸机的触发方式不尽相同，主要取决于呼吸机的同步性能。以往多采用压力触发的方法，近来有采用流量触发的方法，灵敏度较高，同步性能好。

2. 非同步型呼吸机　指不具备同步装置的呼吸机，已逐渐被同步型呼吸机所替代，但简易和便携式急救呼吸机还使用该模式。

（四）其他类型

1. 高频通气（HFV）　通气频率通常均 >60 次/min。初始于20世纪60年代末，是借助高压气源向气道内有节律地、短促地喷气，并以较小的潮气量、较高的通气频率达到间歇正压通气（IPPV）的目的。优点是低气道压、低胸膜腔内压、对循环干扰小、无须关闭气道、FiO_2 保证。HFV包括以下几种方式。

（1）高频正压通气（HFPPV）：结构与常规呼吸机相似，但通气频率多为 60～100 次 /min，吸气时间 <30%，潮气量较小。

（2）高频喷射通气（HFJV）：用喷射管直接喷射，利用 Venturi 原理进行通气，并可直接插入气管内，通气频率 100～200 次 /min。

（3）高频振荡通气（HFOV）：通气频率 200～900 次 /min，潮气量 < 无效腔气量（20%～80% 无效腔气量）。

2. 膜肺（ECMO）　是将未经气体交换的血液从体内引出，流经一种特殊装置，进行气体交换，将氧气置入，从而将二氧化碳排除，然后再回输体内。这种能吸入氧气、排除二氧化碳的装置被称为膜肺。

3. 液体通气（LV）　是将一种流经气管和支气管后能释放出氧和携带走二氧化碳的全氟碳（PFC）液体经人工气道持续滴入肺内，协同呼吸机临床应用，共同纠正缺氧与二氧化碳潴留。

二、通气模式

模式与功能是两个概念。模式（Mode）是指一种独立的通气方式；功能是呼吸机所附带的某些特殊功能。主要通气模式有以下几种。

1. 持续正压气道通气（CPAP）　持续正压气道通气指在有自主呼吸的条件下，整个呼吸周期内均置入为地施以一定水平的正压，故又可称为自主呼吸基础上的全周期正压通气。

因 CPAP 仅仅是一种自主呼吸的通气方式，呼吸机并不提供恒定的潮气容积与吸气流速，故在纠正由严重肺功能障碍所致的换气功能障碍时，远不如 PEEP 效果明显。由于 CPAP 对自主呼吸要求较高，许多有严重肺功能障碍的患者不适合应用 CPAP 通气模式，这在相当程度上限制了其应用范围。

其主要优点是吸气时恒定的持续正压气流 > 吸气气流，使吸气省力，呼吸做功减少；此外，与患者的连接方式较为灵活，经人工气道或面罩均可。主要用于脱机前过渡或观察自主呼吸情况，如吸气压力、潮气量、每分通气量等。CPAP 对人体的影响与 PEEP 相同，如对循环干扰（回心血量减少、心排出量下降、血压下降及心脏负荷增加）和气压伤等。

2. 压力支持通气（PSV）　是一种辅助通气方式，即在自主呼吸的前提下，每次吸气都接受一定水平的压力支持，以辅助和增强患者的吸气能力，增加吸气幅度和吸入气量，类似带同步装置的定压型辅助呼吸。但吸气相压力恒定，吸、呼气切换方式不尽相同。与单独应用 IMV/SIMV 通气模式的不同之处是患者每次吸气（指令性或自主性）均能得到压力支持，支持水平随需要设定。

主要应用于自主呼吸能力不足，但神经调节无明显异常的患者。应用 PSV 时，机体可在一定水平的压力支持下，克服疾病造成的呼吸道阻力增加和肺顺应性下降，得到充足的潮气量。随病情好转，压力支持水平可逐渐降低，常用于机械通气撤除的过程中、危重哮喘、COPD、胸部创伤和手术后需长期呼吸机支持者。

3. 压力调节容量控制模式（PRVC）　呼吸机通过不断监测患者胸 / 肺的顺应性（压力—容量变化），计算出达到预定所需的最低吸气压力，反馈性地自动调节吸气压力，在潮气量保证的前提下，将患者的吸气压力降低至最恰当水平。

该通气模式主要适用于气道阻力增高的患者，如危重支气管哮喘；肺部病变较重的患者，如气道阻力增加和（或）肺顺应性下降明显。应用 PRVC 通气模式，也能通过呼吸机较完善地监测和调节系统，得到较好的治疗效果；对需要较高初始流速或流量才能打开的闭合气道和肺单位，PRVC 可能会有一定的价值，如 ARDS 患者因表面活性物质减少所致的肺泡萎陷。

4. 双相或双水平正压通气（BiPAP）　吸、呼气相的压力均可调节。P_1 相当于吸气压力（ 0～90cmH_2O ），P_2 相当于呼气压力；T_1 相当于吸气时间，T_2 相当于呼气时间；这两个时相的压力和时间均可根据临床的需要随意调整。

在自主呼吸和控制呼吸时均可使用。一般情况下，根据临床需要，可灵活调节出多种通气方式。

（1）当 P_1= 吸气压力，T_1= 吸气时间，P_2=0 或 PEEP 值，T_2= 呼气时间，即相当于定时压力调节的 PPV。

（2）当 P_1=PEEP，T_1= 无穷大，P_2=0，T_1=0，即相当于 CPAP。

（3）当 P_1= 吸气压力，T_1= 吸气时间，P_2=0 或 PEEP 值，T_2= 期望的控制呼吸周期，即相当于 IMV 或 SIMV。

注意事项与其他定压型通气模式相仿，如 PCV、PSV、CPAP、BiPAP 等，应用时应监测潮气量，适当设置报警参数，以防通气量不足，尤其当气道压力增高时，潮气量常常多变或不恒定。

5. 间歇指令通气（IMV）/同步间歇指令通气（SIMV）　IMV 呼吸机在每分钟内，按事先设置的呼吸参数（频率、流速、流量、容量、呼吸比等），给予患者指令性呼吸；在指令通气间隔时间内，患者可以有自主呼吸，但呼吸频率、流速、流量、容量、吸 / 呼等不受呼吸机的影响，呼吸机的供气也不能与自主呼吸同步。SIMV 呼吸机提供的指令性通气可以由自主呼吸触发，呼吸机的供气能与自主呼吸同步。

其主要优点为在逐渐降低呼吸机控制和辅助呼吸频率的过程中，逐渐增加自主呼吸的能力，有助于锻炼患者的自主呼吸，减少呼吸肌失用性萎缩；使从机械通气到自主呼吸的过渡更自然、更符合生理要求，也更安全；IMV/SIMV 状态下，可以通过呼吸机得到气道内气体的加温和湿化，并能得到适当的 FiO_2 将 IPPV 与自主呼吸很好地结合和协调，更能保证有效通气量；脱机过程中，能发挥自身调节呼吸的能力，避免过度通气和通气不足，减少呼吸性碱中毒和呼吸性酸中毒的发生。

在临床上如与 PSV 同时使用时，IMV/SIMV+PSV 能避免加重呼吸肌疲劳。低呼吸频率的 IMV/SIMV 不宜应用时间过长，避免加重呼吸肌疲劳的发生率。当患者病情变化或不稳定时，应警惕发生通气不足的可能。因为倘若病情恶化使自主呼吸突然停止，可能出现通气不足，如果未及时发现和处理，可能造成死亡。因此，应用低频率的 IMV/SIMV 时，应注意将分钟通气量报警下限调至能维持患者生命的最低水平，以便及早发现通气不足和缺氧，必要时加用 PSV。

6. 其他　间歇正压通气（IPPV）是最基本的通气模式。吸气相正压、呼气相压力降为零。间歇正负压通气（IPNPV）原理为吸气相正压、呼气相转为负压。呼吸机在吸气相、呼气相均辅助通气，临床应用并不普遍。虽然呼气相负压有助于静脉回流，可减轻气道正压对呼吸和心脏的影响，但负压呼气易引起气道和肺泡萎陷，造成医源性肺不张。

四、通气功能

1. 呼气末正压通气（PEEP）　指呼吸机在呼气末仍保持在一定的正压水平。主要适用于由肺内分流量，心输出量（Qs/Qt）增加所致的低氧血症，如 ARDS。

PEEP 纠正 ARDS 低氧血症的作用机制是：①避免和防止小气道的闭合，减少肺泡萎陷，降低 Qs/Qt，纠正由 Qs/Qt 增加所致的低氧血症；②增加功能残气量（FRC），有利于肺泡 - 毛细血管两侧气体的充分交换（O_2 与 CO_2）；③肺泡压升高，在 FiO_2 不变的前提下，能使 P（A–a）O_2 升高，有利于氧向肺毛细 10L 管内弥散；④ PEEP 使肺泡始终处于膨胀状态，能增加肺泡的弥散面积，也有助于氧的弥散；⑤肺泡充气的改善，能使肺顺应性增加，在改善肺的通气、弥散、通气 / 血流比失调的同时，还可减少呼吸做功。

最佳 PEEP 应是能使萎陷的肺泡膨胀至最好状态，Qs/Qt 降低至最低水平，PaO_2 被提高至基本满意水平，而对血流动力学影响和肺组织气压伤降低至最低程度的 PEEP 水平。不同患者随疾病和严重程度不同，最佳 PEEP 水平也不尽相同；即使是同一个患者，在疾病发生和发展的不同阶段，所需要的 PEEP 水平也可能不同。最简便、最佳的 PEEP 水平选择法是在保持 FiO_2<60% 的前提下，能使 PaO_2 ≥ 60 mmHg 时的最低 PEEP 水平。有学者主张通过持续观察压力 - 容量环，寻找上、下拐点的方法寻找最佳 PEEP 水平。后者涉及呼吸机装置和判断水平，临床普及受限。一般情况下，最佳 PEEP 水平应是在循环状态能负担的前提下、FiO_2 ≤ 40% ~ 50%、PaO_2 ≥ 60 mmHg 时的最低 PEEP 水平。呼吸机应用过程中，应该根据患者氧合状况改善与恶化的监测，随时调节 PEEP 水平。

内源（内生）性 PEEP（PEEPi）或自发性 PEEP（Auto–PEEP）是指因呼气时间短或呼吸阻力过高，致肺泡内气体潴留，使肺泡内压在整个呼吸周期均保持正压，相当于 PEEP 的作用，称为 PEEPi 或 Auto–PEEP。多由疾病造成，如当某种疾病使呼吸道阻力增加时，呼气所需的时间延长，在呼吸频率增加的情况下，由于呼气时间缩短和同等时间内气道阻力增加所致的呼出气的减少，吸入的气体明显多于呼出的气体；随着肺泡内气体逐渐增多，肺泡内压逐渐增加，PEEPi 即由此产生。克服 PEEPi 的常用方法是应用相同水平的 PEEP。

2. 吸气末屏气　呼吸机在吸气相产生正压，但在吸气末和呼气前，压力仍保持在一定水平（犹如自主吸气的屏气），然后再行呼气。这种吸气末压力保持一定水平的通气功能，就被称为吸气末屏气，也有人称之为吸气平台，又可称为吸气末停顿、吸气末屏气等。

该通气功能的优点是，延长了吸气时间，有利于气体分布与弥散，适用于气体分布不均、以缺氧为主（如弥散障碍或通气／血流失调）的呼吸衰竭。吸气膜屏气通气功能有利于雾化吸入物在肺内的分布和弥散，也有助于进行某肺功能数据的监测，如气道阻力和静态顺应性等。

吸气末屏气主要用于进行某些肺功能测定，如静态吸气压、静态顺应性等；也可用于令患者被动性、强制性在充分吸气的状态下拍胸部 X 线片。

3. 呼气延长或延迟和呼气末屏气　根据等压点学说，呼气延长或延迟可减少气道（小支气管）的动态压缩，有助于气体排出。所谓等压点是指在呼气过程中，气道内压力逐渐下降达到胸膜腔内压水平时气道内外压相等的那一点。慢性阻塞性肺气肿患者习惯于噘嘴样呼吸，目的在于使等压点向远端（口腔端）移动，减少气道的动态压缩，有利于呼气。

4. 反比通气（Inverserateventilation，IRV）　正常状态下，吸气时间总是少于呼气时间，吸／呼（I/E）多在 1：（1.5～2）。IRV 时，吸气延长，吸气时间＞呼气时间，I/E 可在（1.1～1.7）：1。吸气延长有利于改善氧合，纠正缺氧，减少二氧化碳的排出，可以用于治疗 ARDS 或其他原因所致的低碳酸血症。

5. 叹息　即深吸气。不同呼吸机设置的叹息次数和量不尽相同，一般每 50～100 次呼吸周期中有 1～3 次相当于 1.5～2 倍于潮气量的深吸气，相当于正常人的呵欠。目的是使那些易于陷闭的肺泡定时膨胀，改善这些部位肺泡的通气，防止肺不张，对长期卧床和接受机械通气治疗的患者有一定价值。

五、呼吸支持方式的选择

合理选择呼吸机类型和通气方式、模式及功能等，需要操作者不但对各种呼吸机的性能、通气方式、模式和功能有全面的了解；还需要掌握患者的具体病情，分析出造成缺氧和二氧化碳潴留的病理生理机制，这需要长期临床应用的经验积累。

1. 呼吸机类型的选择

（1）肺功能：肺部病变严重程度影响呼吸频率、气道阻力和肺组织的顺应性。肺功能状况差时，气道阻力高和顺应性差，对呼吸机的功能和性能要求高。

（2）应用场合：①搬运途中或长时间转运时，如汽车、火车、轮船、飞机等处，选择简易、轻便的呼吸机，有蓄电池装置；搬运患者做某项特殊检查和治疗，以及翻身、吸痰、更换导管等情况下，选用简易呼吸器即可。②病情危重或紧急情况下，来不及安装时，先应用简易呼吸器；与自主呼吸同步，选择简易呼吸器以过度通气的方式抑制自主呼吸；为阻挡气道阻力及肺、胸顺应性，选择简易呼吸器。

（3）自主呼吸：如规则、强弱正常，不存在呼吸突然停止的情况下，可选用辅助和同步的通气方式；反之，选用控制和非同步的通气方式。辅助与控制、同步与非同步两种装置常合并存在，选择辅助型通气方式时，所应用的呼吸机要有同步装置。

（4）呼吸道分泌物：如果呼吸道分泌物多，不适合应用胸外型呼吸机，不建立人工气道，不利于呼吸道的湿化和吸引；如果呼吸道分泌物少，除加强气道的湿化和吸引外，还应选用湿化装置好的呼吸机。

（5）气道密闭程度：气道密闭不好或无法密闭的患者，如颌面部手术、条件差无法建立人工气道、气囊漏气一时无法更换时，选用高频通气；否则，以常频机械通气为主。

2. 通气模式与功能的选择　呼吸机通气模式的选择主要参照通气模式特点和具体病情，兼顾呼吸机所具备的通气模式，根据病情变化来调整和改变。呼吸机功能的选择主要参照以下情况。

（1）缺氧纠正情况：缺氧纠正不满意时，从产生缺氧的机制考虑，调整通气功能或模式。由肺内分流所致缺氧时选择 PEEP；由气道阻力增加、时间常数不等所致气体分布不均造成缺氧时，延长吸气时间，必要时用吸气末屏气和反比通气；防止长期卧床所致肺底部小灶性不张可选择叹息。缺氧纠正满意时，根据病情选择脱机时的通气模式。

（2）二氧化碳潴留情况：接受呼吸机治疗的患者，二氧化碳潴留纠正不良者并不多见。二氧化碳排出受呼气影响，呼气延长或呼气末屏气适用于二氧化碳潴留纠正不良者。

（3）呼吸肌力量：呼吸肌力量不足（疲劳或乏力）时，酌情应用不同水平的 PSV。

（4）气道阻力：气道阻力正常时，机械通气效果容易达到满意的效果；气道阻力增高时，可借助呼吸机所具有的特殊功能，如呼气延长或呼气末屏气功能，降低气道阻力，通过减慢气体流速、减少气道动态压缩机制，达到降低气道阻力的作用，对有气道阻力增高的患者有较好的作用。

3. 连接方式的选择　选择呼吸机连接方法时，应考虑多方面因素，使所选择的人工气道既能保证呼吸机合理应用，又能最大限度地减轻患者痛苦，减少损伤和并发症。

（1）病情急缓：紧急时，采用简便易行的经口气管插管；也可用面罩，先给患者充分供氧，待缺氧有所缓解后，再考虑建立能维持较长时间的人工气道。

（2）呼吸机治疗时间：数小时以上，考虑经口气管插管或喉罩；时间较长时，如72小时或超过72小时，直接选择能保留相对长时间的人工气道法，如经鼻气管插管和气管切开造口置管术。时间估计有困难时，宁可先选择效果肯定且安全、容易耐受、损伤小的方法，以后视病情发展，酌情改行气管切开造口置管术等。

（3）是否需要反复呼吸机治疗：需要反复接受呼吸机治疗的患者，不适合应用损伤大的方式（气管切开造口置管术），即使估计应用时间可能超过一周，也应尽量避免。最好的方法是无创（面罩）呼吸机治疗，但因需要患者主动配合，昏迷和病情严重、分泌物多的患者不适合采用。

（4）气道分泌物多：分泌物多时，为便于气道湿化和充分吸引，可直接选择气管插管或切开。

（5）意识状况：如意识状况好、能配合的患者，估计应用呼吸机治疗时间短、呼吸道分泌物也不多时，可考虑应用面罩或喉罩等；意识状况不好，又不能配合时，尽量避免应用面罩或喉罩。

（6）气道梗阻部位：呼吸道梗阻需用呼吸机治疗时，人工气道必须超过梗阻水平。

六、参数设置调节

（一）常用参数设置

1. 呼吸频率主要考虑因素是自主呼吸频率。自主呼吸频率正常、减弱、停止时，按正常呼吸频率设置（16～20次/min）；自主呼吸频率快（>28次/min）时，初始呼吸频率不宜设置过低，随着引起自主呼吸频率增快的原因去除，再将呼吸频率逐渐下调；还应考虑呼吸衰竭的病理生理，在有气道阻力增高时，选择慢而深的呼吸频率；限制性肺部疾病时，选择稍快的呼吸频率（18～24次/min）。

2. 潮气量（TV）　与呼吸频率有一定关系，首次 TV 设置，应掌握一定规律，减少设置的盲目性。一般先以 5～10mL/kg 设置，以后根据动脉血气分析调整；特殊状况下，如有肺大疱、可疑气胸、血容量减少尚未纠正、血压下降等，先将潮气量设置在较低水平，将呼吸频率适当提高，以预防通气不足；自主呼吸频率过快时，为减少对抗，呼吸频率设置应与自主呼吸频率接近，此时应适当降低潮气量水平。

3. 分钟通气量（MV）　并非所有呼吸机均需设置潮气量和 MV，有的只有其中一项，MV 等于 TV 与呼吸频率的乘积。鉴于厂家已经设置或考虑，MV 可以不做设置，除非只有 MV 设置。

4. 吸/呼（I/E）　呼吸功能正常者以 1∶1.5 左右为宜；阻塞性通气功能障碍 1∶（2～2.5）；限制性通气功能障碍 1∶（1～1.5）。吸气屏气时间应算在吸气时间内。

5. 呼气末正压（PEEP）　初次接受呼吸机治疗时，一般不主张立即应用或设置 PEEP。随缺氧难以纠正，适当、设置 PEEP 水平，依据缺氧纠正情况，调节 PEEP 水平。

6. 吸入氧浓度（FiO_2）　初用时，为迅速纠正低氧血症，可应用较高 FiO_2（>60%），100% 也十分常用。随低氧血症纠正，再将 FiO_2 逐渐降低至 <60%。低氧血症未得完全纠正时，不能以一味提高 FiO_2 的方式纠正缺氧，应该采用其他方式，如 PEEP 等。低氧血症改善明显时，将 FiO_2 设置在 40%～50% 水平为最佳；FiO_2 设置原则是使 PaO_2 维持在 60mmHg 前提下的最低 FiO_2 水平。

（二）常用参数调节

常用参数调节依据动脉血气分析指标、心脏功能、血流动力学状况，避免肺组织气压伤。

1. 动脉血气分析指标

（1）PaO_2：是低氧血症是否被纠正的标准。$PaO_2 \geq 60mmHg$，说明所设置的参数基本合理，如果 FiO_2 水平已经降至 40%～50% 水平，可以暂不做调整，待 PaO_2 稳定一段时间后再做调整，直至降低至准备脱机前的水平；如果所设置的 FiO_2 水平较高，应逐渐降低 FiO_2，直至降低至相对安全的水平（FiO_2 40%～50%）。

低氧血症未被纠正时，可从两方面着手调整机械通气参数：①分析低氧血症产生的原因，调整相应参数。Qs/Qt 增加时，选择 PEEP；弥散障碍时，提高 FiO_2；通气功能障碍时，去除呼吸道分泌物、保持呼吸道通畅，并适当增加潮气量。低氧血症原因一时无法确定时，可以借助上述方法鉴别产生低氧血症的可能因素。PEEP 可以纠正的低氧血症，预示 Qs/Qt；提高 FiO_2 可以纠正的低氧血症，预示弥散障碍。两种方法均可以纠正的低氧血症，通过观察哪一种方法最为明显，分析产生低氧血症的主要原因。低血症由多种原因造成，同时合并 QS/QT 和弥散障碍，分析哪种原因占的比例大，无法分辨时，可同时应用两种方法纠正低氧血症。合并二氧化碳潴留时，调节降低 $PaCO_2$ 升高的处理方法。②采用各种能纠正低氧血症的方法，如增加潮气量、延长吸气时间、增加吸气平段或吸气屏气的时间、应用 PEEP、提高 FiO_2 等，并观察疗效，酌情选择最佳方法。

（2）$PaCO_2$：是判断呼吸性酸、碱中毒的主要指标。呼吸性酸中毒预示通气不足；呼吸性碱中毒预示通气过度。机械通气治疗时，$PaCO_2<35mmHg$，提示过度通气；$PaCO_2>50mmHg$，提示通气不足。过度通气时，降低潮气量、缩短呼气时间；严重低碳酸血症，如心功能和血流动力学状况允许，采用反比通气。通气不足时，保持呼吸道通畅，增加 MV、呼吸频率和延长呼气时间等。

2. 心功能和血流动力学状况　已存在心功能障碍和血流动力学紊乱，慎用 PEEP、吸气延长、吸气末屏气和反比通气等。

3. 肺组织气压伤　熟悉容易引起气压伤的通气功能和模式，如 PEEP、PSV、高潮气量等。如有肺组织气压伤易发因素（先天或后天性肺大疱、肺损伤）时，避免使用容易引起气压伤的通气模式和功能；无法避免使用这些模式和功能时，严密观察，及时发现和处理。没有肺组织气压伤易发因素时，也应严密观察，警惕气压伤。

（三）报警参数设置和调节

1. 容量（TV 或 MV）报警　临床意义是预防漏气和脱机。多数呼吸机监测呼出气 TV、MV 或 TV 和 MV 同时监测。设置依据：依 TV 或 MV 的水平不同而异，高水平设置与 TV 或 MV 相同；低水平设置能维持生命的最低 TV 或 MV 水平。

2. 压力（高、低）报警　分上、下限，用于对气道压力的监测。气道压升高，超过上限水平时，高压报警；气道压降低，低于低压水平时，低压报警装置被启用。低压报警装置是对脱机的又一种保护措施，高压报警多提示咳嗽、分泌物堵塞、管道扭曲、自主呼吸与机械通气拮抗或不协调等。高、低压报警参数设置依据正常情况下的气道压水平，高压报警参数设置正常气道最高压（峰压）上 5～10cmH_2O 水平；低压报警参数设置能保持吸气的最低压力水平。

3. 低 PEEP 或 CPAP 水平报警　临床意义是保障 PEEP 或 CPAP 的压力能在所要求的水平。未应用 PEEP 或 CPAP 时，不需要设置。

4. FiO_2 报警　临床意义是保障 FiO_2 在所需要的水平。设置依据根据病情，一般高于或低于实际设置的 FiO_2 10%～20% 即可。

微信扫码
◆临床科研
◆医学前沿
◆临床资讯
◆临床笔记

第三节 机械通气及撤离

一、概述

机械通气可以维持生命，但不能治疗疾病，所以呼吸支持只是一种临时方法，为基础疾病引起呼吸衰竭的治疗赢得时间，其最终目的是成功撤机。大部分患者能成功撤机，但慢性或严重肺疾病、长期呼吸支持（>1 ~ 2周）或成为呼吸机依赖者、神经肌肉病变、多个器官功能衰竭者成功撤机较困难，占此类患者的20% ~ 40%，少数患者终生依赖呼吸机。成功的撤机往往需要引起呼吸支持的因素解除后，掌握撤机的时机，选择合适的方法，因人而异，有计划地实施。

呼吸机撤离可分为3类：快速常规撤机；经周密计划后缓慢、逐渐撤机；呼吸机依赖或不可能撤机者需要采取特殊的措施。

（一）呼吸机撤离指征

（1）导致呼吸衰竭的原发病已经解除或正在解除之中。

（2）通气和氧合能力良好。

（3）咳嗽和主动排痰能力强。

（4）呼吸肌有力量。

（5）气道通畅。

（二）撤离呼吸机具体标准

1. 通气功能 $VC>10 ~ 15mL/kg$；$TV>5 ~ 8mL/kg$；$FEV_1>10mL/kg$；最大吸气压 $> -20cmH_2O$；每分通气量（静态）$<10L$；每分钟最大自主通气量 $>2 \times$ 每分钟静息通气量 $\geqslant 20L$；VC、FEV_1、每分钟最大自主通气量等指标需要患者主动配合，受患者对测定方法的理解和能否较好配合的影响。提高 FiO_2 的方式纠正缺氧，应该采用其他方式，如 PEEP 等。低氧血症改善明显时，将 FiO_2 设置在40% ~ 50% 水平为最佳；FiO_2 设置原则是使 PaO_2 维持在 60mmHg 前提下的最低 FiO_2 水平。

（二）常用参数调节

常用参数调节依据动脉血气分析指标、心脏功能、血流动力学状况，避免肺组织气压伤。

1. 动脉血气分析指标

（1）PaO_2：是低氧血症是否被纠正的标准。$PaO_2 \geqslant 60mmHg$，说明所设置的参数基本合理，如果 FiO_2 水平已经降至40% ~ 50% 水平，可以暂不做调整，待 PaO_2 稳定一段时间后再做调整，直至降低至准备脱机前的水平；如果所设置的 FiO_2 水平较高，应逐渐降低 FiO_2，直至降低至相对安全的水平（$FiO_2$40% ~ 50%）。

低氧血症未被纠正时，可从两方面着手调整机械通气参数：①分析低氧血症产生的原因，调整相应参数。Qs/Qt 增加时，选择 PEEP；弥散障碍时，提高 FiO_2；通气功能障碍时，去除呼吸道分泌物、保持呼吸道通畅，并适当增加潮气量。低氧血症原因一时无法确定时，可以借助上述方法鉴别产生低氧血症的可能因素。PEEP 可以纠正的低氧血症，预示 Qs/Qt；提高 FiO_2 可以纠正的低氧血症，预示弥散障碍。两种方法均可以纠正的低氧血症，通过观察哪一种方法最为明显，分析产生低氧血症的主要原因。低氧血症由多种原因造成，同时合并 QS/QT 和弥散障碍，分析哪种原因占的比例大，无法分辨时，可同时应用两种方法纠正低氧血症。合并二氧化碳潴留时，调节降低 $PaCO_2$ 升高的处理方法。②采用各种能纠正低氧血症的方法，如增加潮气量、延长吸气时间、增加吸气平段或吸气屏气的时间、应用 PEEP、提高 FiO_2 等，并观察疗效，酌情选择最佳方法。

（2）$PaCO_2$：是判断呼吸性酸、碱中毒的主要指标。呼吸性酸中毒预示通气不足；呼吸性碱中毒预示通气过度。机械通气治疗时，$PaCO_2<35 mmHg$，提示过度通气；$PaCO_2>50mmHg$，提示通气不足。过度通气时，降低潮气量、缩短呼气时间；严重低碳酸血症，如心功能和血流动力学状况允许，采用反比通气。通气不足时，保持呼吸道通畅，增加 MV、呼吸频率和延长呼气时间等。

2. 心功能和血流动力学状况　已存在心功能障碍和血流动力学紊乱，慎用 PEEP、吸气延长、吸气末屏气和反比通气等。

3. 肺组织气压伤　熟悉容易引起气压伤的通气功能和模式，如 PEEP、PSV、高潮气量等。如有肺组织气压伤易发因素（先天或后天性肺大疱、肺损伤）时，避免使用容易引起气压伤的通气模式和功能；无法避免使用这些模式和功能时，严密观察，及时发现和处理。没有肺组织气压伤易发因素时，也应严密观察，警惕气压伤。

（三）报警参数设置和调节

1. 容量（TV 或 MV）报警　临床意义是预防漏气和脱机。多数呼吸机监测呼出气 TV、MV 或 TV 和 MV 同时监测。设置依据：依 TV 或 MV 的水平不同而异，高水平设置与 TV 或 MV 相同；低水平设置能维持生命的最低 TV 或 MV 水平。

2. 压力（高、低）报警　分上、下限，用于对气道压力的监测。气道压升高，超过上限水平时，高压报警；气道压降低，低于低压水平时，低压报警装置被启用。低压报警装置是对脱机的又一种保护措施，高压报警多提示咳嗽、分泌物堵塞、管道扭曲、自主呼吸与机械通气拮抗或不协调等。

2. 氧合指标（动脉血气分析）

（1）$FiO_2<40\%$ 时，$PaO_2>60\,mmHg$。

（2）$FiO_2\,100\%$ 时，$PaO_2>300\,mmHg$；$P（A-a）O_2>300\sim350\,mmHg$。

（3）$QS/Qr<15\%$，$SaO_2>85\%$。

（4）$VONT<0.55\sim0.6$。

3. 浅快呼吸指数（f/Y_T）和 $P_{0.1}$（吸气初始 0.1s 时口腔闭合压）　是近年来主张应用的指标。前者以 ≤ 105 为预计撤机成功，后者以 ≤ 4 ~ 6cmH_2O 为可能预计撤机成功。

二、撤机方法

撤机过程包括：撤机前期、撤机期和拔人工气道期。撤机前期是决定是否开始撤机的阶段；撤机期是指通过不同撤机方法使患者能维持足够的自主呼吸；拔人工气道期是指拔除人工气道，患者恢复呼吸正常生理功能的阶段。

（一）撤机前期

1. 能否开始撤机，首先评估如下简单问题。

（1）患者病情有否好转。

（2）引起需要呼吸机支持的原因是否解除。

（3）患者临床状况是否稳定。如其中一个或几个回答为"否"，则撤机很难成功，需继续给予呼吸支持及对原发病的治疗。

2. 上述问题回答仍乐观的话，则需做下列评估。

（1）HR>120 次 /min 或 <70 次 /min。

（2）呼吸次数 >30 次 /min。

（3）明显的吸气时呼吸肌做功。

（4）明显的呼气时腹肌变硬。

（5）呼吸不规则。

（6）患者不会遵嘱改变呼吸模式。患者无上诉状况，说明病情稳定，90% 撤机成功；如有 1 ~ 2 项存在，往往需要继续呼吸支持；同时存在 3 项或以上，说明患者病情不稳定或恶化。

3. 进一步的临床评估　包括中枢神经系统、代谢、心血管、肺和肾功能的状况、患者心理状况。

（1）下列因素可影响撤机，需及时处理：贫血、肺不张、腹胀、酸碱失衡、气管痉挛、药物镇静或麻醉、胃肠道问题、心血管因素（休克或心力衰竭）、中枢神经系统抑制、电解质紊乱、体液过多、低氧血症、不合适的撤机尝试、呼吸做功增加、感染、营养不良、体位不佳、代谢紊乱、呼吸肌萎缩、呼吸肌虚弱 / 衰竭、疼痛、心理损害、肾衰竭、分泌物过多、失眠、饥饿。

（2）中枢神经系统的评估：神经系统功能保证呼吸驱动稳定，以及良好的痰液清理和气道保护能力，最好是患者清醒、合作，能配合治疗。不清醒患者需评估其有无恶心和咳嗽反射，镇静、肌松类药物在撤机前停止应用，机体保持酸碱平衡，且患者有足够、安稳的睡眠。

（3）心血管评估：保证组织灌注及细胞气体交换，基本标准如下：HR<120 次/min；收缩压 80～180mmHg，无严重心律失常，Hb120～150g/L，无心绞痛。根据血流动力学的评估及病史，了解左心室储备能力，左心室储备功能下降时，撤机时由于自主呼吸静脉回流增加时左心室后负荷增加，从而损害心血管功能。

（4）代谢和酸碱平衡评估：营养的质和量是代谢评估的关键。呼吸肌的体积和收缩力是评估营养状况的重要指征。每日的营养供给根据营养需要和气体交换能力因人而异，多数患者的营养需要较平时休息时多 1.5～2 倍。蛋白质摄入要保证 1～1.5mg/（kg·d）。而糖类摄入过多，则增加呼吸商，产生过多 CO_2 甚至造成急性碳酸性呼吸衰竭。肠道外液体性氨基酸—卡路里营养配方可引起代谢性酸中毒而增加呼吸需求。酸碱代谢紊乱可影响撤机。

（5）肾功能的评估：肾功能要足以维持酸碱平衡、电解质正常和体液平衡。酸碱失衡可影响呼吸能力和肌做功；电解质紊乱削弱肌功能；体液过多导致肺气体交换受阻。准备撤机的患者要维持尿量等于置入量或高于置入量 1 000mL/d，无异常的体重增加及水肿存在。

（二）撤机期

经评估，呼吸机撤离容易的患者可以直接撤离，即先逐步降低呼吸机条件（PEEP、PSV 水平和 FiO_2），观察氧合水平。撤除机械通气后，生命体征稳定，通气和氧合水平符合标准，可以拔除人工气道。

呼吸机撤离困难的患者可以分次或间断撤离：先采用一定通气模式作为撤除呼吸机的过渡措施，如应用 SIMV，逐渐降低 SIMV 呼吸次数，当至 5 次/min 时，如能较好地维持通气和氧合，意味呼吸机撤离已有一定的把握；PSV 时，逐渐增加 PSV 的压力支持水平，以利于肺、胸廓的充分膨胀，做被动性的肺功能锻炼；以后逐渐降低 PSV 压力，降至一定水平或完全撤除后，仍能维持较好呼吸时，可以试行呼吸机撤离。

呼吸肌衰竭患者加强营养和被动性呼吸肌锻炼：先应用 PSV，增加肺的膨胀度；再逐渐降低 PSV，并应用 SIMV 的通气模式；PSV 全部撤除后，再逐渐降低 SIMV 的通气支持次数，直至达到 5 次/min 时；氧合状况满意，考虑呼吸机撤离。

间断呼吸机撤离是将呼吸机撤离的时间分开，先是逐小时，即每日分次呼吸机撤离；以后视病情逐渐增加每日呼吸机撤离的次数或延长每次呼吸机撤离的时间；最后改成逐日或白天呼吸机撤离、夜间上机等，直至完全停用。适用于呼吸机撤离困难的患者，间断呼吸机撤离的时间，依呼吸机撤离的难易程度而异。

（三）拔人工气道期

改变通气模式或间断呼吸机撤离时，仍能维持较好的通气和氧合时，方可拔除人工气道。对病情复杂的患者，即使暂时呼吸机撤离成功，也应慎重拔除人工气道。因为撤离失败屡有发生，再次应用机械通气治疗的难易程度主要取决于人工气道的重新建立。有人工气道的患者，再次行机械通气治疗并不困难；拔除人工气道后，重新建立人工气道费时、费力，还会增加痛苦，严重时会给生命带来威胁。因此，对病情发展难以预料的患者，应适当延长人工气道拔除后观察的时间。拔管后气道护理是呼吸机撤离成败的关键。加强气道护理能促进呼吸道分泌物排出，保持气道通畅，预防肺部感染。主要方法有超声雾化吸入、捶/拍背震荡、刺激咽喉部产生咳嗽与排痰、抗生素和祛痰药等。

（四）呼吸机撤离困难

1. 原因　呼吸需求和呼吸能力的不平衡，以及动脉低氧血症、心血管系统功能不稳定、营养不良、心理性依赖和必要仪器缺乏等。

2. 处理措施

（1）尽早、尽快控制和祛除原发病因。

（2）采用特殊呼吸模式与功能，尽早锻炼呼吸肌力量，预防呼吸肌疲劳与衰竭。

（3）加强营养支持治疗，增加呼吸肌力量。

（4）树立信心，克服心理障碍。

（5）原有慢性呼吸功能不全，尽早做腹式呼吸，增强和改善呼吸功能。

（6）呼吸机撤离困难的患者需要做相当长时间的观察、摸索和调试。

三、程序化撤机

程序化撤机作为近年来国内外呼吸疾病专家提出的撤机、拔管策略，是以呼吸生理及临床参数为依据，逐步撤离机械通气支持而制定的撤机方法和步骤。程序化撤机能够排除主观因素，通过自主呼吸实验（SBT）评估患者自主呼吸的能力和撤机后的耐力，提高撤机、拔管的准确性，缩短待机时间，加快患者的撤机步伐。

程序化撤机由临床评估、自主呼吸实验前评价、自主呼吸实验、撤机、气道开放性和气道保护能力评价、拔管护理和拔管后观察6个部分组成。

（一）临床评估

有创机械通气患者行机械通气后，随时给予呼吸生理及临床参数的评估。

1. 呼吸功能评估呼吸机参数：$FiO_2 0.40$，$VT<15mL/kg$，$PEEP<5 \sim 10cmH_2O$，$PaO_2/FiO_2>200mmHg$，$f/V_T<105$；咳嗽反射、吞咽反射和最大吸气压的评估。

2. 循环系统评估心率、心律、血压、心输出量是否稳定。

3. 神经系统评估镇静肌松类药物是否停用，$GCS \geq 13$ 分。

4. 肾脏和代谢评估 肾功能要足以维持酸碱平衡、电解质正常和体液平衡。主要电解质 Mg^{2+} 在 $1.8 \sim 3.0mg/L$，PO_4^{2-} 在 $2.5 \sim 4.8 mg/L$，K^+ 在 $3.5 \sim 5.0mg/L$，动脉血气的 pH 在 $7.35 \sim 7.45$。

5. 营养评估 $ALB>30g/L$，$HGB>80 \sim 100g/L$。

6. 感染外周血白细胞计数低于每立方毫米 10 000 个或较前下降每立方毫米 2 000 个以上，体温下降 <38℃。

7. 患者心理准备 长期使用呼吸机的患者对呼吸机产生依赖，怀疑自己的呼吸能力，对撤机产生恐惧心理，不能有效配合撤机。需要耐心做好解释工作，做好患者撤机前的心理准备，取得配合。①撤机前向患者说明长期应用有创机械通气所造成的危害；②告知患者撤机是病情好转的标志；③讲解撤机过程和可能出现的不适；④让患者充分了解撤离呼吸机的必要性和可能性；⑤鼓励自主呼吸，重建呼吸力量和信心；⑥争取患者的主动配合。

（二）自主呼吸实验前评价

机械通气时间、潮气量、浅快呼吸指数、PEEP、FiO_2、PaO_2/FiO_2、意识状况（GCS）、镇静/肌松药是否应用、最大呼气压（将压力触发灵敏度调节至 $15cmH_2O$ 左右，观察能否触发呼吸机，判定呼吸肌力量）等。

未通过自主呼吸实验前，评价者继续按原通气模式和参数进行机械通气，次日再做评估。

（三）自主呼吸实验

1. 方法 自主呼吸实验是在低辅助通气时测定通气和氧合参数，通过试验时相关指标的变化，评价患者自主呼吸能力的一种检验方法，而非撤机方式。自主呼吸试验时间一般为 $30 \sim 120min$，亦可根据患者具体情况而定。

自主呼吸试验方式包括低水平 PSV、低水平 CPAP 与 T 形管通气 3 种。

（1）T 形管自主呼吸：吸氧流量 $5 \sim 8L/min$，亦可根据患者具体情况而定。

（2）低水平 PSV：压力支持选择为 $5 \sim 7cmH_2O$，$FiO_2<0.40$，$PEEP<5cmH_2O$，时间是 $30 \sim 120min$。

（3）低水平 CPAP：CPAP 选择为 $5 \sim 6cmH_2O$，时间是 $30 \sim 120min$。

自主呼吸实验的不同方式，是由待机条件下的 PSV 模式或 CPAP 模式通气与非待机条件下的 T 形管自主呼吸完成的。

2. 评价

（1）自主呼吸实验成功：试验过程中及结束后患者生理参数稳定，呼吸频率 <30 次 /min，潮气量 >5mL/kg，动脉血气分析显示无严重代谢性酸中毒和低氧血症；在 FiO_2<0.40 的状态下，测血气分析为 PaO_2>50 ~ 60mmHg，$PaCO_2$<45mmHg，pH>7.3 且 $SpO_2 \geqslant$ 90%。表明自主呼吸实验成功，可实施撤机，并准备拔出气管导管。

（2）自主呼吸实验失败：患者出现明显胸闷、出汗和发绀，不能有效咳痰，生理参数明显变化，呼吸频率 > 30 次 /min，心率 >100 次 /min（较试验前增加 20 次 /min 以上），收缩压较试验前 ±20mmHg，潮气量 <5mL/kg，SpO_2<90%，$PaCO_2$ 较试验前增加 20mmHg，表明自主呼吸实验失败。

（3）自主呼吸实验操作过程中患者如果发生病情变化，应立即停止试验。同时将呼吸机的通气模式、相关参数予以恢复，维持充分的氧合，防止低通气所致的呼吸肌疲劳。

（4）自主呼吸实验时应仔细填写自主呼吸试验评估表。

（四）撤机

1. T 形管法撤机

（1）T 形管法撤机是使患者间断停用呼吸机的方法，撤机时患者完全自主呼吸，通过连接于气管导管的 T 形管吹置入湿化后的氧气，保持一定的氧浓度，但不提供通气辅助。

（2）根据患者的血氧饱和度和血气分析结果，调整氧浓度。

（3)T 形管使用方法比较简单, 对设备的要求低, 患者无须消耗额外的呼吸功以克服通气管路的阻力, 适用于多数患者。

（4）撤机开始阶段应选择在充分休息后的白天，间断时间从数分钟到数小时逐渐延长，一般以整夜停用呼吸机作为完全撤机的指标。

2. 注意事项

（1）开始阶段要有医护人员在旁边观察、鼓励。

（2）机械通气时间超过一周的患者，可采用间断脱机，根据患者的耐受情况，逐步增加停机次数和延长停机时间。

（3）一般认为，停机后患者呼吸、血压平稳，心率无明显增快（<20 次 /min），尿量满意，无额头出汗，说明患者对停机的耐受性好，可继续脱机过程；反之，则应检查出现异常情况的原因，缩短停机时间，必要时加用特殊的撤机方法，如 CPAP、PSV 等。

（4）停机前，患者不应饱食，禁用镇静药物，患者体位在病情允许的情况下，应采取半卧位，以利膈肌运动，增加自主呼吸时的潮气量。

（5）撤机开始时，应密切观察各项生理指标，监测血气分析，连续进行脉搏氧饱和度监测。通常呼吸浅快、心率增快和脉搏氧饱和度进行性下降是最早出现的撤机失败信号。

3. 撤机后护理

（1）撤机后患者肺部的病理生理改变并未完全恢复至正常，有可能发生二氧化碳潴留、低氧血症等并发症，因此不能放松对患者的监护和治疗。

（2）撤机后应继续面罩或鼻导管给氧，氧浓度可以比撤机时提高 10%。

（3）加强雾化以稀释痰液，鼓励患者有效咳嗽、咳痰，及时清除呼吸道分泌物。

（4）撤机后，可根据患者的具体情况实施体位引流，增加翻身、叩背。

（5）撤机后监测血气分析，监测肺氧合和气体交换情况，密切床旁循环功能的监护，及时发现和处理异常情况。

（6）机械通气的患者不同程度地存在营养不良，撤机后自主呼吸比机械通气时消耗更多的能量，需及时补充，避免体内出现负氮平衡和全身衰竭。

4. 撤机后再行机械通气的指征　由于撤机前患者的各项生理指标已达到或接近撤机指标，因此除患者的心理因素干扰外，停机的开始阶段都比较平稳。随着完全自主呼吸时间的延长，部分患者可能出现呼吸肌疲劳，继而引起呼吸、循环功能恶化。因此，撤机时必须有医护人员在场密切观察生命体征，监测患者各项生理指标的变化，定期复查动脉血气，一旦有病情恶化的征象，应及时给予干预治疗（文丘里面罩吸氧、无创呼吸机辅助呼吸），效果不佳立即恢复有创机械通气治疗。

（五）气道开放性和气道保护能力评价

1. 评价上气道开放性通过气囊漏气试验评价上气道开放性，在控制通气模式情况下，放松气管导管气囊，监测呼吸机呼吸潮气量差值，若差值 <110mL，表明上气道开放性良好。

2. 评价患者咳嗽能力。

3. 评价痰液性质和量若患者上气道开放性良好，咳嗽能力较强，痰液较稀薄、量较少时可考虑拔管。

（六）拔管护理和拔管后观察

（1）通知患者将要拔管并做好解释工作。

（2）准备气管插管用物，通知医生。

（3）拔管前再次检测患者生命体征、氧合状态。

（4）彻底清除气管导管和口咽部的分泌物，采用清除气囊潴留物的方法。

（5）将床头放平，松解气管导管固定带。

（6）将吸痰管插入气管导管内，边吸引边将气管导管和吸痰管一同拔出，将床头抬高30° ~ 45°。

（7）鼓励并协助患者咳嗽、咳痰，防止气道阻塞。告知患者有暂时的吞咽困难。

（8）根据需要选择氧疗方式，观察患者的呼吸频率、胸廓起伏和血氧饱和度参数。30min 后复查血气分析。

（9）拔管后继续观察和监测呼吸系统、循环系统和神经系统参数，并详细记录。

（七）注意事项

呼吸肌疲劳是撤机失败的主要原因。呼吸肌疲劳征象为患者表现出呼吸困难，伴有呼吸浅促费力，节律不均匀，自主呼吸潮气量 <250mL，与撤机前相比心率每分钟增加 10 ~ 20 次，血气分析提示 $PaCO_2$ 逐渐升高。在出现呼吸肌疲劳征象时，应立即调整通气模式和参数，减少呼吸肌做功及能量的消耗，为再次撤机创造条件。

如果各项指标正常，48h 内无再次插管，表明程序化撤机成功。

撤机作为机械通气的最后环节，准确把握撤机时机非常关键。撤机过早可以使呼吸衰竭再度恶化而危及生命；撤机过迟可能造成机械通气的并发症增多，对呼吸机依赖性增高，医疗费用增加。随着对程序化撤机方式的深入研究，不同疾病自主呼吸试验检测时间的统一，程序化撤机将更加完善。

第四节　无创通气的应用与护理

一、概述

无创通气（NIV）是指不经气管插管而能够增加肺泡通气的辅助机械通气，包括体外负压通气、经鼻面罩正压通气、胸壁震荡及膈肌起搏等。近年来，在多种无创通气手段中，经鼻的无创正压通气（NPPV）的临床应用正逐渐增多，特别是慢性支气管炎和阻塞性睡眠 – 呼吸暂停综合征患者，NPPV 已成为首选的治疗措施。在急诊中，无创机械通气治疗也能明显改善一些患者的主观症状，减少呼吸衰竭加重的次数，从而降低住院率和医疗费用。

（一）原理

NPPV 对呼吸衰竭病理生理的主要环节均有影响，吸气压力(IPAP)能增加肺泡通气,改善呼吸肌功能,降低呼吸功耗,从而纠正高碳酸血症；呼气压力（EPAP）能解除上气道的阻塞，改善氧合及通过克服内源性呼气末正压（PEEPi）降低呼吸功，改善呼吸肌疲劳。除机械作用外，神经 – 体液因素也可能发挥重要作用。

（二）适应证和禁忌证

1. 适应证

（1）以呼吸肌疲劳为主要诱因的呼吸衰竭，如轻中度COPD高碳酸血症，特别是pH7.25～7.35的患者。

（2）心源性肺水肿，首选CPAP，无效时可用无创通气。

（3）有创通气拔管后用无创通气进行序贯治疗，即拔管后的急性呼吸衰竭。

（4）对多种肺疾病的终末期患者，已无插管指征或患者拒绝插管治疗时，无创通气也可起到一定的作用。

（5）可用于重症支气管哮喘，手术后呼吸衰竭、创伤后呼吸衰竭、肺不张及肺部感染合并呼吸衰竭时的治疗。

2. 禁忌证

（1）心跳呼吸骤停者。

（2）血流动力学不稳定者（存在休克或严重的心律失常等）。

（3）需要保护气道者（如呼吸道分泌物多，严重呕吐有窒息危险，以及消化道出血、近期上腹部手术）。

（4）严重脑病患者。

（5）近期面部及上气道手术、创伤或畸形。

（6）上气道阻塞。

（三）应用条件

1. 培训　负责NPPV工作的人员首先要熟悉自己手中的机器性能，应亲身上机体会呼吸机的工作状态，使自己有感性认识，必须清楚应用无创呼吸机需要解决的目的，才能保证工作的顺利开展。

2. 配备　开始应用NPPV的4～8h需要有专人负责治疗和监护，才能提高疗效。当患者适应后或者病情改善后，可以无须专人监护。

3. 条件　最基本的监护条件应具备血氧饱和度监测、心电监护和动脉血气分析监测。当无创通气治疗失败后，有可能发展为严重危及生命的呼吸衰竭，必须准备好紧急插管的设备。

二、使用方法

（一）人－机连接

临床上最常用的是鼻罩和口鼻面罩，也可以根据情况选择鼻塞。应当准备多个不同规格和不同类型的鼻罩和口鼻面罩，供患者选择应用。鼻罩和鼻面罩均可用于无创通气，选择哪一种应根据病情及患者的耐受情况而定，两者各有优缺点。

1. 鼻罩　其优点是无效腔小（约105mL），发音、进食及咳痰不受影响，呕吐时不易引起误吸，患者可随意控制是否触发呼吸机等；缺点是张口呼吸时易漏气，降低疗效。对轻症呼吸衰竭患者应首选鼻罩通气，无效时换用鼻面罩。

2. 鼻面罩　其缺点为无效腔较大（约250mL），进食、发音及咳痰时需脱开呼吸机，当呕吐时易发生误吸，当面罩内压力＞25cmH_2O时胃肠胀气发生率高；优点为漏气较少，血气改善较鼻罩通气快。重症呼吸衰竭时应首选鼻面罩，病情稳定后（一般在24h后）可换用鼻罩通气以增强耐受性。

3. 注意事项

（1）无论采取哪种面罩，由于保留了完整的上呼吸道结构和功能，对吸入气体的加温和加湿功能并未受到很大影响，因此，气道湿化一般不存在很大问题，可连接湿化器，但不需通电加热。

（2）由面罩引起的不适是患者不能耐受无创通气治疗的主要原因。因此，面罩与皮肤的接触不宜过紧，允许有少量漏气并不会导致气道压力的下降，固定带的松紧程度以能容纳2个手指为宜，加用护垫可阻挡漏气及减轻对皮肤和眼部的刺激。

（3）当有明显的胃肠胀气时应降低压力并插入胃管，可用胶带密封胃管与面罩的交界处。

（二）呼吸机类型的选择

常规急救用呼吸机和专门为无创通气设计的便携式小型无创通气机都可用于进行无创通气治疗。前者价格昂贵，但报警及监测装置完备是其优点，采用流速触发可减少呼吸功，如存在漏气，则容易出现压力和分钟通气量报警，应注意调整报警限。

新近开发的几种新型呼吸机（如 Taema、VELA、Newport e500、Esprit 呼吸机、LTV1000 及伽利略呼吸机等）都具备双水平正压通气的功能，可用于进行无创通气治疗，实现了一机双用，使无创通气向有创通气过渡变得简单方便。

而无创通气机（如 BiPAP）内置自动漏气补偿系统，即使存在一定程度的漏气，呼吸机本身可自动调节流速维持设定的压力。具体选择哪种呼吸机应根据现有条件、医护人员接受训练的情况和习惯等确定，不论哪种呼吸机，如应用得当均能取得良好效果。

（三）通气模式

以 BiPAP Vision 呼吸机提供的模式为例，介绍持续气道正压（CPAP）模式和压力支持的自主/定时（S/T）模式。

1. CPAP 模式

（1）在患者的整个自主呼吸周期提供持续的压力水平，压力可控制和维持，流量需根据患者需求调节，并自动对漏气进行补偿。

（2）具有增加肺泡内压，改善氧合和功能残气量，防止气道和肺泡的萎缩，改善肺的顺应性，扩张上呼吸道的作用。

（3）不良反应与 PEEP 相近，增加气道峰压和平均气道压，减少回心血量和肝肾等重要脏器的血流灌注等。

（4）使用这种模式通气患者必须具有较强的自主呼吸能力，适用于急性低氧血症性呼吸衰竭、急性心源性肺水肿和低通气综合征。

2. S/T 模式

（1）自主呼吸时：当自主呼吸频率低于设定频率时，呼吸机提供时间触发、压力限制、时间切换的压力支持模式。在自主呼吸时，既能保持预先设定的压力水平，也能满足患者流量的需求。患者是决定吸气时间和潮气量的主动方，输出潮气量取决于吸气压与呼气压的压力差。

（2）定时呼吸时：当自主呼吸频率高于呼吸控制设定值时触发机械通气，如在呼吸频率控制设定的时间间隔内未测到自主呼吸，呼吸机将激活时间触发的机械通气，并送出吸气压力水平，机械通气并不一定与患者同步，吸气与呼气之间的切换平衡将由设定时间决定，以确保患者每分钟最低呼吸次数。吸气压力（IPAP）决定每次呼吸压力支持大小，呼气压力（EPAP）作为基础线的压力水平。主要用于自主呼吸功能良好的呼吸衰竭患者，但应注意潮气量的监测，防止发生严重的通气不足和重复呼吸导致的二氧化碳潴留。

3. 其他模式

压力目标通气模式中的压力控制通气（PCV）、压力支持通气模式（PSV）、比例辅助通气（PAY）和容量目标通气模式中的容量控制通气（VCV）均可用于进行 NPPV，但目前多倾向使用辅助，控制模式中的压力目标通气。

（1）PSV：一般认为 PSV 较为舒适，与 CPAP 联合应用可用于急性呼吸衰竭的治疗。但患者自主呼吸功能必须良好，面罩漏气严重时呼吸机不能感受气流下降，吸气相不能向呼气相转换，造成患者不适和人－机对抗。

（2）PCV：是一种较好的 NPPV 通气模式，按设定时间进行吸气/呼气切换，由于流速可变，患者感觉也舒适，对较严重的呼吸衰竭患者可选用此模式，但应注意潮气量的监测，防止发生严重的通气不足。

（3）VCV：优点是通气量恒定，但压力高，患者舒适性差，流速设置不当时容易产生人－机对抗。

（四）通气参数设定

最初设定的呼吸参数多为 CPAP10cmH$_2$O、PSV10cmH$_2$O，由医护人员手持面罩轻放在患者面部之上，使患者适应面罩呼吸并能很好地与呼吸机同步，吸入氧浓度调至使 $SaO_2>90\%$ 为宜。

待患者完全适应后（一般需要 2h），固定面罩，将 CPAP 调至 3 ~ 5cmH$_2$O，并逐渐增加 PSV 水平（每次递增 2 ~ 3cmH$_2$O，一般不超过 25cmH$_2$O 以避免严重的胃肠胀气发生），使呼吸频率低于 25 次 /min，呼气潮气量达 7mL/kg 以上。

除治疗方面的考虑外，患者本身也能提出自我感觉最舒适的通气方式和压力支持水平，供医生调节呼吸参数时参考。

英国胸科学会 2002 年推荐治疗 COPD 急性高碳酸血症性呼吸衰竭时的通气模式和参数设置为：S/T 模式，EPAP4 ~ 5cmH$_2$O，IPAP 12 ~ 15cmH$_2$O，并逐渐递增至 20CITiH$_2$O，备用支持频率为 15 次 /min，备用 I/E 为 1 ：3。

（五）其他

1. 疗程每日治疗的时间和总的治疗时间可根据病情灵活掌握，通常 3 ~ 6h1 次，1 ~ 3 次，天；急性呼吸衰竭治疗 3 ~ 7 天，慢性呼吸衰竭可以长期应用。病情重时通气时间应长，有的甚至还需要夜间通气，通气间歇期间可排痰、进食或进行气雾剂吸入治疗等。

2. 监测内容

（1）患者的主观反应（呼吸困难缓解程度、舒适度和精神状态等），主要生命体征的客观反应（呼吸频率、血压、心率的改善）。

（2）呼吸生理指标的变化（无创血氧饱和度监测、呼气潮气量及动脉血气改善）。

（3）面罩情况（是否合适、有无漏气及舒适度）；有无并发症发生（胃胀气、面部皮肤坏死溃疡、呼吸道分泌物潴留等）。

（4）通过视诊和触诊确定有无辅助呼吸肌（胸锁乳头肌及胸腹部肌肉的收缩）参与呼吸。

（5）及时评估患者对治疗的反应。

3. 疗效评估

（1）治疗后的前 30min 至 1h 是无创通气治疗成功的关键，应密切观察患者对治疗的反应，及时处理发现的各种问题。如使用得当，绝大多数患者在 2h 内主观症状和气体交换指标都会得到明显改善；如无效，则需气管插管的可能性将明显增大。

（2）无创通气治疗 2h 后应全面评估患者的一般状况和动脉血气情况，如 PaCO$_2$ 进行性增高、pH 显著降低，此时应积极考虑进行有创通气治疗。如病情虽无明显改善但也无恶化，可继续无创通气治疗到 4 ~ 6h 后评价疗效，如仍无改善可考虑换用其他治疗措施。

三、常见问题

1. PaCO$_2$ 持续增高的原因

（1）吸氧浓度是否过高，如存在，则将 FiO$_2$ 降低，维持 SaO$_2$ 在 85% ~ 90% 即可。

（2）是否有严重面罩漏气，此时应检查面罩松紧，如用鼻罩可考虑应用下颌带或换用口鼻面罩。

（3）管路连接是否正确，排气通道是否畅通，是否有管道漏气等。

（4）是否存在重复呼吸，检查呼气阀或适当增加 EPAP 水平可解决问题。

（5）人 – 机不协调：观察患者，调节设定的呼吸频率，检查吸气触发和呼气触发灵敏度设置，适当增加 EPAP 水平（尤其是 COPD 患者）。

（6）通气不足：观察胸部膨起情况，增加吸气压力（CIPAP）或容量，考虑延长吸气时间或增加呼吸频率，换用其他通气模式或呼吸机。

（7）如果 PaCO$_2$ 改善而 PaO$_2$ 仍低，可增加 FiO$_2$ 或增大 EPAP 水平。

2. 面罩漏气的处理

（1）确定是否有呼气及潮气量的改变。

（2）重新调整面罩的位置并固定头带。

（3）用防护罩或胶带密封漏气处。

（4）在允许范围内尽可能降低 CPAP 和 PSV 水平。

（5）换用密封效果好的面罩。

（6）经上述处理仍存在严重的漏气或通气效果不佳时，应采用 PCV（压力水平与 PSV 相当）或容量控制模式（A/C，IMV、SIMV，压力报警限 <40cmH$_2$O）。

（7）某些呼吸机进行无创通气时，在应用 PSV 过程中如发生严重面罩漏气，呼吸机将无法感受气流的降低，导致不能向呼气相切换，应及时密封漏气。

3. 人 - 机不同步的处理

（1）原因主要为不能触发吸气、漏气、通气模式和参数设置不合理等。

（2）采用同步触发性能较好的呼吸机（如流量触发、容量触发、流量自动追踪等）。

（3）合理使用 PEEP。

（4）经常检查有无漏气。

（5）应用同步性能较好的模式（如 PSV），有利于改善人机同步性。

（6）对于呼吸明显增快的患者（呼吸频率 >30 次 /min 时），较难达到人 - 机同步。可以先用手控同步或用简易人工呼吸气囊辅助呼吸，使患者的呼吸频率和呼吸费力情况改善后，再连接呼吸机，有利于达到理想的同步性。

4. 患者不耐受的处理

（1）医生在场和缓慢递增压力水平可减少患者恐慌，避免压力和气流过大造成的胸闷。

（2）选择合适的连接方法，通常建议备用多种的连接方法，让患者试戴后，选择适合的连接方法。多数患者对鼻罩的耐受性较好。

（3）检查操作步骤是否正确，不正确的操作次序是造成不耐受的常见原因之一。

（4）人 - 机不同步造成呼吸对抗，使呼吸困难加重，无法坚持治疗。

（5）通过监护可以及时发现情况，寻找引起患者不适和不耐受的原因，并及时处理。

5. 治疗失败的原因

（1）适应证选择不当：由于基础疾病严重或者一些特殊的基础疾病（如大气道阻塞等），无创通气的成功率比较低。

（2）通气模式和参数设定不合理：如应用的潮气量和气道压力过低，则无法达到理想的辅助通气效果。

（3）患者不耐受：由于不耐受，使得治疗的时间过短或辅助通气不足，造成治疗失败。

（4）面罩和管道的重复呼吸：面罩本身可以产生无效腔效应（目前常用的面罩无效腔量多为80 ~ 100mL），部分呼吸机存在管道的重复呼吸，影响 CO$_2$ 的排出，使治疗失败。选用小无效腔的连接方法和避免管道重复呼吸，可以明显提高疗效。

（5）气道阻塞：由于痰液的阻塞、睡眠时的上呼吸道阻塞或使用鼻罩时的鼻塞，均可增加气道阻力，影响辅助通气的效果。经常鼓励或刺激咳嗽、排痰和处理鼻塞等措施，有利于改善气道阻塞，提高疗效。

（6）漏气：面罩与面部之间漏气或者使用鼻罩时口漏气，会明显影响辅助通气效果和同步性。

四、护理措施

（一）操作程序

（1）确保训练有素的医护人员在场，合适的监护条件和气管插管设备、复苏设备等。

（2）选择呼吸机，连接和检查呼吸机，初步设定参数，特别注意呼气阀功能、氧气管路。

（3）患者及家属教育（目的、意义、注意事项、如何摘掉和固定面罩、如何配合呼吸机等）。

（4）患者取坐位或卧位（头部抬高 30° 以上）。

（5）选择合适的连接器（面罩或接口器等）。

（6）医护人员或患者本人扶持面罩或鼻罩，连接和开动呼吸机，开始用低的压力（容量），用自主触发（有后备频率）的模式；压力限制型：吸气压 8 ~ 12cmH$_2$O；容量限制型：8 ~ 10mL/kg。患者适应后（约30min），配置头固定带（避免固定带的张力过高，一般应能通过2指），如口腔漏气严重可加用下颌带。

（7）通气参数的进一步调节按照患者的耐受性逐渐增加吸气压（10～20cmH$_2$O）或潮气量（10mL/kg左右），达到缓解气促、减慢呼吸频率、增加潮气量的目的，患者与呼吸机的同步性应良好。

（8）给氧，使SPO$_2$>90%。

（9）检查漏气，必要时调整固定带的张力，或加用下颌带。

（10）必要时加用湿化器。

（11）间歇监测血气（开始1～2h后，以后按需而定），评价临床效果。

（二）患者教育

（1）在实施无创通气前，应尽可能向患者详细解释清楚治疗目的、意义、注意事项和可能出现的问题，讲解面罩基本结构和取、戴方法。

（2）可以让神志清楚的患者一起来取、戴，让其参与治疗护理，增强战胜疾病的信心，消除患者的恐惧。

（3）指导患者有规律地呼吸，在紧急情况下（如咳嗽、咳痰或呕吐时）能够迅速拆除连接，提高无创通气的安全性和依从性。

（三）面罩选择与固定

1. 面罩选择　按面罩的基本构造可分为气垫式和面膜式两种，前者与皮肤接触的面积因气垫充气量的不同而差别很大。若充气不足，可导致硬质面罩对面部皮肤压迫；而充气过多，使面罩与面部接触面积减少，极易产生漏气。为防止漏气则需要增加固定带的拉力，这样会增加面罩硬壳对面部的压迫，引起鼻梁和面部皮肤的糜烂，该面罩适用于急救。

面膜式硅胶面罩，其面膜薄，可塑性强，与面部接触面积大，与鼻面颊的吻合性好，适用于长时间、持续通气的患者，以增强患者的舒适感。

2. 固定方法　面罩的固定方法可采用4根拉扣式橡胶带、粘拉式布带和头罩三点式固定。四带式固定易引起压力分布不均，导致面罩漏气和压力性损伤；三点式固定符合力学原理，压力分布最均匀，密闭性、舒适性更好，可保证大部分患者不漏气，压力性损伤少。

（1）头带固定时，应避免系带压住患者的眼睛和耳郭。

（2）在气垫和面罩固定时应注意气垫对颜面部的压迫，气垫内的压力不宜过高，否则压力太大造成密封不良和局部皮肤的压迫。

（3）面罩与皮肤的接触不宜过紧，允许有少量漏气，但不会导致气道压力的降低，固定带的松紧程度以能容纳两个手指为宜。

（四）其他

1. 腹胀　鼻面罩通气可产生误咽而发生胃膨胀，患者感觉极为不适，因此需要患者闭嘴用鼻呼吸，减少吞咽动作，如病情允许可采取半卧位，出现胃胀气后应及早行胃肠减压。

2. 压迫性损伤　长期压迫极易造成鼻脊处、两侧鼻部皮肤红肿疼痛或破溃，所以面罩气囊充气后维持压力应小于毛细血管动脉端压力（充气10～15mL），鼻罩上两额骨旁用纱布或海绵衬垫以减轻压迫，有破溃者可采用金霉素眼药膏，但需保持清洁，防止继续感染。

3. 分泌物引流　对于神志清楚的患者，通常可自行有效咳嗽、咳痰，而对于高碳酸血症导致的神志不清，不能合理通气，可在患者通气2～4h清醒后，因呼吸肌疲劳缓解，而恢复完善的咳嗽能力。如果患者一般情况差，因咳嗽力量较弱而导致昏迷，必须建立人工气道。

4. 仪器的保养　仪器保养时应切断电源线，采用清水或75%的乙醇湿润擦拭，清洁主机机体，切勿将液体侵入呼吸机内部。机体进气口的过滤片应在使用前检查是否完整、清洁，过滤片变脏时，需要及时更换以保持运行正常。每次使用完毕后的管路应检查是否有破裂，用肥皂布擦拭外壁污渍，检查连接口是否有损坏和齿状口，再采用0.1%的有效氯浸泡30 min后，冲洗管路、控干水分、连接管路后，试机备用。

第三章　重症感染

第一节　医院获得性肺炎/呼吸机相关性肺炎

医院获得性肺炎（hospital-acquired pneumonia，HAP）是指入院48h后发生的肺炎，且入院时痰培养阴性。居于常见医院获得性感染的第1位。呼吸机相关性肺炎（ventilator-associated pneumonia，VAP）是指气管插管48～72h出现的肺炎，是使用机械通气患者中最常见的HAP。根据发生时间的不同，VAP分为早发型和晚发型，早发型VAP是指机械通气后48h～5d发生的VAP，晚发型VAP是指机械通气5d以后出现的VAP，前者多由敏感菌，如肺炎链球菌、流感嗜血杆菌、甲氧西林敏感金黄色葡萄球菌等导致的感染，多重耐药菌（MDR）感染常见于后者，如耐甲氧西林葡萄球菌（methicallinresistant staphylococcus aureus，MRSA），产碳青霉烯酶或产超广谱β内酰胺酶的肺炎克雷伯杆菌和鲍曼不动杆菌，铜绿假单胞菌等。同时，晚发型VAP是VAP预后不良的判断指标之一。

一、流行病学

HAP是目前医院获得性感染中最常见的类型，其中ICU患者较普通病房患者HAP发生率增加10～20倍，来自美国的数据显示HAP占所有ICU内医院获得性感染的25%，占使用抗生素治疗患者总数的50%以上。1992年欧洲进行的ICU内HAP调查（EPIC）发现，其患病率为9.6%。欧洲医院获得性肺炎协作组调查得到的医院内获得性肺炎的患病率为8.9%，其中接受机械通气的ICU患者发生肺炎的危险增加6～20倍，重症监护病房（ICU）内几乎90%的HAP发生于机械通气时。气管插管本身就是HAP感染的高危因素，在机械通气过程中，第1天机械通气患者肺炎发生率为5%，其发生危险性平均每天增加1%，若机械通气超过30d的患者肺炎发生率为68.8%。

需要指出的是，在比较不同单位VAP的发病率时，应当注意其发病率的表达方式。因为VAP的发病率可以通过下列不同方式表示：发生VAP患者的百分比，每1 000个住院日VAP的发病例数，每1 000个高危住院日的发病例数，每1 000个机械通气日的发病例数，以及每1 000个高危机械通气日的发病例数。此外，仅统计第1次VAP与所有VAP合计时发病率也有显著差异。

HAP病死率高达30%～70%，但是大多数HAP患者死于基础病而非HAP本身。VAP的归因病死率为33%～50%，病死率升高与菌血症、耐药菌（如铜绿假单胞菌、不动杆菌属）感染、内科疾病、不恰当的抗生素治疗等因素相关。Graybill和Stevens等人发现，与敏感致病菌感染（31%）相比，耐药细菌（铜绿假单胞菌、不动杆菌属和嗜麦芽窄食单胞菌）肺炎患者病死率高达65%。其他研究也证实，甲氧西林敏感金黄色葡萄球菌（MSSA）肺炎病死率仅11.9%，而甲氧西林耐药金黄色葡萄球菌（MR-SA）肺炎病死率则高达85.7%，相对危险度为20.72。而且由于多重耐药（MDR）菌感染的比例很高，使抗生素治疗变得更为困难。延长了住院时间，增加了医疗费用。

二、微生物学

HAP 致病微生物种类可多种多样，与宿主因素、住院时间、机械通气时间、既往抗生素暴露等因素有关。病原学以一般细菌最常见，其中需氧菌占 73%，真菌占 4%，厌氧菌、军团菌及病毒较少见。既往的调查研究显示，革兰阴性杆菌是主要的致病菌，占 55% ~ 85%，其中以铜绿假单胞菌最为常见，其次是不动杆菌和肠埃希菌属。金黄色葡萄球菌尤其是 MRSA 占 20% ~ 30%，也是重要的致病菌，亦可能为多种细菌混合感染所致，调查发现 40% ~ 60% 的病例中存在多种致病菌。耐药菌是目前重症监护病房 VAP 的常见病原菌，尤其是多重耐药菌的感染是导致患者病情加重，住院时间延长及病死率增高的重要因素，与既往抗生素的使用情况有关。

三、危险因素与发病机制

1. 危险因素 大量临床研究表明，VAP 的危险因素包括：年龄 >70 岁，慢性肺部疾病病史，意识障碍，误吸，胃 pH 增高，既往抗生素使用。流行病学研究将上述危险因素分为四大类，宿主相关因素、药物因素、治疗相关因素及交叉感染。

宿主因素：包括高龄，基础疾病（如肺部疾病、低血压、酸中毒、氮质血症、糖尿病、中性粒细胞缺乏等），免疫功能抑制（免疫抑制药的使用），胸腹部手术及营养不良。

药物因素：包括既往抗生素的使用，镇静药物，神经肌肉阻滞药及应激性出血的预防用药（PPI 的使用）。

治疗相关因素：包括经鼻或经口留置胃管，胃肠内营养，气管内插管、鼻窦炎，仰卧位体位。

交叉感染及各种诊疗措施，可增加呼吸道细菌定居和感染的危险。其预后不良的判断指标包括不恰当的抗生素治疗、严重的基础疾病、菌血症表现及晚发性 VAP。

2. 发病机制 与所有下呼吸道感染一样，VAP 发生必须具备下列条件之一：患者的防御功能障碍；有足够数量的致病菌达到患者的下呼吸道并破坏患者的自身防御屏障，或者出现很强的致病菌。

医院获得性肺炎的主要发病机制如下（图 3-1）：口咽部微生物的误吸；直接吸入含有细菌的微粒；远处感染灶的血行播散；致病菌穿透肺组织，或从邻近部位经膈肌或胸壁传播（罕见）；胃肠道细菌移位（尚有疑问）。

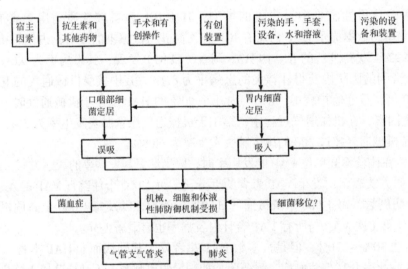

图 3-1 各种危险因素导致下呼吸道细菌定居与感染

研究表明 30% ~ 40% 的普通患者入院后 48h 内即有细菌定居，而危重患者则高达 70% ~ 75%。形成定植的因素有以下 2 种：正常情况下口咽部存在正常菌群维持口腔菌群的动态平衡，住院及应激状态可显著增加具有致病风险的细菌定植，当出现抗生素不合理使用、气管插管或鼻饲时这种平衡被打破，致病菌可通过进食、医务人员的手在口咽部定植。一般情况下健康人胃内 pH<2，基本处于无菌状态。当胃液的 pH >4 时，微生物即在胃内大量繁殖。如存在长期鼻饲、使用抑酸药、十二指肠液胃反流及胃蠕动功能下降等因素时，致病菌可由小肠逆行到胃食管，再上行到口咽部定植。

口腔内定植的具有呼吸道致病风险的病原微生物的误吸是明确的 VAP 致病因素。Huxley 等人用核素示踪法发现，45% 的正常人在熟睡时存在误吸。而对于 ICU 中危重患者而言，多数存在意识障碍、吞咽困难，气管插管和（或）机械通气，误吸更是常见（70%），只是误吸量或程度不同。在气管插管机械通气的患者中，由于气道正常防御机制破坏，几乎所有患者均会出现口腔内微生物流入气管导管周围，而气管导管外表面生物膜为病原菌进入下呼吸道提供了有效的途径，加之这类患者大多存在免疫功能异常，极易出现肺部感染。

此外，使用被污染的雾化吸入装置使细菌通过雾化进入下呼吸道而致病，其他医疗器械（如氧气流量表、呼吸机的管路系统和湿化器等）、周围环境（水、病房）和医务人员的手均可被病原菌污染，造成病原微生物在医护人员与患者之间传播。但这些并非 HAP 感染的主要途径。

鼻窦定植菌及远处感染灶的血源性播散致病较少见。

四、临床表现

HAP 临床表现与其他肺炎类似，变化较大，早期症状及体征可不明显。常见症状为：咳嗽、咳痰、脓性痰、发热伴或不伴胸痛等表现，而 VAP 患者除发热外，常表现为原有呼吸道症状加重，气道分泌物的量及性质变化，出现脓性或血性痰，部分患者病情重、进展快，会迅速转化为重症肺炎。该病临床症状不典型，重症者可仅表现为呼吸频率增快，氧饱和度下降等。肺部听诊可以闻及散在的中、小水泡音，多见于肺底，也可闻及干啰音和痰鸣音。一般很难见到肺实变的体征。并发肺不张时可出现患侧呼吸音消失，气管向患侧移位。并发胸腔积液者，患者胸部叩诊浊音，语颤减弱，呼吸音减弱。

五、辅助检查

1. 实验室检查

（1）血常规：大部分患者会出现白细胞、中性粒细胞比例的增高，部分伴有核左移，细胞内可见中毒颗粒；对于一些老年患者、免疫功能低下者白细胞计数可不增高，但中性粒细胞的百分比仍高。

（2）降钙素原（PCT）：PCT 增高提示感染的存在，对诊断有一定意义。

（3）血气分析：氧分压及血氧饱和度降低，常存在低氧血症或呼吸衰竭，部分患者出现氧合指数低。

（4）肝、肾功能检查：部分重症患者出现异常。

2. 影像学检查　X 线胸片是该病诊断的一个重要条件，但特异性较差。VAP 患者会出现双肺浸润阴影，但对于可疑肺炎患者，若胸片显示明显浸润影，则应与心源性肺水肿、非心源性肺水肿、肺挫伤、肺不张和肺泡出血等疾病进行鉴别。

各种影像学表现的敏感性和特异性差异很大，诊断准确性均不超过 70%，其中支气管气像诊断肺炎的准确性最高（64%）。

3. 微生物学检查　对下呼吸道分泌物进行定量培养，判断何种微生物为致病菌，从而指导抗菌药物治疗。下呼吸道取样操作包括：经气管内吸引，经纤维支气管镜方法采样，如支气管肺泡灌洗（bronchoalveolar lavage，BAL）、保护性毛刷（protected specimen brush，PSB）。

（1）对于气管插管患者，利用气管内吸引留取标本，操作简单，且为无创方法，但容易被上呼吸道或口腔分泌物污染，若每个低倍视野下的多形核白细胞不少于 25 个，上皮细胞不多于 10 个，提示标本质量好，没有受到上呼吸道的严重污染，尤其当镜下发现大量形态一致的致病菌时，提示下呼吸道存在细菌感染。下呼吸道分泌物涂片结果可以为临床更早提供病原学参考，但准确性差。气管内吸取物（ETA）的非定量培养敏感性较高但特异性很低，在组织学检查证实的肺炎患者中，ETA 定性培养的敏感性为 82%，特异性 27%。

（2）经纤维支气管镜采样为有创操作，可以获得支气管肺泡灌洗液（BALF）以及通过 PSB 留取无污染的标本进行培养。

（3）定量培养与半定量培养：上述方法获取的标本均能进行定量培养与半定量培养。半定量培养不能对感染、定植、污染很好的鉴别，所以在临床中，出现大量假阳性结果从而导致误诊。研究表明，ETA 定量培养较 BALF 及 PSB 标本定量培养特异性低，BALF 和 PSB 的定量培养是区分定植与感染的金标准，当 BALF 培养液结果 >10^4cfu/ml、PSB 标本培养结果 >10^3cfu/ml 时诊断为 VAP。但目前定量培养并非临床常规检查，研究表明，采用定量培养诊断 VAP 与采用半定量培养诊断 VAP 相比，并不能改善患者预后。

（4）血培养和胸腔积液培养，对诊断和预后评价有一定价值，但阳性率低。

（5）近年来，一些生物标记物如 CRP，PCT，BALF 中的髓样细胞表达的可溶性触发受体 I（soluble triggering receptor expressed on myeloid cells-1，sTREM-1）被考虑作为诊断 AVP 的辅助策略，但更多的研究显示，这些标记物对 VAP 诊断作用甚小。

六、诊断

VAP 的诊断包括：机械通气 48 ~ 72h 或以上；存在危险因素；体格检查和影像学检查提示肺炎；明确感染的病原微生物。

临床诊断标准为 X 线胸片出现新的浸润阴影或原有浸润阴影增大，并且同时具有下列 3 项中的 2 项或 2 项以上：①体温 >38℃；②白细胞计数增高或降低；③脓性痰的出现。临床诊断标准可考虑 VAP 的可能，但特异性差，在培养结果出来之前，都不能确诊或除外 VAP。上述临床标准可作为该病的初筛指标，需除外其他具有类似临床表现的疾病。如，吸入性肺炎、肺栓塞及梗死、急性呼吸窘迫综合征（ARDS）、肺泡出血、肺挫伤、肺浸润性肿瘤、放射性肺炎。尤其是在机械通气的患者中，ARDS 和上述弥漫性肺损伤在 X 线胸片上表现相似，鉴别诊断较为困难，并且临床研究也表明，肺炎在 ARDS 急性期非常普遍，常常不被认识，因此需要采用下呼吸道分泌物涂片、培养等确定致病菌，从而明确诊断。

另外，临床肺部感染评分（Clirucal Pulmonary Infection Score，CPIS）有助于 VAP 的诊断，它包括了临床诊断标准中的体温、血白细胞计数、痰液性状、X 线胸片以及气道分泌物的半定量培养，并加入氧合指数作为诊断标准，每项 2 分，总分 12 分，若 CPIS>6 分即诊断 VAP，在研究中发现，该评分对于 VAP 的诊断的敏感性和特异性分别为 60% 和 59%。之后有学者将此评分系统进一步简化，去掉气道内分泌物培养结果这一项，总分为 10 分，>5 分考虑存在 VAP，简化的 CPIS 评分更便于临床评估。

七、治疗

1. 初始经验经抗生素治疗　早期恰当的抗生素治疗可以提高 HAP、VAP 患者的存活率，这在很多研究中得到证实，并且有研究发现，对于接受了不正确的初始治疗的患者，就算根据病原学证据调整了药物的使用。仍不能改善其较高的病死率。因此，在临床诊断 VAP 时，早期正确的经验性抗生素治疗显得非常重要。在开始抗生素选择时，需要考虑到该患者是否存在发生多重耐药菌（multi-drug-resistant，MDR）感染的危险因素，包括：近期抗生素使用情况、ICU 内的定植菌群，基础疾病及可信的近期培养结果。并且留取下呼吸道标本及血标本进行培养。若患者存在 MDR 感染的危险因素，应选择广谱抗生素及多药联合治疗，一使用抗生素前留取的培养结果回报后，应根据药敏实验选择敏感抗生素治疗。另外 VAP 的发生时间对于经验性抗生素治疗亦有重要参考意义。对于已知危险因素且无多药耐药的早发型 VAP 患者，可选择头孢曲松或喹诺酮类药物治疗；对于存在多药耐药危险因素的晚发性 VAP 患者应选择具有抗假单胞菌活性的头孢菌素、碳青霉烯或 β-内酰胺类/β-内酰胺酶抑制药加上抗假单胞菌活性的氟喹诺酮类或氨基糖苷类治疗，对于耐甲氧西林金黄色葡萄球菌（MRSA）患者，可选择氨基糖苷类加上利奈唑胺或万古霉素治疗。

目前有临床研究证实，并非所有耐药菌感染患者均需要联合用药，联合用药并不能降低病死率或提高临床治愈率，反而可能会导致过度治疗及伴随的二重感染及药物的不良反应。因此，在 VAP 治疗时，需根据当地的细菌耐药情况，选择合适的抗生素进行单药治疗，若细菌耐药率很高，则可能需要使用 2

种及其以上的抗生素以保证最大限度覆盖可能的致病菌，如治疗铜绿假单胞菌感染时仍建议联合 β－内酰胺和氨基糖苷类抗生素。

2. 降阶梯治疗　在微生物学检查结果回示后，使用敏感抗生素进行降阶梯治疗，从而减少不必要的广谱抗生素使用，降低耐药率。对于微生物结果阴性，临床高度考虑 VAP 患者，经验性抗感染治疗疗程的选择目前并无指南推荐，部分研究发现，经验性抗感染治疗 VAP 的患者使用抗生素疗程 8d 与 15d 比较，病死率、住院时间以及机械通气时间并无显著差异，且对于 VAP 复发患者，8d 组发生多重耐药菌感染的病例少于 15d 疗程组，因此，对于接受适当的初始经验性抗生素治疗的呼吸机相关性肺炎患者，使用抗生素疗程为 8d。

3. 停药时间　感染症状及体征缓解或排除感染因素后，即可停用经验性抗生素治疗。

4. 抗生素的其他应用方式　有研究提及可气管内注入或雾化抗生素治疗 VAP，但研究证明，与静脉给药相比，气管内注入或雾化使用抗生素的方式并不能改善患者预后，并且，局部给药还可能导致细菌耐药率的升高，故不推荐气管内注射及雾化使用抗生素。

八、预防

由于 VAP 诊断困难及合并耐药菌感染风险高，并且病死率高，因此，预防工作显得极为重要。研究证实实施呼吸机相关性肺炎预防策略能降低 VAP 的发病率。许多研究推荐了一系列预防措施，总结如下：

1. 非药物性预防措施

（1）半卧位：研究显示，半卧位可以减少呼吸机相关性肺炎的危险。有研究提出，床头应抬高到 45°，但这一体位在一些患者中很难达到。并且目前有研究发现床头抬高 10° 和 45° 对 VAP 的发生率影响无明显差异，因此目前床头抬高具体高度并无定论。

（2）持续声门下吸引：临床试验证实，声门下分泌物引流能够减少呼吸机相关性肺炎的危险。但目前研究显示其并不改善患者病死率，同时考虑到持续声门下吸引可能增加口咽部及气道周围黏膜组织损伤的概率，以及其并无经济效益优势，故目前并未广泛应用于临床。

（3）气管插管途径：Holzapfel 的研究表明，与经鼻气管内插管相比，经口气管内插管能够减少呼吸机相关性肺炎。此外其他 4 项研究也显示，经口气管内插管能够减少鼻窦炎的危险，没有发生鼻窦炎的患者呼吸机相关性肺炎的发病率较低。

（4）银被膜导管：研究表明使用表面含有抗菌材料的气管导管，能有效预防 VAP 的发生，以及延迟 VAP 发生时间。但目前并无研究显示这一方法与降低机械通气时间、住院时间及病死率有明显关系。

（5）其他措施：包括尽早拔出气管导管和鼻胃管，制定并实施感染控制措施，充分营养支持，避免未潴留和腹胀，定时清除呼吸机管路中的冷凝水，保持足够的气管内囊压等可能对预防 VAP 的发生有效。

（6）无效的预防措施：目前研究显示无效的预防措施，包括常规更换呼吸机管路、应用一次性吸痰管、常规更换更换密闭式吸痰管、每日更换人工鼻及胸部物理治疗。

2. 药物预防措施

（1）有效的预防措施：口腔去污染，口腔内使用氯己定能减少发生 VAP 的危险，且该操作简单易行，易广泛开展。避免滥用抗生素；限制制酸药物的应用；粒细胞缺乏的发热患者使用抗生素。

（2）无效的预防措施：雾化吸入抗生素，选择性肠道去污染。

（3）效果尚不明的预防措施：酸化胃肠营养液，昏迷患者常规使用抗生素，肠道益生菌的使用，糖皮质激素的冲击治疗。

第二节　导管相关性感染

在 ICU 中，血管内置管是普遍且不可或缺的治疗手段，多种形式的导管成为血流动力学监测、静脉输液及静脉营养支持的主要途径，但是，随之产生的导管相关并发症亦日益突出。导管相关性感染（catheter-related infection，CRI）及导管相关性血流感染（catheter-related bloodstream infection，CRB-

SI）是 ICU 患者院内感染中常见的感染之一，是导致住院患者出现重症感染及死亡的常见原因之一。

一、流行病学

在美国，每年有 250 000 患者发生院内获得性直流感染，约 90% 以上是由于血管内导管感染所致。使用血管内装置相关的感染占所有院内感染的 10% ~ 20%。欧洲重症监护感染流行病学调查报告报道，在 1 417 个 ICU 单位的 10 038 位患者中，血液感染占 120。美国 ICU 中每年约 8 万患者出现导管相关性血流感染，使住院患者病死率增加 30%。导管相关性感染不仅威胁着患者的安全，并且增加了住院时间及治疗费用。

1. 导管病原菌定植　导管尖端、导管皮下节段或体外端定量培养微生物生长超过 15 个菌落形成单位（colony-forming units，CFU）。

2. 导管出口部位感染　指导管出口 2cm 内出现红斑或硬结，不伴随血流感染，也无局部化脓。

3. 静脉炎　沿着插入导管的静脉出现的硬结、红斑、热、痛、触痛。

4. 隧道感染　导管出口部位沿导管隧道的触痛、红斑和（或）>2cm 的硬结，伴或不伴有血行感染。

5. 皮下囊感染　完全置入血管内装置皮下囊内出现感染性积液；常有表面皮肤组织触痛、红斑和（或）硬结；自发的破裂或引流，或表面皮肤的坏死，可伴或不伴有血行感染。

6. 输液相关性血流感染　从输注液和经皮肤采集的血标本培养出一致的微生物，无其他确定的传染源。

7. 导管相关血流感染（CRBSI）　留置血管内装置的患者出现菌血症，经外周静脉抽取血液培养至少 1 次阳性结果，并与导管血培养结果一致，同时伴有感染的临床表现，且除导管外无其他明确的血行感染源，需除外继发于手术切口感染、腹腔内感染、院内获得性肺炎、泌尿系感染等所致的菌血症，可行导管尖端培养，结果为与血培养一致的病菌。

二、微生物学

革兰阳性菌是 CRI 最主要的病原菌。常见的致病菌有表皮葡萄球菌、凝固酶阴性葡萄球菌、金黄色葡萄球菌、肠球菌等；表皮葡萄球菌感染主要是由于皮肤污染所致，约占 CRBSI 的 30%。金黄色葡萄球菌曾是 CRBSI 最常见的病原菌，目前约占院内血行性感染的 13.4%，耐药万古霉素肠球菌感染的发生率也在增加。革兰阴性杆菌在 CRBSI 中亦有报道，主要有铜绿假单胞菌、鲍曼不动杆菌、嗜麦芽窄食单胞菌等，铜绿假单胞菌和阴沟杆菌在大面积烧伤患者中比较多见。随着广谱抗生素的应用逐渐增多，真菌在院内获得性血行感染重的比例逐渐增高。念珠菌引起的血行感染率为 5.8%，长期接受全肠外营养的患者，念珠菌感染的机会增加，在骨髓移植患者中可达到 11%。免疫低下患者，尤其是器官移植后接受免疫抑制药治疗者，还可发生曲霉菌感染。

三、危险因素

1. 导管的类型　研究显示不同类型的导管发生 CRBSI 的风险不一，外周静脉导管发生 CRBSI 的风险比中心静脉导管发生风险低，在中心静脉导管中，PICC 导致 CRBSI 的风险最低。另外，研究发现，无针血管内留置导管的使用使 CRBSI 发生的风险增高，可能跟全胃肠外营养、存在中心静脉导管隧道、多腔导管、频繁打开导管后盖有关。

2. 导管穿刺的部位　对于外周静脉导管，上肢较下肢发生局部感染及 CRBSI 的风险低，对于中心静脉导管，发生导管相关性感染的风险从高到低依次为：股静脉 > 颈内静脉 > 锁骨下静脉，所以，为降低导管相关性感染的风险，推荐锁骨下静脉穿刺作为危重症患者中心静脉置管或肺动脉导管留置的首选部位。

3. 操作者的技术相关　若操作者技术不佳，穿刺成功率低，多次穿刺，污染的机会增加，局部组织损伤、出血、血肿亦会增加 CRBSI 的风险。

4. 导管留置时间　导管留置时间长短是 CRBSI 的危险因素之一。研究表明，对于周围静脉置管时间超过 3 ~ 4d，中心静脉导管留置时间，时间超过 6d，肺动脉漂浮导管留置时间超过 4d，动脉置管时间超过 3 ~ 4d 明显地增加 CRBSI 的风险。

5. 导管材料　导管材料对于促进血栓形成和微生物附着有重要作用，如聚氯乙烯导管的使用可增加血栓的形成，增加感染的发生，而硅胶和聚氨酯导管可减少 CRBSI 的发生率。

四、发病机制

（1）穿刺时感染：置管时，皮肤表面定植的细菌或操作者手上的细菌污染导管，随后引起局部或全身感染，病原菌直接入血或在皮内或皮下沿导管外壁移动入血。

（2）留置导管的患者，局部皮肤表面的致病菌经皮下隧道沿导管外表扩散至管尖入血。

（3）医务人员打开导管管口操作时，污染导管接头，细菌沿导管内壁扩散，引起管腔内表面定植、入血，长期留置导管的患者，这一致病机制较为常见。

（4）远处感染病灶病原菌血源性播散，在导管上黏附定植而致病。

（5）输入原已污染的液体，经导管播散。

五、临床表现

1. 局部表现　即插管部位的炎症表现：红肿、硬结、有脓性液体渗出、触痛。为部分患者导管感染的首发表现，但是亦有患者无明显局部炎症反应，直接表现为菌血症反应。局部表现可以作为每日观察导管情况的指标之一。

2. 全身表现　发热（体温 >38℃），寒战及低血压（收缩压 ≤ 90mmHg）、少尿（尿量 <20mL/h）等感染性休克的表现。

3. 导管相关并发症　感染性心内膜炎、感染性血栓性静脉炎、骨髓炎和其他迁徙性病灶。

六、诊断

1. 导管培养原则

（1）如果怀疑患者存在 CRBSI，应该先留取血培养标本后拔出导管，并送检导管进行病原学监测，若患者不存在 CRBSI 的症状和体征，无须对所有拔出的导管进行常规性病原学检查（A–Ⅱ）。

（2）对于中心静脉导管，应该对导管尖端进行病原学培养，而不是导管皮下潜行段（B–Ⅲ）。不推荐对导管尖端进行定性的肉汤培养（A–Ⅱ）。

（3）如果怀疑存在导管相关感染，并且穿刺点处有渗液或分泌物，应使用拭子取样送检病原学培养和革兰染色（B–Ⅲ）。

（4）对于短期留置的血管内导管，建议常规临床病原学检查（A–Ⅱ），对于长期留置的血管内导管，如果穿刺点和导管头半定量培养菌落计数均 <15cfu/plate，考虑血管内导管不是血流感染的感染源（A–Ⅱ）。

2. 血培养

（1）在启动抗生素治疗前留取用于培养的血液标本（A–Ⅰ），若条件允许，应由专业的静脉穿刺小组来抽取血标本（A–Ⅱ）。

（2）经皮静脉穿刺取血时，应仔细消毒穿刺点皮肤，可以使用乙醇、碘酒或者氯己定溶液（>0.5%），应保证消毒剂的风干时间；可减少血培养污染的发生（A–Ⅰ）。

（3）如果通过血管导管取血，应仔细清洁消毒导管端口，可以使用乙醇、碘酒或者氯己定溶液（>0.5%），保证消毒剂风干时间，可减少血培养污染的发生（A–Ⅰ）。

（4）如果怀疑患者存在 CRBSI，应在给予抗感染药物之前抽取双份血培养，1 份由血管内导管取，1 份由外周静脉取（A–Ⅱ）。

3. 导管病原菌定植的条件　将 5cm 长导管尖端进行半定量培养，如果菌落计数超过 15cfu，可以判断导管尖端存在病原菌定植。对导管尖端进行定量肉汤培养时，如果菌落计数超过 10^2cfu，可以判断导管尖端存在病原菌定植（A–Ⅰ）。

4. 拟诊

（1）具有导管相关的严重感染表现，在拔出导管和适当抗生素治疗后症状消退。

（2）菌血症或真菌血症患者，有发热、寒战和（或）低血压等临床表现，且至少有1个血培养阴性（导管血或外周血均可），其结果为皮肤共生菌，但导管节段培养阴性，且无其他引起血行感染的证据。

具有以上任意1项者，不能除外导管为感染的来源。

5. 临床诊断

（1）具有严重感染的临床表现，并且导管头或导管节段的定量或半定量培养阳性，但血培养阴性，除了导管无其他感染来源可寻，并且在拔出导管48h内未使用新的抗生素治疗，症状好转。

（2）菌血症或真菌血症患者，有发热、寒战和（或）低血压等临床表现，且至少2个血培养阳性（其中一个来自外周血），其结果为同一株皮肤共生菌（如类白喉、芽孢杆菌、凝固酶阴性葡萄球菌、念珠菌等），但导管节段培养阴性，且无其他血行感染证据。

具备上述任意1项，可为CRBSI的临床诊断。

6. 确诊CRBSI的条件

（1）有1次半定量导管培养阳性（每导管节段≥15cfu）或定量导管培养阳性（每导管节段≥1000cfu），同时外周血与导管末端培养出同种微生物，可诊断CRBSI。

（2）定量血培养时，导管血流培养结果是静脉血液培养结果的3倍或3倍以上可以确诊CRBSI。

（3）中心静脉导管血培养阳性报警时间比外周静脉血液培养阳性报警时间早2h或以上可以确诊CRBSI。

（4）从导管和外周静脉同时抽血做定量血培养，两者菌落计数比（导管血：外周血）≥5：1可诊断CRBSI。

（5）外周血和导管出口部位脓液培养均为阳性，并为同一株微生物，可诊断CRBSI。

七、治疗

（一）血管内导管的处理

1. 拔出导管

（1）周围静脉留置导管，若考虑CRBSI，立即拔除，并行导管血及外周血培养。

（2）在诊断CRBSI后，存在以下情况时，需立即拔出导管：严重脓毒症；血流动力学不稳定；心内膜炎或迁徙性感染的证据；由于化脓性血栓性静脉炎导致的脓性分泌物或红斑；敏感抗生素治疗72h后仍然持续的菌血症。

（3）短期置管（置管时间<14d）的患者在出现金黄色葡萄球菌、肠球菌、革兰阴性杆菌、真菌、分枝杆菌等的感染所致的CRBS1时需拔出血管内导管。

（4）长期置管患者（置管时间>14d）CRBSI由金黄色葡萄球菌、铜绿假单胞菌、真菌以及分枝杆菌引起需拔出导管。

（5）无论长期或短期留置的血管内导管，如果致病微生物毒力很低但难以清除（如芽孢杆菌、微球菌属等），如果多次血培养为阳性（至少1次血标本经外周静脉抽取），排除血培养污染后，一般应该拔除导管。

（6）念珠菌导致的导管相关性菌血症时，建议拔除中心静脉导管。

2. 不拔导管的情况

（1）仅有发热的患者，如果直流动力学稳定，在缺少血流感染的证据以及没有血管内假体（如：人工瓣膜，起搏器或人工血管）存在时可不常规拔除血管内导管。

（2）患者单个血培养阳性，并且是血浆凝固酶阴性葡萄球菌，则需要再启动抗微生物治疗和（或）拔除导管前再分别从怀疑的导管和外周静脉抽取血液进行培养。

（二）抗生素治疗

1. 经验性治疗　初始抗生素治疗需根据患者疾病的严重程度，可能病原菌及当时、当地病原菌流行病学特征，进行经验性治疗。若考虑诊断 CRBSI 时。

（1）在既往调查研究中显示，葡萄球菌是导管相关性感染最常见的病原，且存在高耐药性，故在 MRSA 高度流行的单位，糖肽类抗菌药物应作为 CRBSI 的首选药物，推荐万古霉素作为经验性治疗药物。利奈唑胺不作为经验治疗的首选药物，例如患者只是怀疑存在 CRBSI 但尚未证实。

（2）怀疑患者存在 CRBSI 感染或者病情危重，患者留置股静脉导管，经验性抗感染治疗时，不仅要覆盖革兰阳性球菌，还应该考虑覆盖革兰阴性杆菌和念珠菌属（A-Ⅱ）。

（3）对可能存在革兰阴性杆菌感染进行经验治疗时，应根据本病房或者医院的细菌耐药情况选择抗菌药物种类，如：第四代头孢菌素、碳氢霉烯类或 β-内酰胺类加酶抑制药，必要时联用氨基糖苷类药物（A-Ⅱ）。

（4）若患者存在粒细胞缺乏、严重感染存在脓毒症症状等，考虑发生 CRBSI，则需考虑存在多重耐药的革兰阴性菌（MDR）感染，或者患者已经定植了这些耐药菌，经验治疗时应该考虑联合用药，直至病原学结果回报，再根据病原学结果降阶梯治疗。

（5）若考虑 CRBSI 的患者存在以下任一危险因素时应该考虑患者可能存在血管内导管相关的念珠菌血症，应给予经验性抗真菌治疗：完全静脉营养，长期广谱抗生素的使用，血液系统恶性肿瘤、骨髓移植或器官移植患者，或多部位存在念珠菌属定植者。

（6）对拟诊血管内导管相关念珠菌血症患者进行经验性抗真菌治疗时，建议使用棘白菌素类药物，对于存在以下情况时可以使用氟康唑进行经验治疗：患者既往 3 个月内没有接触过三唑类药物，本医疗单位克柔念珠菌、光滑念珠菌感染发病率很低。

2. 目标性治疗　CRBSI 一旦确诊，病原微生物明确后，应根据病原菌及药敏结果调整抗生素，使经验性治疗迅速转为目标性治疗。目标性抗菌药物治疗可进一步提高导管相关感染的治疗成功率。

治疗疗程取决于感染的严重程度，是否发生严重并发症及病原菌的种类。

（1）对于病情轻的 CRBSI 患者，在拔出导管和恰当的抗生素治疗后血培养迅速转阴者，整个治疗疗程 10～14d（疗程计算从阴性血培养结果得到的第 1 天开始计算）。

（2）若拔出导管后 72h 以上仍持续存在菌血症表现的患者，疗程应持续 4～6 周。

（3）对于出现了菌血症相关并发症的 CRBSI 患者，如：化脓性血栓性静脉炎、心内膜炎、骨髓炎、迁徙性感染等，治疗疗程需与感染的种类相关，一般 4～6 周，骨髓炎患者，需要治疗 6～8 周。

（4）置入隧道式深静脉导管或置入装置的患者并发导管相关感染，如表现为隧道感染或者置入口脓肿，需要移除导管和置入装置，并且进行 7～10d 的抗菌药物治疗。

（5）凝固酶阴性葡萄球菌致病力相对偏低（如：表皮葡萄球菌、腐生葡萄球菌），单纯拔管后感染有可能得到控制，但多数专家仍建议抗菌治疗 5～7d。对于长期置管患者，发生导管相关性感染时，若病原菌为凝固酶阴性葡萄球菌，而且全身情况相对稳定时，可暂不拔管，全身抗菌药物应用的同时联合局部抗菌药物"封闭"治疗。

（6）金黄色葡萄球菌导致的 CRBSI，在拔除导管后应使用敏感抗菌药物治疗至少 2 周。甲氧西林敏感的金黄色葡萄球菌（MSSA）所致 CRBSI 应根据药敏选择耐酶的青霉素或头孢菌素类，MRSA 导致的 CRBSI 可选择糖肽类或利奈唑胺。

（7）肠球菌感染导致的 CRBSI，一般在拔除导管后必须使用敏感抗生素治疗 7～14d。

（8）一旦确诊为念珠菌所致 CRBSI，应立即进行抗真菌治疗，疗程至临床症状消失和血培养最后一次阳性后 2 周。

（9）危重患者，怀疑存在 CRBSI，且近期发现存在 MDR 阴性菌定植，经验治疗时应该使用 2 种不同作用机制的抗阴性菌药物，待病原学结果回报后，可实施降阶梯治疗，改为敏感单药治疗。

（三）抗生素药物封管治疗

抗生素封管的治疗方法不能单独应用于 CRBSI 的治疗，仅作为全身抗感染治疗的辅助治疗方法，2

种治疗方法的疗程均为 7 ~ 14d。抗菌药物封管的药液的给药间隔通常不应超过 48h，如果 CRBSI 的致病菌时金黄色葡萄球菌和念珠菌属时，应拔出导管，不推荐使用抗生素封管。使用万古霉素封管时，万古霉素药液浓度应达到致病菌 MIC 值的 1 000 倍以上。

八、预防

（1）培训与管理：建立专业化、固定的医护队伍，持续对医护人员进行导管相关操作的培训与质量控制。

（2）置管及护理，根据病情与治疗需要，操作熟练程度，相关导管并发症的多少来确定导管置管位置。不建议定期更换静脉导管，如果怀疑有污染，应随时更换。

（3）全身抗生素预防无预防优势，局部抗生素软膏预防可能增加念珠菌感染的风险，不常规推荐抗生素涂层导管。

（4）进行导管操作时，严格无菌操作，血管内导管置管和局部换药室的皮肤消毒，宜选择 2% 氯己定或 1% ~ 2% 碘酊，建议使用半透明敷料。

（5）紧急导管置管，若无严格无菌操作，导管留置不宜超过 48h。

第三节　中枢神经系统感染

中枢神经系统感染是指各种病原微生物，包括病毒、细菌、真菌、螺旋体、寄生虫、立克次体和朊病毒等侵犯中枢神经系统实质、被膜和血管等，从而导致的急慢性炎症性（或非炎症性）疾病。

根据起病急缓及病程特点可分为急性、亚急性和慢性感染；根据感染部位分为：①脑炎、脊髓炎或脑脊髓炎；②脑膜炎、脊膜炎或脑脊膜炎；③脑膜脑炎。根据特异性致病因子不同，分为病毒性脑炎、细菌性脑膜炎、真菌性脑膜炎和脑寄生虫病。

一、微生物学及感染途径

1. 病毒　可分为 DNA 病毒和 RNA 病毒两大类。前者包括单纯疱疹病毒、水痘 - 带状疱疹病毒、巨细胞病毒等；后者包括脊髓灰质炎病毒、柯萨奇病毒等。目前，中枢神经系统病毒感染以病毒性脑炎为主，80% 患者由肠道病毒引起。非流行脑炎中以单纯疱疹病毒脑炎（HSE）最常见，大样本推测 HSE 的年发病率为 2/100 万 ~ 4/100 万，占所有脑炎的 2% ~ 19%。巨细胞病毒感染引起的脑炎多继发于肾移植、应用免疫抑制药或 HIV 患者。流行性腮腺炎常并发脑炎，少数可并发急性小脑共济失调。

2. 可传染性朊病毒　研究发现，朊病毒致病因子不是病毒，而是异常朊蛋白，朊蛋白是正常神经细胞膜的组成成分，其异常变构可引起朊蛋白病。

3. 细菌

（1）引起脑膜炎的细菌：脑膜炎双球菌、肺炎球菌等。

（2）引起中毒性脑病的细菌：伤寒杆菌，百日咳杆菌等。

化脓性脑膜炎常见病原菌种类与患者的年龄和发病季节有关，美国疾病控制中心调查认为流感杆菌是最常见的化脓性脑膜炎的感染源，约占 45%，其他有肺炎球菌占 18%，脑膜炎双球菌 14%。新生儿（<1 个月）以 B 族链球菌为主（如缺乳链球菌）。婴幼儿（1 个月至 4 岁）以流感杆菌为多。儿童及一般成人则以肺炎球菌及脑膜炎双球菌较多。结核性脑膜炎的发病率近年有回升趋势。

4. 真菌　新型隐球菌、曲霉菌、白念珠菌、非白念珠菌等。新型隐球菌多由肺部病灶进入脑内，造成脑膜或局限性病灶，也发生 HIV 感染、器官移植术后、长期使用皮质激素的患者。

5. 螺旋体　梅毒螺旋体、钩端螺旋体等，钩端螺旋体较常见。

6. 寄生虫

（1）原虫：弓形虫、疟原虫等。

（2）蠕虫：血吸虫、囊尾蚴等。

7. 感染途径　血行感染；直接感染；神经干逆行感染（嗜神经病毒）。

二、发病机制

正常生理状况下，血 – 脑屏障结构功能完整，病原体难以进入中枢神经系统。病理状态下，血 – 脑屏障被破坏，为病原体的入侵提供条件。中枢神经系统本身抵抗感染的免疫力较差，而外周抗炎细胞和抗体不易通过血 – 脑屏障发挥抗感染作用，因此毒力较低的病原菌亦可引起严重的脑或脑膜炎。

CNS 感染时常有髓鞘的破坏：髓鞘的破坏可继发于神经元的受损，即神经元溶解性脱髓鞘（neuronolyticdemyelination），另外一种称为轴周脱髓鞘（periaxialdemyelination）。后者可见于病毒感染时，也可见于脱髓鞘疾病时。炎性过程中引起脱髓鞘的视制可能有以下几种：病毒对少突胶质细胞的直接细胞病理效应；免疫介导的病毒对少突胶质细胞向性的改变；免疫介导的对感染的少突胶质细胞的破坏；病毒诱导的自身免疫性脱髓鞘；"旁观者"脱髓鞘。伴随脱髓鞘可能出现髓鞘再生，导致症状的缓解。

在脑膜炎过程中某些细胞因子起重要的炎性反应介导作用。如肿瘤坏死因子（TNFα；cachectin）以及白细胞介素 –1。这 2 种物质均刺激血管内皮细胞黏附及促使中性粒细胞进入 CNS 而触发炎性过程。血小板活化因子、花生四烯酸代谢物及其他白细胞介素亦参与这一炎性过程。而在 CSF 中体液因子及吞噬细胞的不足，病原体迅速分裂繁殖，并释出细菌胞壁或膜的成分，导致脑膜炎的迅速演变并损伤血管内皮细胞，血 – 脑屏障通透性亦因而增加，产生血管性水肿。由于大量多核白细胞进入蛛网膜下隙，释出毒性物质，这些毒性物质虽然是用以防御对抗病原体，但出于对"外来"及"自体"的鉴别能力的不足也引起细胞毒性水肿。这些情况都会进一步影响 CSF 动力学，脑代谢及脑血管的自我调节，如炎症不能得到控制，则将会产生严重脑水肿，颅内压增高及脑血循减少，进而导致神经元的损害，发生不可逆转的局灶性或弥散性脑损害。

三、临床表现

1. 病毒感染性疾病

（1）病毒性脑炎：单纯疱疹病毒性脑炎最常见。临床常见症状包括头痛、呕吐、局灶性神经系统损害体征、意识障碍。重者出现昏迷、惊厥持续状态和神经系统局灶体征。伴有颅压高的患者可有瞳孔大小异常、呼吸异常等。

（2）病毒性脑膜炎：主要症状为发热、头痛、呕吐、脑膜刺激征。

2. 朊蛋白病　Creutzfeldt-Jakob 病为最常见的人类朊蛋白病，典型表现为迅速进行性智力丧失伴肌肉阵挛。

3. 细菌性脑膜炎　临床表现包括全身感染症状、脑膜刺激征、颅内压增高及局灶性神经系统损害体征。结核性脑膜炎是特殊类型的细菌性脑膜炎，表现为结核中毒症状、脑膜刺激征、颅内压增高、脑实质损害及脑神经损害症状等。

4. 真菌性脑膜炎　新型隐球菌脑膜炎是中枢神经系统最常见的真菌感染，表现为以高颅压为特点的亚急性脑膜炎，首发症状多为发热、头痛、呕吐、神经系统检查可见脑膜刺激征和颅内压增高体征。

毛霉菌病：为条件致病感染，可分为全身型与鼻眼脑型。全身型多发生于免疫功能低下时，鼻眼脑型则多见于糖尿病酸中毒患者。毛霉菌侵犯血管，发生血管炎导致血管闭塞，造成千性坏死，因而药物不易达到病灶处。毛霉菌病病死率极高，必须早期诊断，配合外科切除病灶，积极抗霉菌药物治疗。

5. 螺旋体感染性疾病

（1）神经梅毒：分为无症状型神经梅毒、脑膜神经梅毒、脑膜、脊髓膜血管梅毒、麻痹性痴呆、脊髓结核、先天性神经梅毒，常见症状为瞳孔异常和局灶性神经系统损害体征。

（2）神经莱姆病：表现为脑膜炎、神经根炎、脑病和脊髓病等。

（3）神经系统钩端螺旋体病：早期出现感染中毒症状，中期表现为脑膜炎症状和体征，后期可出现脑膜炎型和钩端螺旋体脑动脉炎等并发症。

6. 脑寄生虫病　表现为颅内压增高、癫痫发作、局灶性神经系统损害体征等。

四、诊断与鉴别诊断

1. 病毒感染性疾病　依据流行病学资料、典型临床表现，神经影像学异常，CSF 检查（压力增高或正常，颜色清，细胞数 5 ~ 1 000/mm³，淋巴细胞为主，蛋白 0.5 ~ 1g/L，脑脊液 / 血浆含糖量比值正常），病原学检查发现病毒可诊断。神经系统以外的伴随症状常可为诊断提供线索，如腮腺炎病毒脑炎常有腮腺及颌下腺肿痛，肠道病毒感染常有皮疹，EB 病毒感染常有肝脾大和淋巴结大，主要与化脓性脑膜炎、脑肿瘤、急性脱髓鞘疾病等鉴别。

2. 朊病毒病　朊病毒病（CJD）的诊断依赖于：2 年内发生的进行性痴呆，并伴有下列症状和体征 2 种以上者，高度怀疑此病：①肌阵挛；②视力障碍、小脑症状；③无动性缄默；④脑电图特征性周期性同步放电；⑤锥体系或锥体外系症状，需与 Alzheimer 病和帕金森病鉴别。

3. 细菌性脑膜炎

（1）典型临床表现：CSF 特征性改变，压力高，白细胞升高，可达 1 000 ~ 10 000/mm³，中性粒细胞占 80% ~ 90%，外观浑浊呈脓性，蛋白质明显增高，可 >1 000mg/L（100mg/dl），糖明显降低，氯化物稍低。脑脊液中乳酸，乳酸脱氢酶，溶菌酶的含量及免疫球蛋白 IgG，IgM 明显增高。细菌学涂片或培养阳性可诊断。李斯特菌属、肠杆菌和葡萄糖非发酵菌等细菌，只能用培养法确定，并且可做药物敏感试验。

（2）脑电图：弥漫性慢波，无特异性。结核性脑膜炎可根据结核病史或接触史，出现头痛、呕吐、脑膜刺激征，结合 CSF 淋巴细胞增多及糖含量减低等特征性改变，CSF 抗酸涂片、结核分枝杆菌培养和 PCR 检查等可诊断。需与隐球菌型脑膜炎、病毒性脑膜炎鉴别。

4. 真菌性脑膜炎　根据病史及病程，临床表现脑膜炎症状体征及 CSF 检查（压力高，颜色可浑浊，0 ~ 1 000/mm³，淋巴细胞为主，脑脊液 / 血质含糖量比值正常或增高，蛋白 0.2 ~ 5g/L）可确诊。CSF 墨汁染色检出隐球菌可确诊新型隐球菌脑膜炎。常与结核性脑膜炎，脑脓肿鉴别。

5. 螺旋体感染性疾病

（1）神经梅毒：根据性乱交、艾滋病和先天性梅毒感染史，脑膜、脑血管损害症状体征及 CSF 检查可诊断。需与脑膜炎、脑血管病、痴呆鉴别。

（2）神经莱姆病：根据流行病学、脑膜炎、神经根炎、脑病等表现和特异性血清学诊断试验可诊断。常与特发性面神经炎、无菌性脑膜炎、多发性硬化等鉴别。

6. 脑寄生虫病　根据患者疫区接触史、临床表现颅内高压、癫痫发作、局灶性神经系统损害体征等及神经影像学表现可诊断。

五、治疗原则

病因治疗、对症支持治疗及防止并发症。早诊断、早治疗与预后密切相关，选择通透性好，敏感性高的抗生素足量治疗，针对病原菌使用敏感药物治疗，不能明确病原菌时，应选用广谱抗生素，首选静脉给药，降颅压、对症和全身支持治疗。

1. 病毒感染性疾病

（1）抗病毒治疗应尽早开始，可用金刚烷胺、阿昔洛韦（无环鸟苷）。

（2）脱水减轻脑水肿。

（3）免疫治疗：干扰素及其诱生剂，皮质类固醇用于病情危重患者。

（4）对症支持治疗：营养支持及维持水、电解质平衡，预防压疮及呼吸道感染等并发症。

2. 朊病毒　暂无特效治疗，主要采取对症治疗。

3. 结核性脑膜炎

（1）抗结核治疗：异烟肼、利福平、吡嗪酰胺、乙胺丁醇、链霉素是结核性脑膜炎最有效的联合用药方案。

（2）皮质类固醇：用于脑水肿引起的颅内高压、伴局灶性神经体征和脊髓蛛网膜下隙阻塞的重症患者。

（3）重症患者：在全身用药同时可行鞘内注射、脱水降压。

4. 真菌性脑膜炎

（1）抗真菌治疗：可选用两性霉素 B、氟康唑、氟胞嘧啶。

（2）对症治疗及全身支持：颅内压增高患者可用脱水剂，并注意预防脑疝；有脑积水者可行侧脑室分流减压术，并注意水电解质平衡。注意患者全身营养、全面护理和防治肺部感染，泌尿系统感染。

5. 螺旋体感染性疾病

（1）病因治疗，应用敏感抗生素。

（2）对症治疗。

6. 脑寄生虫病

（1）药物治疗，脑型血吸虫病首选吡喹酮。

（2）手术治疗。

（3）其他治疗，癫痫发作可用抗癫痫药控制。

六、预防

（1）预防血行感染，防治昆虫叮咬和动物咬伤，保护损伤的皮肤黏膜；使用一次性注射器，严禁不洁注射器使用；严格规范血制品输入流程，防止输入过程的污染；避免挤压面部感染时出现的疖肿；防治母婴垂直感染。

（2）颅脑外伤者应积极创面处理，防止污染菌直接导致颅内感染；积极创面邻近组织感染灶的清除。

（3）积极对单纯疱疹病毒感染、狂犬病等病毒感染性疾病进行综合治疗，防止病毒的神经干逆行感染。

第四节 血行性感染

血行感染（hematogenous infection）是指通过血液途径传播的感染。感染类型以细菌性感染为主。临床上表现为多种情况。

一、流行病学

目前，血行性感染中溶血性链球菌及肺炎链球菌均已少见，由于葡萄球菌易对抗生素产生耐药性，因此仍是血行感染的主要病原菌之一。革兰阴性杆菌血行感染的发生率在多数地区均高于革兰阳性杆菌，其中，大肠埃希菌、肺炎克雷伯杆菌、铜绿假单胞菌最为多见。有数据表明，血培养阳性的血行感染中金黄色葡萄球菌、表皮葡萄球菌、肠球菌、肺炎链球菌等革兰阳性球菌约占 39%，大肠埃希菌、铜绿假单胞菌属和克雷伯菌属占 35%，复合菌混合感染达 21%，余下 5% 为真菌、厌氧菌、分枝杆菌等。

二、入侵途径

（1）浅表组织化脓性感染。

（2）深部组织化脓性感染。

（3）手术及创伤。

（4）内脏破裂或穿孔。

（5）各种插管、导管检查。

（6）各种注射、刺。

（7）继发于其他疾病。

（8）输注污染液体。

（9）原因不明。

三、临床表现

无特异性临床表现，主要由以下各方面的症状体征组成。

（1）原发感染病灶的临床表现。

（2）病原菌血行播散所致皮肤黏膜的瘀点、瘀斑及在组织脏器内形成的迁徙性感染灶的表现。

（3）全身性炎症反应引起的一系列症状包括畏寒发热、脉搏加快、呼吸急促或通气过度、高代谢状态等一般性症状及失控的全身性炎症反应持续恶化所致的低血压、休克、脏器功能不全。

此外，不同的病原菌，例如革兰阳性化脓性球菌与革兰阳性杆菌血行感染的临床表现各有特点；而不同群体，如老年人、婴幼儿、妊娠妇女及烧伤、ARDS 患者等的血行感染也有临床差异。

四、实验室检查

1. 血尿常规　外周血白细胞总数明显升高，一般为（10～30）×10⁹/L，中性粒细胞为主。当发现血小板减少，如无原发疾病可解释（如肝硬化、血液病）应警惕 DIC 可能性。尿常规常见蛋白尿，红细胞和管型的出现说明肾已有实质性损害。

2. 血生化　肝功能常有轻度异常，胆红素、碱性磷酸酶、转氨酶高于正常值 2～3 倍者，占患者总数的 30%～50%。多伴随病情好转而消失，并不提示肝有原发性感染，也无预后意义。但更高的异常值则需要考虑有原发肝疾病。重症尿毒症可并发低血糖，控制血糖在正常水平，尤其在糖尿病病例，对控制感染和改善预后非常重要。其他如淀粉酶、肌酐、磷酸激酶也需要在初诊时测定其基础值。

3. 血气分析、血浆乳酸和水电平衡　典型的早期病例即有呼吸性碱中毒，继而出现代谢性酸中毒。酸中毒程度与严重感染严重性呈正相关。当出现低氧血症时可能预示 ARDS 的到来。监测动脉和混合静脉血氧饱和度和氧分压可了解氧的传递和消耗情况。在重度血行感染时乳酸值可为正常值的 3～5 倍，与组织缺血缺氧密切相关。它不仅有利于诊断和病情估计，也是评价治疗反应的一个良好指标。电解质测定中特别要关注血钾，血钾增高不仅提示肾功能障碍，还可能是严重感染的一个严重并发症，即骨骼肌溶解综合征的重要依据。

4. C 反应蛋白和降钙素原　急性期蛋白在发生严重细菌感染、组织损伤、炎症反应后 6～8h 血中 C 反应蛋白（CRP）即可上升。虽然 CRP 升高难以区分是感染还是非感染，但在明确感染的患者高水平的 CRP 见于感染性休克早期，且反复多次测定有助于治疗反应的判断。近年来发现降钙素原在细菌感染时升高，较 CRP 更敏感，尚待在实际应用中考验其临床价值。

5. 肺部 X 线片　血行感染原发病灶不少是来自肺，它也是血行感染病程中经常出现迁徙性病灶的部位；同时 ARDS 早期发现和诊断也需要系列的胸片。

6. 病原学检查

（1）血培养：最为重要，宜在抗菌药物应用前及寒战、高热时采血。1 次培养不一定能获得阳性结果，为最大限度找到病原体，要至少 1 次经皮抽吸和 1 次经血管留置通道抽吸留取血培养（除非停留 <48h），还要有 2 次外周血培养。每次抽血量至少为培养基的 1/10（为 5～10ml）。总血量需要20～30ml。必须强调指抽血量不足是培养失败最常见的原因。分离到的细菌应做药物试验和（或）MIC测定，以供选择抗生素的参考。

（2）尿液、痰、脓液和分泌物培养：所有患者应做尿液、咽分泌物和痰培养，不仅有利于搜寻病原菌，也为抗菌药物治疗过程中了解菌群交替情况提供基础资料。

（3）其他：病原菌的基因诊断阳性率明最高于培养，且不受抗菌药物应用的影响，也便于组织内病原体的检出，很有应用前途，但就目前而言，其特异性和实用性尚未解决。

五、治疗

目前，血行感染时消除病原菌和积极控制感染仍是改善预后的主要措施。但是提高生存率必须采取综合治疗措施。其中早期诊断和早期有效治疗，如能避免发生 1 个或数个脏器功能衰竭则生还的希望大为增加。

1. 液体复苏及脏器功能支持

（1）严重感染常有血管扩张和毛细血管渗漏，因而血容量下降，必须随时给予纠正。恢复和维持适当的血流动力学指标非常重要。快速、大量的静脉内液体输注对于感染性休克是最初常用的治疗。但需排除该患者同时并发有充血性心力衰竭。

（2）如果足量的液体复苏不能恢复患者的有效的血流动力学功能时，就有必要使用血管活性药物、血管加压药物或影响心肌收缩力的药物。如多巴胺、去甲肾上腺素、肾上腺素、去氧肾上腺素等。目前推荐使用去甲肾上腺素或多巴胺作为治疗的一线药物。在治疗感染性休克患者时把 AVP 作为一种辅助用药正在引起人们的兴趣。最新的证据显示，治疗难治性休克时可考虑使用 AVP，但不能作为一线药物或全替代治疗，其使用剂量应限制在 0.01 ～ 0.04U/min。

（3）酌情给予输血浆、人血白蛋白等支持疗法纠正低蛋白血症。血行感染和感染性休克时所发生的严重贫血常通过输入红细胞悬液进行治疗。当血红蛋白 <70g/L 时，考虑输注红细胞，以维持血红蛋白在 70 ～ 90g/L。但这种方法可能伴随有某些并发症。

（4）给予适量营养及维生素，保持水、电解质及酸碱平衡。

（5）加强护理，注意口腔卫生，防止真菌性口腔炎、继发性肺炎，压疮等。

（6）密切监测血压、尿量、心肺等脏器功能，所有血行感染患者都应给予吸氧并进行持续的血氧饱和度监测。

2. 抗菌药物　早期有效的抗生素治疗和原发病的控制是血行感染治疗的基础，抗菌药物应用的原则和方法：要进行及时的抗菌治疗，通常抗菌治疗的方案是尽早静脉应用经验性抗生素治疗。使用策略就是最大限度地发挥抗生素的有效性；进行患者病情的分级；限制抗生素使用的级别；定期更换抗生素；联合抗生素治疗，轮换抗生素治疗；控制感染的时间。为了能选用敏感抗菌药物，要努力争取分离培养到病原菌，不能怀有使用高效广谱抗菌药物就定能控制感染的盲目心态。一旦明确了病原菌和药敏结果，就应相应地调整抗生素，这有助于合理使用抗生素并减少细菌耐药的发生。

（1）强调抗生素在血行感染来势最凶猛时应用，并在最短的时间内经静脉使用能有效改善患者预后。

（2）应用敏感杀菌型抗生素能尽快彻底杀灭体液和感染病灶病原菌，而不是暂时被抑制。

（3）有效的抗生素浓度必须让病原菌接触到超过最小抑菌浓度（MIC）的敏感抗生素，力求感染部位抗生素浓度数倍于 MIC 值。所有的患者都应该接受一个足量、足疗程的抗菌治疗。

（4）抗菌药物经验治疗失败要冷静全面考虑，切忌不加考虑而盲目更换所谓"高档"抗菌药物。需要从临床诊断、病原学诊断以及抗菌药物应用是否合理等因素考虑。

（5）何时停用抗生素治疗计划应该在每 48 ～ 72h 根据微生物学和临床资料评估 1 次，尽量达到使用窄谱抗生素的目标。一旦致病病原体确认，没有证据证明联合抗生素疗法优于单一使用者。常根据炎症消退情况，如发热和感染脏器所特有的临床症状和体征以及末梢血白细胞，C 反应蛋白等检测来决定。如治疗顺利，无迁徙性病灶，则可在退热后 4 ～ 5d 考虑停药。但在免疫功能低下宿主，在容易复发的一些感染以及存在病原菌难以清除的病灶（心瓣膜、骨关节）等情况下，抗生素使用期必须适当延长，至少 3 周以上；或在体温下降正常，临床症状基本消失后继续用药 7 ～ 10d，如有迁徙性病灶或脓肿，则可穿刺或切开引流，疗程需要再延长。如果目前的临床症状不是由于感染引起的，抗菌治疗就应该迅速停止，以减少耐药菌的产生和其病原体引起的严重感染。

3. 感染灶控制

（1）对感染灶进行评估，以控制感染的源头。腹腔内脓肿、脓胸、腐败性关节炎、肾盂肾炎、胆管炎等需行引流；坏死性筋膜炎、感染性坏死性胰腺炎，肠梗死，纵隔炎等需行清创；受感染的血管导管、尿管、气管内导管、受感染的子宫内避孕装置等需要移除装置；憩室炎行 S 形切除术，坏疽性肌囊炎行胆囊切除术等。

（2）控制感染源的特殊干预方法应对其权衡利弊，因为一些控制感染源的干预方法可以导致严重并发症，如出血、瘘或意外的器官损伤。应该使用对生理功能影响小而又可以达到控制感染源的方法。例如，对一些脓肿病灶可以考虑使用经皮穿刺的方法代替外科引流。

（3）当检查发现一个明确的引起严重感染或严重感染休克的感染源头时，例如腹腔脓肿、胃肠道穿孔、胆管炎或肠道缺血，在初始复苏后应该尽快采取措施控制感染源头。

（4）如果血管通道装置被认为是引起重症血行感染或感染性休克的潜在感染源时，在建立起新的血管通道后就应该马上把它拔除。

4. 生物反应调整疗法　感染的机体反应以免疫反应为中心，受病原体及其产物的刺激所产生的细胞因子或化学介质作用于靶细胞发生炎症反应等一系列生物学反应。其中失控的 SIRS 将构成生命威胁，因而有必要调整或修饰有害生物学反应。近年来生物学反应调整疗法是治疗学研究热点。目前应用于临床治疗严重感染的免疫增强药如下。

（1）输注静脉用免疫球蛋白制剂，可提高抗感染体液免疫功能和中性粒细胞的吞噬功能，但有人认为制剂中所含抗体量过少，不足以对抗血行感染的无数菌体。

（2）严重的粒细胞减少症继发血行感染病例，可考虑使用巨噬细胞粒细胞集落刺激因子，以促进中性粒细胞增殖和增强其吞噬功能。这在骨髓移植过程中的使用价值已经确认。

（3）胸腺素的应用可能提高细胞免疫有利于防治真菌感染。

5. 其他辅助治疗

（1）重组人活化蛋白 C。

（2）血糖控制。

（3）糖皮质激素的应用。

（4）肾替代治疗。

六、预防

（1）加强原发感染病灶的治疗和预防是关键措施，务求控制炎症扩散，防止病原菌进入血液和导致血行感染。特别是加强大面积烧伤、肺部感染等治疗。

（2）医院感染管理机构应严格实施抗生素使用监控条件，合理地预防性使用抗菌药物可减低一些手术的术后血行感染发生率，但切忌滥用广谱抗菌药物。避免造成肠道二重感染伪膜性肠炎而导致死亡。

（3）尽可能提高患者机体免疫力，对免疫力低下患者进行保护性隔离，严格隔离耐药菌株感染患者，实行统一病房管理，防止患者获得院内多重耐药菌株的感染，加强支持疗法，少用或不用糖皮质激素等削弱抗感染免疫力的药物。

（4）执行严格的洗手制度，任何操作或检查前后都必须洗手，防止从医务人员获得感染耐药菌株，切断耐药菌株的传播途径。

（5）防止静脉导管诱发血栓形成，减少导管在血管内长度，缩短插管时间，良好的导管固定，避免使用聚乙烯塑料管等是预防导管引起的血行感染的重要措施。

（6）加强对危重患者皮肤血管护理，加强各种诊疗措施的无菌操作技术，如皮肤消毒、配制液体应在无菌台上操作，配好液体应在 4h 内输入。尤其是呼吸机、留置导尿管的消毒，尽量减少不必要介入性操作。各种留置导管时间不宜过长，可能感染应立即拔除并做细菌培养。

（7）对污染后危害性大的操作实行感染控制管理，建立专业组进行导尿、静脉切开、呼吸机使用等。气管切开吸痰时，应戴手套，一次性使用吸痰管。

第五节　尿路感染

尿路感染（urinary tract infection，UTI），是指病原体侵犯尿路黏膜或组织引起的尿路炎症。

一、流行病学

尿感以女性居多。男性极少发生尿路感染，50 岁以后因前列腺肥大，才较多发生。老年男女的尿路感染发病率可高达 10%，但多为无症状细菌尿。

二、病因

尿路感染最常见的致病菌是肠道革兰阴性杆菌，95% 以上是由单一细菌引起的。其中 90% 的门诊患者和 50% 左右的住院患者，其病原菌是大肠埃希杆菌，多见于无症状菌尿或无并发症的尿路感染。变形杆菌、产气杆菌、克雷伯肺炎杆菌、铜绿假单胞菌、粪链球菌等见于再感染、留置导尿管、有并发症之尿感者；白念珠菌、新型隐球菌感染多见于糖尿病患者及使用糖皮质激素和免疫抑制药的患者及肾移植后。金黄色葡萄球菌多见于皮肤创伤及吸毒者引起的菌血症和败血症。病毒、支原体感染虽属少见，近年来有逐渐增多趋向。多种细菌感染见于留置导尿管、神经源性膀胱、结石、先天性畸形和阴道、肠道、尿道瘘等。

三、分类

尿路感染可分为上尿路感染和下尿路感染，前者为肾盂肾炎，后者主要为膀胱炎。肾盂肾炎、膀胱炎又有急性和慢性之分。根据有无基础疾病，尿路感染还可分为复杂性尿路感染和非复杂性尿路感染。

四、发病机制

（1）感染途径：通常尿感是上行感染引起的。

（2）细菌从体内感染灶侵入血流，到达肾引起肾盂肾炎，称为血行感染，很少见。严重尿路梗阻者或机体免疫力极差者，多为金黄色葡萄球菌菌血症所致。

（3）机体抗病能力：虽然细菌常可进入膀胱，但并不都引起尿路感染，因为人体有以下自卫能力：①在尿路通畅时，尿液可冲走绝大部分细菌；②尿液的尿素浓度高、渗透压高、有机酸含量多、pH 低，均不利于细菌生长；③尿路黏膜有杀菌能力，如可分泌 IgG、IgA 及通过吞噬细胞的作用来杀菌；④男性在排尿终末时，前列腺收缩，排泄前列腺液于后尿道，有杀菌作用。

（4）易感因素：在各种易感因素影响下，尿路抵抗力会被削弱。容易发生尿路感染：①尿路有复杂情况而致尿流不通畅；②泌尿系统畸形和结构异常，如肾发育不良、肾盂及输尿管畸形；③尿路器械的使用，不但会将细菌带入尿路，而且常使尿路黏膜损伤，因而易引起尿路感染；④尿道内或尿道口周围有炎症病灶，如妇科炎症、细菌性前列腺炎等均易引起尿路感染；⑤机体免疫力差，如长期卧床的严重慢性病、艾滋病患者，长期使用免疫抑制药（如肿瘤化学治疗、肾移植后等），均易发生尿路感染；⑥局部使用杀精化合物避孕，使阴道菌群改变，大肠埃希菌显著增加，易发生尿路感染；⑦遗传因素。

（5）细菌的致病力：细菌进入膀胱后，能否引起尿路感染和它的致病力有很大关系。

五、病理生理

（1）解剖因素可能是女性尿路感染比男性更普遍的原因。女性尿道相对短，肛门距离尿道口近。容易感染。

（2）阴道乳酸杆菌、正常尿流和黏膜防御因子可以提供抗感染保护。绝经前阴道内有产过氧化的乳酸杆菌群，可以预防尿路病原增殖。因绝经后雌激素水平下降，导致乳酸杆菌减少，阴道 pH 上升，两者易引起病原增殖。

（3）引起尿潴留的机械性异常因素易导致尿路感染，包括盆腔器官脱落或抗尿失禁手术相关的尿路梗阻、下尿路憩室或结石。功能异常导致的尿潴留，如逼尿肌收缩功能低下或神经源性膀胱导致的膀胱排空不全同样也可引起尿路感染。

六、临床表现

1. **急性膀胱炎**　即通常所指的下尿路感染，占尿路感染的 60%。成年妇女膀胱炎主要表现是尿路刺激，即尿频、尿急、尿痛，白细胞尿，约 30% 有血尿，偶有肉眼血尿，膀胱区可有不适。一般无明显的全身感染症状，但少数患者可有腰痛，低热（一般不超过 38℃），血白细胞计数常不增高。约 30% 以上的膀胱炎为自限性，可在 7 ~ 10d 自愈。

2. 急性肾盂肾炎　表现包括以下 2 组症状群：①泌尿系统症状，包括尿频、尿急、尿痛等膀胱刺激征，腰痛和（或）下腹部痛；②全身感染的症状，如寒战、发热、头痛、恶心、呕吐、食欲缺乏等，常伴有血白细胞计数升高和红细胞沉降率增快。一般无高血压和氮质血症。

3. 慢性肾盂肾炎　慢性肾盂肾炎的病程经过很隐匿。临床表现分为以下 3 类：①尿路感染表现，仅少数患者可间歇发生症状性肾盂肾炎，但更为常见的表现为间歇性无症状细菌尿，和（或）间歇性尿急、尿频等下尿路感染症状，腰腹不适和（或）间歇性低热。②慢性间质性肾炎表现，如高血压、多尿、夜尿增加，易发生脱水。③慢性肾病的相关表现。

4. 不典型尿路感染　①以全身急性感染症状为主要表现，而尿路局部症状不明显；②尿路症状不明显，而主要表现为急性腹痛和胃肠道功能紊乱的症状；③以血尿、轻度发热和腰痛等为主要表现；④无明显的尿路症状，仅表现为背痛或腰痛；⑤少数人表现为肾绞痛、血尿；⑥完全无临床症状，但尿细菌定量培养，菌落 $\geq 10^5/mL$。

七、实验室和其他检查

1. 尿常规检查见相关叙述。

2. 尿白细胞有症状的尿感常有脓尿（又称白细胞尿）。即清洁尿标本尿沉渣的白细胞 ≥ 5 个 / 高倍视野，更为准确的是用血细胞计数板计算 $\geq 8 \times 10^6/L$。

3. 尿细菌学检查尿感诊断的确立，主要依靠尿细菌学检查。

（1）尿细菌定量培养：其临床意义为尿含菌量 $\geq 10^5/mL$，为有意义的细菌尿，常为尿路感染；$10^4 \sim 10^5/mL$ 者为可疑阳性需复查；如为 $<10^4/mL$，则可能是污染。

（2）尿沉渣镜检细菌：平均每个视野 ≥ 20 个细菌（包括动或不动的），即为有意义的细菌尿，其符合率可达约 90% 以上。

（3）细菌学检查的假阳性和假阴性：上述培养、镜检和化学性检查等几种细菌学检查法，都可能假阳性和假阴性。假阳性可见于①中段尿的收集不规范，尿标本被白带污染。②尿标本在室温下放置超过 1h 才做检验。③检验的技术有错误，假阴性主要可见于患者在近 7d 内用过抗菌药物；尿液在膀胱内停留不足 6h，细菌没有足够的时间繁殖；收集中段尿时消毒药不慎混入尿标本内。

4. 其他实验室检查　急性肾盂肾炎血白细胞升高，中性粒细胞核左移。红细胞沉降率可增快。

5. 影像学检查　尿感急性期不宜做 X 线静脉肾盂造影检查（IVP），可做 B 超检查以排除梗阻程结石。女性 IVP 的适应证为：①复发的尿路感染；②疑为复杂性尿路感染；③拟诊为肾盂肾炎；④感染持续存在，对治疗反应差。男性首次尿路感染亦应做 IVP。IVP 的目的是寻找是否能用外科手术纠正的易感因素、从小儿就有尿感反复发作史者，除 IVP 外，还应做排尿期膀胱一输尿管反流检查。

八、诊断

常不能依靠临床症状和体征，而要依靠实验室检查，特别是细菌学检查。凡是有真性细菌尿者，均可诊断为尿路感染。真性细菌尿是指：①在排除假阳性的前提下，清洁中段尿细菌定量培养 $>10^5/ml$；如临床上无症状，则要求 2 次细菌培养均为有意义的细菌尿，且为同一菌种；②膀胱穿刺尿细菌定性培养有细菌生长，但女性有明显尿急、尿频、尿痛，且尿白细胞增多，便可疑为尿路感染，如尿细菌定量培养 $\geq 10^5/ml$，且为尿路感染常见致病菌则可拟诊为尿路感染。

尿路感染的定位诊断：临床表现为膀胱炎的患者，约有 1/3 是肾盂肾炎；故不能依靠症状和体征定位。临床上如患者发热 $>38℃$，有明显肋脊角疼痛和叩痛，血白细胞增加者，可诊断为肾盂肾炎。但不少肾盂肾炎没有上述典型表现，故妇女如仅有膀胱炎症状者，可先给 3d 抗菌疗法，如能治愈，则常为膀胱炎，如复发，则多为肾盂肾炎。此外，复杂性尿路感染和致病菌为铜绿假单胞菌、变形杆菌者，多为肾盂肾炎。

九、鉴别诊断

1. 全身性感染疾病 有些尿路感染的局部症状不明显而全身急性感染症状较突出，易误诊为流行性感冒、疟疾、败血症、伤寒等发热性疾病。如能详细询问病史，注意尿路感染的下尿路症状及肾区叩痛，并做尿沉渣和细菌学检查，不难鉴别。

2. 慢性肾盂肾炎 需与反复发作尿路感染做鉴别诊断，目前认为影像学检查发现有局灶性粗糙的肾皮质瘢痕，伴有相应的肾盂变形者，才能诊断为慢性肾盂肾炎，否则尿路感染病史虽长，亦不能诊断为本病。本病常有一般慢性间质性肾炎表现，并有间歇的尿路感染发作病史，在尿路无复杂情况时极少发生慢性肾盂肾炎，尿路有功能性或器质性梗阻时才会发生。尿路功能性梗阻常见于膀胱—输尿管反流，而器质性者多见于肾结石等。

3. 肾结核 本病尿频、尿急、尿痛更突出，一般抗菌药物治疗无效，晨尿培养结核杆菌阳性，尿沉渣可找到抗酸杆菌，而普通细菌培养为阴性。结核菌素试验阳性，血清结核菌抗体测定阳性。静脉肾盂造影可发现肾结核病灶 X 线征，部分患者可有肺、附睾等肾外结核，可资鉴别。但要注意肾结核常可与尿路感染并存。尿路感染经抗菌药物治疗后，仍残留有尿路感染症状或尿沉渣异常者，应高度注意肾结核的可能性。

4. 尿道综合征 患者虽有尿频、尿急、尿痛，但多次检查均无真性细菌尿，可资鉴别。尿道综合征分为：①感染性尿道综合征，占约 75%，患者有白细胞尿，是由致病的微生物引起，如衣原体、支原体感染等。②非感染性尿道综合征，约占 25%，无白细胞尿，病原体检查亦阴性，其病因未明，有人认为可能是焦虑性精神状态所致。

十、治疗

在未有药物敏感试验（简称药敏）结果时，应选用对革兰阴性杆菌有效的抗菌药物。尿路感染疗效的评定标准：①见效：治疗后复查细菌尿阴转。②治愈：完成抗菌药物疗程后，细菌尿阴转，在停止抗菌药物后 1 周和 1 个月再追踪复查 1 次，如没有细菌尿或虽有细菌尿，但仅为重新感染，则可认为原先的尿路感染已治愈。③治疗失败：在治疗后仍持续有细菌尿或复发。应根据尿路感染的部位和类型分别给予不同的治疗。

1. 急性膀胱炎用 3d 疗法，约 90% 尿路感染可治愈。但应指出：在男性患者、孕妇、复杂性尿路感染，或拟诊为肾盂肾炎者均不宜用 3d 疗法。

复诊时处理：停服抗菌药物 7d 后。复诊时患者可能表现为下述 2 种情况。

（1）患者已没有尿急、尿频、尿痛，但仍需做清洁中段细菌定量培养：①结果如为阴性，则表示患者原先患的是细菌性急性膀胱炎，且已治愈，如有可能应嘱患者 1 个月后再来复诊 1 次，虽然复发绝大多数发生于停药 7d 后，但有很少数病例，可在停药后 7d 至 1 个月之间才复发；②如果清洁中段尿细菌培养的结果是 $\geq 10^5/mL$ 且为同样的致病菌，则为尿路感染复发，患者患的是肾盂肾炎，这时，应给予 14d 抗菌药物疗程，并按致病菌的药敏选用抗菌药物。

（2）如复诊时仍有尿急、尿频、尿痛，则需要做清洁中段尿细菌定时培养和尿常规：①如仍有细菌尿且有白细胞尿，则可诊为症状性肾盂肾炎。如经 14d 抗药物疗程，仍未能使细菌尿转阴，必须按药敏选用强有力的抗生素，使用允许范围内的最大剂量，口服治疗 6 周，同时应做 IVP，以了解尿路有否解剖上的异常，如果有（如尿路结石）则应设法解除，否则肾盂肾炎极难治愈。②如已无细菌尿，但患者仍有白细胞尿，则可能为感染性尿道综合征。③如患者没有细菌尿，也没有白细胞尿，但仍有尿频和排尿不适，则很可能为非感染性尿道综合征。

2. 急性肾盂肾炎

（1）轻型急性肾盂肾炎：经 3d 法治疗失败的尿路感染，或有轻度发热和（或）肋脊角叩痛的肾盂肾炎，宜口服有效抗菌药物 14d 疗程。

（2）较严重的急性肾盂肾炎：体温 >38.5℃，血白细胞升高等全身感染中毒症状较明显者，宜静脉输注抗菌药物。静脉用药至患者退热 72h 后，可改用口服有效的抗菌药物，完成 2 周疗程。

（3）重症急性肾盂肾炎：有寒战、高热、血白细胞显著增高、核左移等严重的全身感染中毒症状。甚或出现低血压、呼吸性碱中毒，疑为革兰阴性细菌败血症者，这些患者多是复杂性肾盂肾炎，致病菌常为需氧革兰阴性杆菌，在未能获得致病的药物敏感试验结果之前，可选用抗菌药物联合治疗。患者退热 72h 后，可改用口服有效的抗菌药物，完成 2 周疗程。肾盂肾炎患者在病情允许时，应尽快做有关尿路影像学检查，以确定有无尿路梗阻，特别是尿路结石引起的梗阻。如不纠正尿液引流不畅，肾盂肾炎是很难彻底治好的。

3. 再发性尿路感染的处理　再发性尿路感染是指尿路感染经治疗后，细菌尿阴转，但以后再次发生细菌尿。再发可分为复发和重新感染。复发是由原先的致病菌再次引起尿路感染，通常是在停药 1 个月内发生。重新感染则是另外一种新的致病菌侵入尿路引起的感染。故对常再发者，平均每年发作超过 3 次，应考虑用长 TMP50mg、呋喃妥因 50mg、氧氟沙星 100mg 或复方磺胺甲噁唑半片。通常使用 6 个月，如停药后仍再发频繁，则再给予此疗法 1 ~ 2 年或更长些。

如用 3d 疗法后治疗失败，应按药敏选用有效的强有力的杀菌性抗菌药物在允许的范围内用最大的剂量，治疗 6 周，希望能达到治愈目的。如不成功，可考虑延长疗程或改为注射用药。复发者应做 IVP 等检查尿路有否异常。

4. 妊娠期尿路感染　宜选用毒性较小的抗菌药物。治疗后要复查以确证治愈。以后每个月要做尿细菌培养，直至分娩。

5. 男性尿路感染　50 岁以后，由于前列腺增生，易发生尿路感染，应 4d 1 个疗程。

6. 留置导尿管的尿路感染　使用导尿管引起尿路感染是医院内获得性感染的最常见的原因。

7. 无症状细菌尿

（1）妇女无症状细菌尿不给予治疗。

（2）妊娠妇女的无症状细菌尿必须治疗。

（3）学龄前儿童的无症状细菌尿要给予治疗。

（4）老年人无症状细菌尿不给予治疗。

十一、预防

尿路感染的再发可分为复发和重新感染。一般认为，在尿路感染痊愈后的 2 周之内再次出现同一种细菌的感染则为尿路感染复发；相反，在尿路感染痊愈后的 2 周之后再次出现的感染，则无论致病菌是否与前一次相同，则均诊断为重新感染，可采取如下预防措施。

1. 一般措施　①多饮水，每天入量最好在 2 000mL 以上，每 2 ~ 3h 排尿 1 次；②性生活相关的患者，与性交后及时排尿，必要时需向妇产科医师咨询并选择适宜的避孕方式；③尽量避免尿路器械的使用；④蔓越橘汁（cranberry juice），试验研究显示蔓越橘汁可以阻止大肠埃希菌黏附在尿路上皮细胞上，可有助于预防尿路感染。

2. 抗生素预防　抗生素预防可以明显减少女性尿路感染复发的机会。对于在 6 个月内尿路感染复发 2 次或 2 次以上，或者 1 年内复发 3 次或 3 次以上的女性患者，推荐使用抗生素治疗（A 级）。预防方案包括持续性给药法和性交后服药法，疗程 6 ~ 12 个月。这些方案必须在原有尿路感染痊愈后（停药 1 ~ 2 周后复查尿培养阴性）方可采用，并可根据以往的药敏试验结果及患者的药物过敏史选择抗生素。和持续性给药方法相比，性交后服药法更方便，更易于被性生活相关的患者接受，可于性生活后 2h 内服用头孢氨苄或环丙沙星或呋喃妥因。

3. 绝经女性患者的预防　阴道局部应用雌激素软膏可以恢复阴道局部环境，可减少尿路感染的复发机会（A 级）。

4. 频繁尿感再发的患者　应详细检查其泌尿系统有无解剖畸形、基础病变（如结石、多囊肾、髓质海绵肾等）及整体免疫系统异常。

第六节　腹腔感染

腹腔感染（intra-abdominal infection，IAI）指的是一系列腹腔感染性疾病，主要包括腹腔单个脏器的感染（如急性胆囊炎、急性阑尾炎等）、腹膜炎以及腹腔脓肿。也可根据其感染涉及范围和严重程度分为非复杂腹腔感染（uncomplicated intra-abdominal infection，u-IAI）和复杂腹腔感染（complicated intra-abdominal infections，c-IAI）。非复杂腹腔感染只局限于单个受累的腹腔脏器，往往没有消化道结构的破坏，如非穿孔急性阑尾炎，一般预后较好，治疗也相对简单；而在危重病患者中形成挑战的往往是复杂腹腔感染。复杂腹腔感染并不局限于腹腔脏器，往往有消化道结构的破坏，如穿孔、缺血坏死，造成消化道细菌及内容物通过破口或坏死肠壁污染腹腔污染无菌的腹腔，造成腹膜炎或者包裹局限后形成腹腔囊肿。这种类型的腹腔感染往往伴随多种并发症，甚至最终发展为严重脓毒症（severe sepsis），脓毒症休克（septic shock）及多器官功能衰竭（multi-organ dysfunction syndrom，MODS），是危重病患者中常见的死亡原因之一。因此本文重点介绍复杂腹腔感染的有关内容。

一、解剖生理学

腹膜是由一层间皮细胞组成的表面积几乎与全身面积相等的浆膜，可分为 2 部分，即壁层和脏层。而腹腔即是由腹膜壁层和腹膜脏层所构成的腔隙，除在女性中通过输卵管、子宫、阴道与外界相通外，整个腹腔可以看作是一个密闭的空腔。腹腔分为腹膜腔和网膜囊 2 部分，两者仅由网膜孔相通。网膜囊上部肝肾隐窝为平卧时腹内腔隙最低的部位，因此在弥漫性腹膜炎时，患者应采取半坐位，以防止腹腔内脓液通过网膜孔引流入网膜囊，在该处形成隐匿性的脓肿。正常的腹腔也含有 50 ～ 100mL 的液体，而其中有大量巨噬细胞和淋巴细胞。腹腔后面的区域被称为腹膜后间隙，其主要内容物包括胰腺、部分肠管肠壁（如十二指肠、升降结肠、直肠）、肾上腺、肾、输尿管及一些大血管等。

腹腔内的感染刺激会引起一系列炎症反应，如血管通透性的增加，富含细胞因子及趋化因子的液体渗高，单核细胞和中性粒细胞等大量炎症细胞迁入。炎症反应的活化使得腹膜内组织因子表达，从而活化了凝血级联反应，加速了形成粘连和脓肿囊壁的纤维蛋白的合成。因此，当致病菌侵入原本无菌的腹腔后，一般有 3 种可能的结局：①被机体的免疫反应清除；②引起腹膜炎；③形成包裹性脓肿。另外，腹膜壁层神经属于体神经系统，对触痛敏感性强，疼痛定位准确，故腹膜炎发生时会在炎症刺激最剧烈的部位引起剧烈疼痛，腹壁肌反射性收缩，产生腹肌紧张，而腹膜的移动会加重这种疼痛，临床则表现为反跳痛。

二、临床分类

1. 腹膜炎　腹膜炎分为原发性腹膜炎、继发性腹膜炎和第 3 类型腹膜炎。

（1）原发性腹膜炎：也称为自发性细菌性腹膜炎，较少见，腹腔内无原发疾病或感染灶存在，消化道完整性未受到破坏，在危重病患者中常见于肝硬化失代偿期、晚期肿瘤伴大量腹腔积液、肾病综合征的患者，也可见于年轻女性。这些患者由于腹腔内有大量漏出液，其中缺乏抗体、补体等免疫蛋白，细菌很容易在其中繁殖，同时消化道常水肿，肠黏膜屏障功能受损，通透性增加，容易导致细菌移位，进入腹腔并大量繁殖，从而引起弥漫性腹腔感染；而年轻女性原发性腹膜炎的细菌则大多来源于生殖道。其症状和体征包括发热、腹痛、消化道动力障碍、原有疾病恶化如肝性脑病、肾功能衰竭等，也可以不表现症状或症状轻微。原发性腹膜炎通常为单一的细菌感染。革兰阴性菌和肠球菌最常见，而在危重病患者中革兰阳性球菌甚至耐甲氧西林金黄色葡萄球菌（methicillin-resistant staphylococcus aureus，MRSA）也十分常见。如果怀疑为原发性腹膜炎，应该在治疗前行诊断性腹腔穿刺检查，并将腹腔积液送检腹腔积液常规、生化、培养及革兰染色。腹腔积液培养阳性可以明确诊断，而腹腔积液白细胞计数 >500/mm^3，乳酸浓度增加，葡萄糖浓度减少则支持原发性腹膜炎的诊断。其中若多形核白细胞（polymorphonuclear neutrophils，PMN）计数 >250/m^3 时（若为血性腹腔积液可以根据红细胞计数校正）

高度怀疑原发性腹膜炎的可能。在怀疑原发性腹膜炎时应在得到培养结果之前就开始经验性抗生素治疗。得到培养和药敏结果后，应调整抗生素方案。一般情况不需要手术，除非考虑有继发性腹膜炎的可能。因为原发性腹膜炎的患者往往病情十分危重，所以病死率十分高。

（2）继发性腹膜炎：临床上最为常见，是指腹腔脏器感染、穿孔、坏死或者手术等后，肠道细菌及内容物通过破口或坏死肠壁污染腹腔引起的腹腔急性炎症反应。当穿孔发生在远端消化道时常为多种需氧菌和厌氧菌的混合感染，而穿孔若发生在胃或十二指肠厌氧菌却不常见。当然在原发性腹膜炎的易感人群中，如肝硬化患者，继发性腹膜炎也会发生。此时若腹腔积液培养结果显示多种细菌感染或者存在厌氧菌都支持继发性腹膜炎的诊断。继发性腹膜炎的典型临床表现为发热、腹痛、压痛、反跳痛及腹膜刺激征。而在老年患者中这些表现可能不明显，使用皮质醇类药物也会掩盖这些临床症状。同时，在那些意识水平发生改变的患者中，如接受镇静药的机械通气患者，当出现难以解释的炎症反应或者出乎意料的器官功能持续恶化时才会发现危及生命的感染存在。诊断大多要借助于腹部 X 线平片和扫描（如 CT、MRI、超声检查）的结果以明确腹膜炎病灶，必要时也需行开腹探查手术。对于那些不能经受开腹手术病情较稳定的患者，CT 是诊断腹腔感染的主要影像学检查手段，而对于那些不能完成到 CT 检查室转运的不稳定的患者，床旁的超声的价值显得尤为重要。

（3）第 3 类型腹膜炎：第 3 类型腹膜炎是指继发性腹膜炎患者在接受适当的抗生素治疗和感染源控制 48h 后，腹腔感染症状难以控测，仍然持续存在或复发的一类腹膜炎。第 3 类型腹膜炎的并发症发生率与病死率极高，死亡原因多为难以控制的脓毒症和继发性肺、肾、肝等多脏器的功能障碍。

2. 腹腔脓肿　腹腔内感染性液体可以积聚于腹腔内的某些间隙，然后逐渐被周围的纤维组织或脏器包裹从而形成脓肿。腹腔脓肿通常是继发性腹膜炎的后遗症或者是腹部污染或污染性手术的并发症。脓肿可发生于腹腔内的任何间隙，多位于病变脏器的附近，如十二指肠溃疡急性穿孔并发的右肝下脓肿，或者发生于感染性液体因重力关系流向的部位，如平卧位流向膈下，半卧位沉积于盆腔。其病原菌大多与继发性腹膜炎一样，多来自消化道，以大肠埃希菌为主，常伴有厌氧菌和其他革兰阴性杆菌的混合感染。腹腔脓肿可引起发热、腹膜炎、脓毒症和多器官功能衰竭。CT 是诊断和定位脓肿最常用的影像学检查，而超声检查可在床边进行，方便快速，对那些病情不稳定无法完成到 CT 室转运的患者诊断价值很大。如果腹腔脓肿位置隐蔽，诊断和治疗都较复杂，病程较长，拖延时日，对患者的消耗和危害很大。

三、治疗

非复杂性腹腔感染只局限于受累的腹腔脏器，如非穿孔性急性阑尾炎等，这一类患者一般预后较好，治疗方面往往只需要手术切除感染坏死组织或者仅使用抗生素。而危重病患者中最常见的是复杂性腹腔感染，这类患者往往有消化道结构的破坏，如穿孔、缺血坏死，造成消化道细菌及内容物通过破口或坏死肠壁污染腹腔污染无菌的腹腔，造成腹膜炎或者包裹局限后形成腹腔囊肿，常可能发展为严重脓毒症、脓毒症休克及多器官功能衰竭等棘手的结局。关于复杂性腹腔感染的治疗方面主要包括：全身的支持治疗，合理使用抗生素及有效的控制感染源。

1. 全身支持治疗　在腹腔感染诊断确立后，应该积极开始全身的支持治疗。早期禁食，放入鼻肠管行持续胃肠减压，以防止或缓解肠淤胀，对上消化道穿孔可减少或抑制消化液溢出，起到一定治疗作用。复杂腹腔感染的患者因腹腔内有大量液体渗出，加之发病后不能进食并常伴有呕吐，多数患者均有严重的脱水，为确保内稳态平衡，应恢复腹腔感染患者的有效血容量。对于没有低血容量表现的患者，也应建立静脉通道，为后续的液体治疗做准备，并急查血电解质和血气，及时纠正水、电解质及酸碱失衡。控制在血糖水平在 9.99mmol/L（180mg/dL）以下。同时积极维护重要脏器的生理功能和全身氧供，在应激期过后及早进行营养支持，纠正低蛋白血症和营养不良。

对于并发严重脓毒症或脓毒症休克的患者，应在组织低灌注发现后的 6h 内应及时实施早期目标导向性治疗（early goal-directed therapy，EGDT），初始时可使用 30mL/kg 晶体液复苏，若患者对补液反应良好则可继续补液，必要时可同时使用一定量人血白蛋白等天然胶体，尽量避免使用羟乙基淀粉等人工胶体复苏。需要血管活性药物维持血压时，去甲肾上腺素应作为首选，也可以同时联合肾上腺素或者血管加压素等。

2. 合理使用抗生素　一旦建立诊断或者高度怀疑腹腔感染，就应尽早开始经验性的抗生素治疗，值得注意的是在经验性抗生素治疗前应该进行血培养。保证在进行感染源控制的相关介入时拥有足够的抗生素血药浓度。由于耐药菌感染发生可能性的不同，根据患者与医疗机构的关系或使用抗生素的情况，还可以将复杂腹腔感染分为：社区相关性腹腔感染和医疗机构相关性腹腔感染。住院早期发生的腹腔感染，如患者近期未使用抗生素，且未长期住在医疗机构，则发生耐药的可能性较小。而与之相对，医疗机构相关性腹腔感染或者近期接受抗生素治疗的腹腔感染患者，就可能由耐药细菌引起，在选择经验性抗生素治疗时应该考虑当地医院或者科室致病菌流行特点及耐药情况。会与美国感染病学会发布的第2版的《复杂腹腔感染诊治指南》推荐的社区相关性和医疗机构相关性腹腔感染的经验性抗生素使用方案。为了保证有效覆盖所有可能致病菌，常需要多种广谱抗生素联合应用。培养结果和药敏试验结果明确时，广谱抗生素的使用应调整，以减少药物的数目和抗菌范围。

3. 有效控制感染源　感染源控制是指所有能够清除感染源以及避免持续污染的措施，包括去除感染病灶和充分引流。去除感染病灶从源头上避免腹腔持续污染，包括切除缺血坏死的肠道、清除感染坏死组织、修补消化道穿孔及临时造口等一系列去除原发感染病灶的手术措施；而充分引流及时清除了腹腔感染坏死组织及炎性物质，从而减少了毒素吸收、避免了残余感染的发生。有效控制病源应根据患者具体情况全面地权衡利弊选择清创手术和引流方式。如果脓液已经局限，可以选择 CT 或者超声引导下的经皮穿刺引流。如果为了清除坏死组织或异物需要进行病灶切除等手术操作，可以通过腹腔镜或开腹手术完成。对于弥散性腹膜炎的患者，如果患者条件允许，应尽快选择手术去除感染病灶，同时充分引流。而对于无法充分引流全腹腔的患者，应选择开腹引流。重症胰腺炎患者，在胰腺坏死后感染并发腹膜炎时首先考虑 CT 或超声引导下的经皮脓肿或炎性积液的引流，而胰周坏死组织清除应待坏死界限清楚后进行。

第七节　医院感染控制

医院感染（nosocomial Infection 或 hospital acquired Infection）是指：①患者在住院期间发生的感染（不包括入院前已开始或入院时已存在的感染）；②患者在医院内获得，出院后发生的感染；③医院工作人员在医院内获得的感染。

一、医院感染

（1）无明确潜伏期的感染（如肺炎、尿路感染、败血症、伤口感染、感染性腹泻等），入院 48h 后发生的感染。

（2）有明确潜伏期的感染（主要指法定传染病，如病毒性肝炎和流行性感冒等），自入院时起超过其平均潜伏期后发生的感染。

（3）本次感染直接与上次住院有关。

（4）在原有感染基础上出现其他部位新的感染（除外脓毒血症迁徙灶），或在原感染已知病原体基础上又分离出新的病原体（排除污染和原来的混合感染）的感染。（备注：培养到的细菌和真菌并不一定是感染病原体，可能是污染或定植，需结合临床判断。）

（5）新生儿在分娩过程中和产后获得的感染。

（6）由于诊疗措施激活的潜在性感染，如疱疹病毒、结核杆菌等的感染。

（7）医务人员在医院工作期间获得的感染。

二、非医院感染

（1）皮肤黏膜开放性伤口只有细菌定植而无炎症表现。

（2）由于创伤或非生物性因子刺激而产生的炎症表现。

（3）新生儿经胎盘获得（出生后48h内发病）的感染，如单纯疱疹、弓形虫病、水痘等。

（4）患者原有的慢性感染（如慢性胆囊炎、慢性鼻窦炎、慢性阑尾炎，但不包COPD）在医院内急性发作。

三、ICU医院感染目标监测

为动态监测各ICU医院感染发病率，发现医院感染流行和暴发，减少呼吸机相关肺部感染（VAP）、中心静脉相关血流感染（CR-BSI）、导尿管相关尿路感染（CA-UTI）的发生，于2010年始全院开展ICU医院感染目标监测。

1. 监测对象　住进ICU超过48h的患者；从ICU转出到其他病房后，48h内确定的感染仍属ICU感染。

2. 监测内容　ICU医院感染病例的监测与普通病房的监测方法相同。重点应加强导管相关感染的监测。包括呼吸机相关肺部感染（VAP）、中心静脉相关血流感染（CR-BSI）、导尿管相关尿路感染（CA-UTI）的监测。

3. 监测方法

（1）ICU医院感染病例监测：重点需关注有留置中心静脉导管、导尿管和使用呼吸机的患者，观察尿的颜色、澄明度以及痰的性状、颜色和量，如患者出现中心静脉插管局部疼痛，不明原因的发热，或其他提示发生局部或血流感染的迹象，这时应该去掉敷料，检查插管部位。

（2）ICU日志填写：每日需定时填写，新住进患者数，每日住在ICU患者人数，使用呼吸机、中心静脉插管、尿道插管人数，当日医院感染患者数。

4. 数据的整理、分析、比较及反馈　院感科专人负责对ICU医院感染目标监测资料的整理、分析、比较及反馈。每月小结得出ICU医院感染发病率、导管感染率和使用率，并及时与临床沟通。

5. 其他　呼吸机相关肺部感染、中心静脉导管相关血流感染及导管相关尿路感染监测流程图见图3-2、图3-3、图3-4。

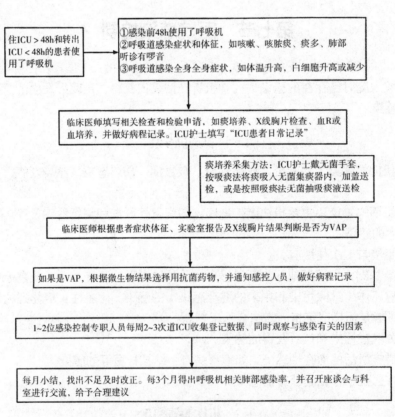

图 3-2　呼吸机相关肺部感染（VAP）监测流程

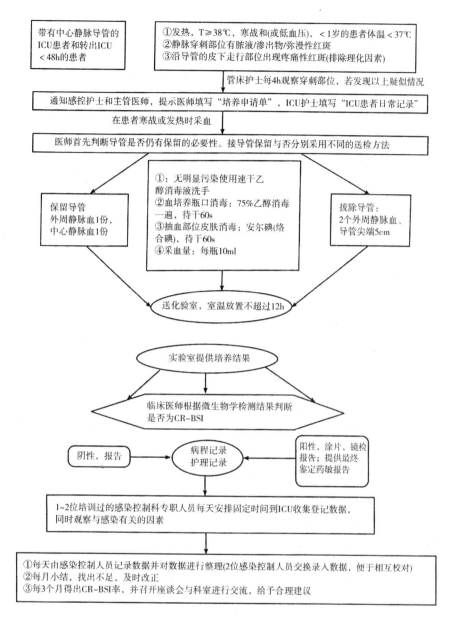

图 3-3　中心静脉导管相关血流感染（CR-BSI）监测流程

微信扫码
- ◆临床科研
- ◆医学前沿
- ◆临床资讯
- ◆临床笔记

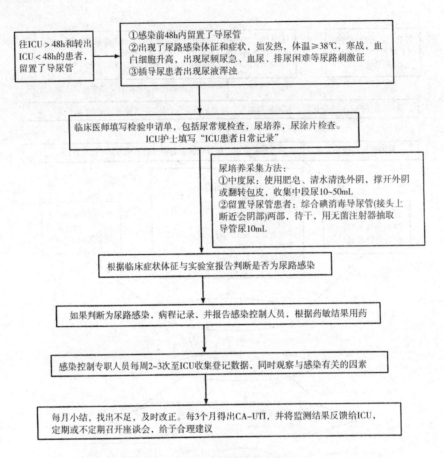

往ICU＞48h和转出
ICU＜48h的患者，
留置了导尿管

①感染前48h内留置了导尿管
②出现了尿路感染体征和症状，如发热，体温≥38℃，寒战，血白细胞升高，出现尿频尿急、血尿、排尿困难等尿路刺激征
③插导尿患者出现尿液浑浊

临床医师填写检验申请单，包括尿常规检查，尿培养，尿涂片检查。
ICU护士填写"ICU患者日常记录"

尿培养采集方法：
①中度尿：使用肥皂、清水清洗外阴，撑开外阴或翻转包皮，收集中段尿10~50mL
②留置导尿管患者：综合碘消毒导尿管(接头上断近会阴部)两部，待干，用无菌注射器抽取导管尿10mL

根据临床症状体征与实验室报告判断是否为尿路感染

如果判断为尿路感染，病程记录，并报告感染控制人员，根据药敏结果用药

感染控制专职人员每周2~3次至ICU收集登记数据，同时观察与感染有关的因素

每月小结，找出不足，及时改正。每3个月得出CA-UTI，并将监测结果反馈给ICU，定期或不定期召开座谈会，给予合理建议

图3-4 导尿管相关尿路感染监测流程

四、预防措施

（一）医院感染隔离技术标准操作规程（SOP）

隔离技术是预防微生物在患者、医务人员及媒介物中播散的重要措施。正确的隔离技术，对控制感染源、切断传播途径、保护易感宿主，起着重要作用。

1. 标准预防措施　认为患者的血液、所有体液（汗液除外）、分泌物和排泄物都可能具有传染性，具体要求如下。

（1）预计会接触到患者的血液、体液、分泌物和排泄物的操作，要戴手套。

（2）接触不同患者时要换手套，脱手套后要洗手。

（3）进行任何有血液或体液溅出的操作时，要加穿不透水的隔离衣、戴口罩、护目镜或者面罩。

2. 接触传播预防措施　主要用于预防多重耐药菌如 MRSA、VRE、PDR-AB 等的传播，要求如下。

（1）隔离于单间或单独区域，床间距应≥1m，并拉上病床边的围帘。

（2）医护人员应相对固定，设置专职隔离护士，穿隔离衣上岗。

（3）床尾、病历牌贴"接触隔离"标志。

（4）严格手卫生：接触患者前后、接触患者周围环境后、脱手套及隔离衣后，须立即洗手，或用快速手消毒剂擦手。

（5）加强物品管理：常规医疗器械（如听诊器、体温表或血压计等）应专用；重复使用的医疗用品（如湿化瓶、深静脉穿刺包）应彻底消毒灭菌或送供应室处理；换下的床单、被套、衣物等用医疗垃圾袋密封，由洗涤室回收处理；床单元所有垃圾按特殊感染性医疗垃圾处理，用双层医疗垃圾袋密闭盛装，专人收取。

（6）做好环境清洁消毒，床单元每天用含氯剂1 000mg/L进行擦拭和拖地，每日2次，早、晚各1次。

（7）限制探视人群，探视者严格执行隔离制度。

（8）多重耐药菌培养阳性患者转科或去其他部门检查，应通知接诊科室。接收方须执行接触隔离

措施，用后的器械、设备须消毒灭菌。

（9）床单元终末消毒：床单元用含氯剂 1 000mg/L 擦拭和拖地；最后用床单位消毒机对床上用品进行密闭消毒 1h。

（10）患者标本连续 2 次（间隔应 >24h）耐药菌培养阴性或感染痊愈，方可解除隔离。

（11）如果采取以上控制措施，传播仍然继续，该病区应暂停收治患者，对环境进行彻底消毒。

3. 飞沫传播预防措施　主要用于预防结核、SARS、禽流感、甲型 H1N1 流感、流脑等，在接触隔离的基础上，做好以下措施。

（1）病历夹封面贴黄色"飞沫隔离"标签。

（2）隔离于单间，也可与相同病种、处于同病期的患者同居一室，室内空气必须直接排出室外。

（3）给患者佩戴外科口罩防止飞沫溅出。

（4）在患者的房门挂上"飞沫隔离"警告标识牌。

（5）工作人员进入隔离房间，应戴手套和外科口罩。

（6）尽量限制探视人群，并嘱探视者执行严格的戴口罩、洗手或手消毒制度。

（7）患者出院或转院后，应对房间里所有物体表面以及空气进行彻底消毒。

（8）建议接触严重开放性肺结核的医务人员首先要进行结核感染的初步检查，在此之后 3 个月要复查。对于结核菌试验由阴转阳的医务人员应进行胸部 X 线检查，并进行预防治疗。

4. 保护性隔离　是保护易感人员如肿瘤化学治疗、烧伤、粒细胞缺乏等免疫功能严重受损患者免受感染的防护措施。

（1）患者：放置在正压病房内；注意口腔卫生，建议采用氯己定溶液漱口，每天至少 4 次；尽量不与其他无关人员接触。

（2）工作人员：严格执行手卫生规范；正确穿戴口罩、帽子、隔离衣（接触患者面为清洁面）；患感染性疾病期间，不得进入隔离室；无关人员不得进入隔离室；治疗、护理应有计划地集中进行，减少出入室的次数。

（3）家属及访客：尽量不进入隔离室内探视；必要时，应做好手卫生，并戴口罩；疑患感染时，不得探视；不得携带鲜花、宠物入室。

（4）环境管理：保证隔离室内压力高于走廊；定期对室内环境进行消毒。

（二）导管相关血流感染预防 SOP

血管内留置导管广泛应用于各临床科室，尤其是重症监护病房（ICU）。因导管插入、护理等不当，导致导管相关血流感染（CR-BSI）十分常见，部分患者因此而死亡。根据国家卫生部医院感染控制项目组的相关要求和我院的具体情况，特制定预防 CR-BSI 措施如下。

1. 插管时的预防控制措施

（1）深静脉置管时应遵守最大限度的无菌操作要求，插管部位应铺大无菌单。

（2）操作人员应戴帽子、口罩、穿无菌手术衣。

（3）认真执行手消毒程序，戴无菌手套，插管过程中手套意外破损应立即更换。

（4）插管过程中严格遵循无菌操作技术。

（5）使用的医疗器械以及各种敷料必须达到灭菌水平，接触患者的麻醉用品应当一人一用一消毒。

（6）权衡利弊后选择合适的穿刺点，成年人尽可能选择锁骨下静脉。

（7）严格消毒穿刺点皮肤：2% 碘酒涂擦，75% 乙醇脱碘。

（8）建议选用抗菌定植导管。

（9）患有疖肿、湿疹等皮肤病，患感冒等呼吸道疾病，感染或携带有 MRSA 的工作人员，在未治愈前不应进行插管操作。

2. 插管后的预防控制措施

（1）用无菌透明专用贴膜或无菌纱布敷料覆盖穿刺点。

（2）定期更换穿刺点覆盖的敷料，更换间隔时间：无菌纱布为 2d，专用贴膜可至 7 天，但敷料出现潮湿、松动、沾污时应立即更换。

（3）接触导管接口或更换敷料时，须进行严格的手卫生，并戴手套，但不能以手套代替洗手。

（4）保持三通锁闭清洁，如有血迹等污染应立即更换。

（5）患者洗澡或擦身时要注意对导管的保护，不要把导管浸入水中。

（6）输液管更换不宜过频，但在输血、输入血制品、脂肪乳剂后或停止输液对应及时更换。

（7）对无菌操作不严的紧急置管，应在 48h 内更换导管，选择另一穿刺点。

（8）怀疑导管相关感染时，应考虑拔除导管，但不要为预防感染而定期更换导管。

（9）由经过培训且经验丰富的人员负责留置导管的日常护理。

（10）每天评价留置导管的必要性，尽早拔除导管。

3. 其他预防措施　定期对医护人员进行相关培训。

4. 循证医学不推荐的预防措施

（1）不提倡常规对拔出的导管尖端进行细菌培养，除非怀疑有 CR-BSI。

（2）不要在穿刺部位局部涂含抗菌药物的药膏。

（3）不要常规使用抗感染药物封管来预防 CR-BSI。

（4）不推荐通过全身用抗菌药物预防 CR-BSI。

（5）不要为了预防感染而定期更换中心静脉导管和动脉导管。

（6）不要为了预防感染而常规通过导丝更换非隧道式导管。

（7）不要常规在中心静脉导管内放置过滤器预防 CR-BSI。

（三）医院内肺炎的预防与控制 SOP

医院获得性肺炎（HAP），又称医院内肺炎（NP），是我国最常见的医院感染类型，呼吸机相关肺炎（VAP）尤为严重。根据国家卫生部医院感染控制项目组的相关要求和我院的具体情况，特制定预防 HAP/VAP 措施如下。

（1）如无禁忌证，应将床头抬高 30°～45°。

（2）对存在 HAP 高危因素的患者，建议氯己定漱口或口腔护理，每 2～6h1 次。

（3）鼓励手术后患者（尤其胸部和上腹部手术）早期下床活动。

（4）指导患者正确咳嗽，必要时予以翻身、拍背，以利于痰液引流。

（5）严格掌握气管插管或切开适应证，使用呼吸机辅助呼吸的患者应优先考虑无创通气。

（6）对气管插管或切开患者，吸痰时应严格执行无菌操作。吸痰前、后，医务人员必须遵循手卫生规则。

（7）建议使用可吸引的气管导管，定期（每小时）作声门下分泌物引流。

（8）呼吸机螺纹管每周更换 1 次，有明显分泌物污染时则应及时更换；湿化器添加水可使用无菌蒸馏水，每天更换；螺纹管冷凝水应及时作为污水清除，不可直接倾倒在室内地面，不可使冷凝水流向患者气道。

（9）对于人工气道 / 机械通气患者，每天评估是否可以撤机和拔管，减少插管天数。

（10）正确进行呼吸机及相关配件的消毒

①消毒呼吸机外壳、按钮、面板，使用 75% 乙醇擦拭，每天 1 次。

②呼吸机管道及附件送供应室低温灭菌，湿化罐周转数量不够时，可采取含氯消毒剂浸泡。

③不必对呼吸机的内部进行常规消毒。

（11）尽量减少使用或尽早停用预防应激性溃疡的药物，包括 H_2 受体阻滞药如西咪替丁和（或）抑酸剂。

（12）对于器官移植、粒细胞减少症等严重免疫功能抑制患者，应进行保护性隔离，包括安置于单间，医务人员进入病室时须戴口罩、帽子，穿无菌隔离衣等。

（13）有关预防措施对全体医务人员包括护工定期进行教育培训。

（四）导尿管相关尿路感染预防 SOP

尿路感染（UTI）是第 2 位常见医院感染类型，75%～80% 与留置导尿管相关。为有效预防导尿管相关尿路感染，特制定以下控制措施。

1. 插管前准备与插管时的措施

（1）尽量避免不必要的留置导尿。

（2）仔细检查无菌导尿包，如过期、外包装破损、潮湿，不得使用。

（3）根据年龄、性别、尿道情况选择合适的导尿管口径、类型。通常成年男性选16F，女性选14F。

（4）规范手卫生和戴手套的程序：详见手卫生SOP。

（5）常规的消毒方法：用0.1%的苯扎溴铵（新洁尔灭）消毒尿道口及其周围皮肤黏膜，程序如下：男性，自尿道口、龟头向外旋转擦拭消毒，注意洗净包皮及冠状沟；女性，先清洗外阴，其原则由上至下，由内向外，然后清洗尿道口、前庭、两侧大、小阴唇，最后会阴、肛门，每一个棉球不能重复使用。

（6）插管过程严格执行无菌操作，动作要轻柔，避免尿道黏膜损伤。

（7）对留置导尿患者，应采用密闭式引流系统。

2. 插管后的预防措施

（1）保持尿液引流系统通畅和完整，不要轻易打开导尿管与集尿袋的接口。

（2）导尿管不慎脱落或导尿管密闭系统被破坏，需要更换导尿管。

（3）疑似导尿管阻塞应更换导管，不得冲洗。

（4）保持尿道口清洁，日常用0.1%的苯扎溴铵消毒尿道口，每日两次。

（5）患者洗澡或擦身时要注意对导管的保护，不要把导管浸入水中。

（6）不主张使用含消毒剂或抗菌药物的生理盐水进行膀胱冲洗或灌注来预防泌尿道感染。

（7）悬垂集尿袋，不可高于膀胱水平，并及时清空袋中尿液。

（8）长期留置导尿管患者，定期更换导尿管，每2周更换1次，集尿袋每周更换2次，康维抗反流引流袋每周更换1次。

（9）疑似出现尿路感染而需要抗菌药物治疗前，应先更换导尿管。

（10）每天评价留置导管的必要性，尽早拔除导管。

3. 其他预防措施　定期对医务人员进行宣教。

五、控制措施

（一）多重耐药菌患者隔离技术（SOP）

隔离技术是预防微生物在患者、医务人员及媒介物中播散的重要措施。正确的隔离技术，对控制感染源、切断传播途径、保护易感宿主，起着重要作用。

1. 隔离对象　耐药菌感染者。如多重耐药鲍曼不动杆菌、铜绿假单胞菌、耐甲氧西林的金黄色葡萄球菌等。

2. 接触隔离技术

（1）隔离于单间或单独区域；设置专职隔离护士，穿隔离衣上岗。

（2）床尾、病历牌贴"接触隔离"标志。

（3）严格手卫生：进入隔离房间或接触该患者时须戴手套，离开时须将防护用品脱下；脱手套、隔离衣后，须用抗菌皂液洗手，或用快速手消毒剂擦手。

（4）加强物品管理：一般医疗器械（如听诊器、体温表或血压计等）应专用；重复使用的医疗用品（如深静脉穿刺包）须在床旁用双层医疗垃圾袋密封，标识清楚，送供应室处理；换下的床单、被套、衣物等用医疗垃圾袋密封，由洗涤室回收处理；床单元所有垃圾按感染性医疗垃圾处理，用双层医疗垃圾袋密闭盛装，专人收取。

（5）做好环境清洁消毒：床单元每天用含氯剂1 000mg/L进行擦拭和拖地，每日2次，早、晚各1次。

（6）限制探视人群，探视者严格执行隔离制度。

（7）患者转科或去其他部门检查，应有工作人员陪同并向接收方说明。接收方须执行接触隔离措施，用后的器械、设备须清洁消毒。

（8）床单元终末消毒：床单元用含氯剂 1 000mg/L 擦拭和拖地；最后用床单位消毒机对床上用品进行密闭消毒 1h。

（二）院感暴发控制措施

医院感染暴发是指在医疗机构或其科室的患者中，短时间内发生 3 例以上同种同源感染病例的现象。具体控制措施如下。

（1）临床科室必须及时查找原因，积极协助调查并执行控制措施

①科室医院感染管理小组及时组织力量查找发生医院感染的原因，并及时向医院感染管理科报告。

②医务部负责组织医院感染监控医师工作组的相关专家对可疑病例进行会诊，并共同制定相关控制措施，指导、监督科室执行。

（2）医院感染管理科必须立即组织相关人员进行流行病学调查

①立即组织专职人员进行流行病学调查，并与临床科室协调配合，认真收集流行病学资料。

②查找感染源：对感染患者、接触者、可疑感染源、环境、物品、医务人员及陪护人员等进行病原学调查，认真收集微生物学资料。

③证实医院感染暴发：对怀疑同期发生的同类感染病例，立即组织医院感染监控医师工作组的专家进行会诊，及时确诊，并向主管院长汇报。

④与科室、医院感染监控医师工作组的专家讨论制定相应的控制措施。

a. 对患者作适当的积极治疗。

b. 进行正确的消毒处理，发现下列情况时须隔离感染患者甚至暂停接收新患者、限制出院、限制探视、限制工作人员并加强医护人员的个人防护等；高发病率和死亡率的疾病；传染性很强且暂时不知控制措施的疾病；采取控制措施后仍有新病例出现时；病房内大多数患者都已暴露时。

c. 分组护理，将护理感染患者和非感染患者的工作人员分开，并将感染患者安排在相对集中的病室。

d. 加强洗手和无菌操作技术。

e. 合理使用抗感染药物，控制某些特殊抗菌药物的应用。

f. 加强诊疗器械的消毒与灭菌。

g. 重视环境卫生与消毒。

h. 隔离感染患者或保护易感患者，如果医院感染病例是传染病，按照《传染病防治法》相关规定进行管理。

⑤分析调查资料，对病例的科室分布，人群分布和时间分布进行详尽的描述；分析暴发的原因，推测可能的感染源，感染途径或易感因素，结合实验室检查结果和控制措施的效果做出初步评价。

⑥写出调查报告，总结经验，制定防范措施。

（3）医院感染管理委员会经调查核实发生以下情形时，应当按《医院感染管理办法》的规定由医院感染管理科于 12h 内向卫生行政部门和疾病预防控制中心报告。

①5 例以上医院感染暴发。

②由于医院感染暴发直接导致患者死亡。

③由于医院感染暴发导致 3 人以上人身损害后果。

（4）发生以下情形时，应当按照《国家突发公共卫生事件相关信息报告管理工作规范（试行）》的要求进行报告。

①10 例以上的医院感染暴发事件。

②发生特殊病原体或者新发病原体的医院感染。

③可能造成重大公共影响或者严重后果的医院感染。

（5）发生的医院感染属于法定传染病的，应当按照《中华人民共和国传染病防治法》和《国家突发公共卫生事件应急预案》的规定进行报告和处理。

第四章　消化系统急危重症

第一节　急性胃炎

急性胃炎（acute gastritis）是指各种外在和内在因素引起的急性广泛或局限性胃黏膜炎症。病变可局限于胃底、胃体、胃窦或弥漫分布于全胃，病变深度大多仅限于黏膜层，严重时则可累及黏膜下层、肌层，甚至达浆膜层。临床表现多种多样，以上腹痛、上腹不适、恶心、呕吐最为常见，也可无症状或仅表现为消化道出血。胃镜下可见胃黏膜充血、水肿、糜烂、出血及炎性渗出物。组织学检查主要表现为中性多核细胞浸润。急性胃炎一般是可逆性疾病，病程短，经适当治疗或调整饮食在短期内痊愈；也有部分患者经过急性胃炎阶段而转为慢性胃炎。

急性胃炎的分类方法较多，目前尚未有统一的方案。临床上一般将急性胃炎分为四类：①急性单纯性胃炎；②急性糜烂性胃炎；③急性化脓性胃炎；④急性腐蚀性胃炎。以前两种较常见。

一、急性单纯性胃炎

急性单纯性胃炎（acute simple gastritis）多由微生物感染或细菌毒素引起，少数也可因物理、化学等刺激因素造成。

（一）病因和发病机制

1. 微生物感染或细菌毒素　进食被微生物或细菌毒素污染的饮食是急性胃炎最常见的病因。常见的微生物有沙门菌属、嗜盐杆菌、幽门螺杆菌、轮状病毒（rota virus），诺沃克病毒（norwalk virus）等。细菌毒素以金葡菌毒素、肉毒杆菌毒素等引起的病变最严重。

2. 物理因素　暴饮暴食或进食过冷、过热及粗糙的食物等均可破坏胃黏膜屏障引起急性炎症反应。另外，食入异物和柿石等也可导致胃黏膜的改变。

3. 化学因素

（1）药物：部分药物可刺激胃黏膜而引起急性胃炎。较常见的是非甾体类抗炎药（NSAID），如阿司匹林、对乙酰氨基酚、吲哚美辛、保泰松等，以及含有这类药物的各种感冒药物、抗风湿药物。此类药能使细胞的氧化磷酸化解离，并降低细胞的磷酸肌酐水平，从而使上皮细胞的能量代谢发生障碍，Na^+、Cl^- 的转运速度减慢，使 H^+ 逆流，细胞肿胀并脱落；非甾体类药还可抑制环氧化物，减少内源性前列腺素的生成，使其分泌的碳酸氢钠和黏液减少，破坏了胃黏膜屏障；同时明显减少胃黏膜血流量，影响胃黏膜的氧和各种营养物质的供给，从而降低了胃黏膜的防御功能。

另外，铁剂、碘剂、氧化钾、洋地黄、抗生素类、激素类、组胺类、咖啡因、奎宁、卤素类及某些抗癌药物等均可刺激胃黏膜引起浅表的损伤。

（2）酗酒及饮料：酒精、浓茶及咖啡等饮料均能破坏胃黏膜屏障，引起 H^+ 逆流，加重胃黏膜上皮细胞的损伤；同时损伤黏膜下的毛细血管内皮，使血管扩张，血流缓慢，血浆外渗，血管破裂等导致胃黏膜充血、水肿、糜烂及出血。

（3）误食毒物：误食灭虫药、毒蕈、灭鼠药等化学毒物等均可刺激胃黏膜，破坏胃黏膜屏障，从而引起炎症。

4. 其他　胃的急性放射性损伤、留置胃管的刺激，以及某些全身性疾病如肝硬化、尿毒症、晚期肿瘤、慢性肺心病和呼吸功能衰竭等均可产生一些内源性刺激因子，引起胃黏膜的急性炎症。

（二）病理

胃窦、胃体、胃底或全胃黏膜充血、水肿、点片状平坦性糜烂，黏膜表面或黏膜下有新鲜或陈旧性出血，黏膜表面有炎性渗出物。大多数病变局限在黏膜层，不侵犯黏膜肌层。

镜检可见表层上皮细胞坏死、脱落、黏膜下出血，组织中有大量的中性粒细胞浸润，并有淋巴细胞、浆细胞和少量嗜酸粒细胞浸润。腺体的细胞，特别是腺体颈部细胞呈不同程度的变性和坏死。

（三）临床表现

临床表现常因病因不同而不同。细菌或细菌毒素所致的急性单纯性胃炎较多见，一般起病较急，多于进食污染物后数小时至 24h 发病，症状轻重不一，大多有中上腹部疼痛、饱胀、厌食、恶心、频繁呕吐，因常伴有急性水样腹泻而称为急性胃肠炎。严重者可出现脱水、电解质平衡失调、代谢性酸中毒和休克。如沙门菌感染常有发热、脱水等症状；轮状病毒感染引起的胃肠炎多见于 5 岁以下儿童，好发于冬季，有发热、水样腹泻、呕吐、腹痛等症状，常伴脱水，病程 1 周左右。

由理化因素引起的急性单纯性胃炎一般症状较轻。非甾体类药物引起的胃炎临床表现常以呕血、黑便为主，为上消化道出血的重要原因之一。出血多呈间歇性发作，大出血时可发生休克。

并非所有急性单纯性胃炎均有症状，约 30% 的患者，仅有胃镜下急性胃炎的表现，而无任何临床症状。体格检查可发现上腹部或脐周有压痛，肠鸣音亢进。一般病程短，数天内可好转自愈。

（四）相关检查

（1）血常规：感染因素引起的急性胃炎患者白细胞计数增高，中性粒细胞比例增多。

（2）便常规：便常规有少量黏液及红白细胞。便培养可检出病原菌。

（3）内镜检查：内镜检查对本病有诊断价值。内镜下可见胃黏膜充血、水肿，有时有糜烂及出血灶，表面覆盖厚而黏稠的玻璃样渗出物和黏液。

（五）诊断和鉴别诊断

1. 诊断　根据饮食不当或服药等病史，对起病急，有上腹痛、恶心、呕吐或上消化道出血等临床表现的患者可做出诊断。少数不典型病例须做胃镜才能明确诊断。

2. 鉴别诊断

（1）急性阑尾炎：急性阑尾炎早期可表现为急性上腹部疼痛，但急性阑尾炎的上腹痛或脐周痛是内脏神经反射引起的，疼痛经过数小时至 24h 左右，转移并固定于右下腹是其特点，同时可有右下腹腹肌紧张和麦氏点压痛阳性。腹部平片可见盲肠胀气，或有液平面，右侧腰大肌影消失或显示阑尾粪石。

（2）胆管蛔虫症：胆管蛔虫症也可表现为上腹痛、恶心、呕吐等症状，但其腹痛常常为突发的阵发性上腹部剧烈钻顶样痛，有时可吐出蛔虫，间歇期可安静如常。既往有排蛔虫或吐蛔虫的病史。

（3）急性胰腺炎：急性胰腺炎也可呈现上腹痛和呕吐，疼痛多位于中上腹或左上腹，呈持续性钝痛、钻痛或绞痛；仰卧位时加重，前倾坐位时可缓解。疼痛一般较剧烈，严重时可发生休克。血、尿淀粉酶升高有助于本病的诊断。

（4）急性胆囊炎：急性胆囊炎时上腹痛多位于右上腹胆囊区，疼痛剧烈而持久，可向右肩背部放射；疼痛常于饱餐尤其是脂肪餐后诱发，Murphy 征阳性。超声检查可见胆囊壁增厚、粗糙，或胆囊结石。

（六）治疗

1. 去除病因　本病患者急性期应卧床休息，停止一切对胃黏膜有刺激的饮食或药物；进食清淡流质饮食，多饮水，腹泻较重时可饮糖盐水；必要时可暂时禁食。

2. 对症治疗

（1）腹痛者可局部热敷，疼痛剧烈者可给解痛剂，如 654-2 10mg 或阿托品 0.3 ~ 0.6mg，每日 3 次口服。

（2）剧烈呕吐或失水者应静脉输液补充水、电解质和纠正酸碱平衡；肌内注射甲氧氯普胺、氯丙嗪，或针刺足三里、内关等以止吐。

（3）伴有上消化道出血或休克者应积极止血、补充液体以扩充血容量，尽快纠正休克；静脉滴注或口服奥美拉唑、H_2 受体拮抗剂以减少胃酸分泌；应用胃黏膜保护剂如硫糖铝、胶体铋剂等，以减轻黏膜炎症。

（4）对微生物或细菌毒素感染，尤其伴腹痛者可选小檗碱、甲硝唑、诺氟沙星、氨苄西林等抗菌药物。

（七）预后

在去除病因后，多于数天内痊愈。少数可因致病因素持续存在，发展为慢性浅表性胃炎。

二、急性糜烂性胃炎

急性糜烂性胃炎（acute erosive gastritis）是指不同病因引起胃黏膜多发性糜烂为特征的急性胃炎，也可伴急性溃疡形成。

（一）病因和发病机制

1. 应激因素　引起应激的因素有严重创伤、大面积烧伤、大手术、中枢神经系统肿瘤、外伤、败血症、心力衰竭、呼吸衰竭、肝和肾功能衰竭、代谢性酸中毒及大量使用肾上腺皮质激素等。发病机制可能为应激状态下体内去甲肾上腺素和肾上腺素分泌增多，使内脏血管收缩，胃血流量减少，引起胃黏膜缺血、缺氧，导致黏膜受损和胃酸分泌增多，黏液分泌不足，HCO_3^- 分泌减少，前列腺素合成减少，从而削弱了胃黏膜的抵抗力，结果加剧了黏膜的缺血缺氧，使 H^+ 反弥散，致使黏膜糜烂、出血。

2. 其他　引起急性单纯性胃炎的各种外源性病因，均可严重的破坏胃黏膜屏障，导致 H^+ 及胃蛋白酶的反弥散，引起胃黏膜的损伤而发生糜烂和出血。

（二）病理

本病病变多见于胃底和胃体部，但胃窦有时也可受累。胃黏膜呈多发性糜烂，伴有点片状新鲜或陈旧出血灶，有时见浅小溃疡。镜下可见糜烂处表层上皮细胞有灶性脱落，固有层有中性粒细胞和单核细胞浸润，腺体因水肿、出血而扭曲。

（三）临床表现

急性糜烂性胃炎起病前一般无明显不适，或仅有消化不良的症状，但由于原发病症状严重而被掩盖。本病常以上消化道出血为首发症状，表现为呕血和 / 或黑便，一般出血量不大，常呈间歇性，能在短期内恢复正常。部分患者可表现为急性大量出血，引起失血性休克，若不能及时正确处理，死亡率可高达 50% 以上。少数因烧伤引起本病者，仅有低血容量引起的休克，而无明显呕血或黑便，常易被误诊。

（四）诊断和鉴别诊断

1. 诊断　诊断主要依靠病前有服用非甾体类药、酗酒、烧伤、手术或重要器官功能衰竭等应激状态病史，而既往无消化性溃疡等病史；一旦出现上消化道出血症状应考虑本病的可能。但确诊最主要依靠急诊内镜检查，一般应在出血停止后 24 ~ 48d 内进行。

2. 鉴别诊断　急性糜烂性胃炎应与急性胰腺炎、消化性溃疡、急性阑尾炎、急性胆囊炎、胆石症等疾病相鉴别；合并上消化道出血时应与消化性溃疡、食管静脉破裂出血等鉴别，主要靠急诊胃镜检查确诊。

（五）治疗

1. 一般治疗　本病治疗首先应去除发生应激状态的诱因，让患者安静卧床休息，可给流质饮食，必要时禁食。

2. 止血措施

（1）抑酸剂：抑酸剂减少胃酸的分泌，防止 H^+ 逆向弥散，达到间接止血作用。如奥美拉唑、西咪替丁、法莫替丁等静脉滴注或口服。

（2）冰盐水：给胃内注入冰盐水 250mL，保留 15～20min 后吸出，可重复 4～5 次。冰盐水可使胃壁血管收缩并使胃酸分泌减少。

（3）药物止血：口服凝血酶、去甲肾上腺素、孟氏液等，如出血量较大可静脉输入巴曲酶、奥曲肽、酚磺乙胺等。

（4）内镜下止血：对上述止血措施效果不理想时，可酌情选用电凝、微波、注射药物或激光止血。

3. 胃黏膜保护剂　胃黏膜保护剂如硫糖铝、麦滋林 –S 颗粒、得乐胶囊等可阻止胃酸和胃蛋白酶的作用，有助于黏膜上皮再生和防止 H^+ 逆向弥散；促进前列腺素合成，减少黏液中表皮生长因子（ECF）降解，刺激黏液和碳酸氢盐的分泌，增加黏膜血流供应，具有保护黏膜的作用。

4. 外科治疗　少数患者经内科 24h 积极治疗难以控制出血者应考虑手术治疗。

（六）预防

对多器官功能衰竭、脓毒血症、大面积烧伤等应激状态患者应给予 H_2 受体拮抗剂或制酸剂（氢氧化铝凝胶、氢氧化镁等）及黏膜保护剂如硫糖铝等，以预防急性胃黏膜病变。

三、急性化脓性胃炎

急性化脓性胃炎（acute phlegmonous gastritis）是胃壁受细菌感染引起的化脓性疾病，是一种罕见的重症胃炎，又称急性蜂窝组织性胃炎，本病男性多见，男女之比约为 3∶1。

（一）病因和发病机制

本病多发生于免疫力低下，且有身体其他部位感染灶的患者，如脓毒血症、败血症、蜂窝组织炎等，致病菌通过血循环或淋巴播散到胃；或在胃壁原有病变如慢性胃炎、胃溃疡、胃息肉摘除的基础上繁殖，而引起胃黏膜下层的急性化脓性炎症。常见的致病菌为 α 溶血性链球菌，其他如肺炎球菌、葡萄球菌、绿脓杆菌、大肠杆菌、炭疽杆菌、产气夹膜梭状芽孢杆菌等也可引起本病。

（二）病理

急性化脓性胃炎的炎症主要累及黏膜下层，并形成坏死区，严重者炎症可穿透肌层达浆膜层，发生穿孔时可致化脓性腹膜炎。由产气芽孢杆菌引起者，胃壁增厚、胃腔扩张，其组织内有气泡形成。镜下可见黏膜下层有大量的白细胞浸润，亦可见到多数细菌，有出血、坏死、胃小静脉内也可见血栓形成。以化脓性感染范围可分为弥漫型和局限型。弥漫型炎症侵及胃的大部分或全胃，甚至扩散至十二指肠等胃的邻近器官；局限性炎症局限，形成单发或多发脓肿，以幽门区脓肿多见。

（三）临床表现

本病起病急骤且凶险，常有寒战、高热，剧烈的上腹部疼痛，也可为全腹痛，取前倾坐位可使腹痛缓解，称为 Deninger 征，为本病的特征性表现。恶心、频繁呕吐也是本病常见的症状，呕吐物中可见坏死脱落的胃黏膜组织；有时可出现呕血及黑便。部分患者有脓性腹腔积液形成，出现中毒性休克。可并发胃穿孔、血栓性门静脉炎及肝脓肿。

体格检查上腹部有明显压痛、反跳痛和肌紧张等腹膜炎的征象。

（四）相关检查

（1）血常规：血白细胞计数一般大于 $10×10^9/L$，以中性粒细胞为主，伴核左移现象。

（2）尿常规：尿常规镜检可见蛋白及管型。

（3）便常规：大便潜血试验可呈阳性。

（4）呕吐物检查：呕吐物中有坏死黏膜并混有脓性呕吐物。

（5）X 线检查：腹平片示胃扩张，如产气荚膜梭状芽孢杆菌感染者可见胃壁内有气泡形成；伴有穿孔者膈下可见游离气体。钡餐检查相对禁忌。

（6）超声检查：超声检查可见患者胃壁增厚，由产气荚膜梭状芽孢杆菌引起者，胃壁内可见低回声区。

（7）胃镜检查：本病因可诱发穿孔，禁忌行内镜检查。

（五）诊断和鉴别诊断

1. 诊断　根据本病有上腹部疼痛、恶心、呕吐、寒战高热等症状，以及上腹部压痛、反跳痛和肌紧张等体征，结合血常规检查和 X 线检查等可做出诊断。

2. 鉴别诊断　急性化脓性胃炎应与急性胰腺炎、急性阑尾炎、急性胆囊炎、胆石症等疾病相鉴别，一般根据临床表现和辅助检查可资鉴别。

（六）治疗

本病治疗的关键在于早期确诊，给予足量抗生素以控制感染；及时行胃壁脓肿切开引流或胃次全切除术，能明显降低死亡率。

四、急性腐蚀性胃炎

急性腐蚀性胃炎（acute corrosive gastritis）是由于误服或自服腐蚀剂（强碱如苛性碱，强酸如盐酸、硫酸、硝酸，以及来苏儿、氯化汞、砷、磷等）而引起胃壁的急性损伤或坏死。

（一）病因和发病机制

腐蚀剂进入消化道引起损伤的范围和严重性与腐蚀剂的种类、浓度、数量、胃内有无食物及与黏膜接触的时间长短等有关。轻者引起胃黏膜充血、水肿；重者发生坏死、穿孔；后期出现瘢痕、狭窄而使胃腔变形，引起上消化道梗阻。强酸类腐蚀剂所至损伤主要为胃，尤其是胃窦、幽门和小弯；而强碱类腐蚀剂食管损伤较胃严重。强酸可使蛋白质和角质溶解、凝固，组织呈界限明显的灼伤或凝固性坏死伴有焦痂，受损组织收缩变脆，大块坏死组织脱落造成继发性穿孔、腹膜炎或纵隔炎。强碱由于能迅速吸收组织中的水分，与组织蛋白质结合形成胶冻样物质，使脂肪酸皂化，造成严重的组织坏死；因此，强碱的病变范围多大于其接触面积。

（二）病理

病变程度与吞服的腐蚀剂剂量、浓度、胃内所含食物量及腐蚀剂与黏膜接触的时间长短等有关。轻者引起胃黏膜充血、水肿，重者发生坏死、穿孔，后期可出现瘢痕和狭窄引起上消化道梗阻。

（三）临床表现

临床症状与吞服的腐蚀剂种类有关。吞服后黏膜都有不同程度的损害，多立即出现口腔、咽喉、胸骨后及上腹部的剧烈疼痛，频繁恶心、呕吐，甚至呕血，呕吐物中可能会含有脱落坏死的胃壁组织。严重时因广泛的食管、胃的腐蚀性坏死而致休克，也可出现食管及胃的穿孔，引起胸膜炎和弥漫性腹膜炎。继发感染时可有高热。但也有部分腐蚀剂如来苏儿由于它对表层迷走神经有麻醉作用，并不立即出现症状。此外，各种腐蚀剂吸收后还可引起全身中毒症状。酸类吸收可致严重酸中毒而引起呼吸困难；来苏儿吸收后引起肾小管损害，导致肾衰竭。急性期过后，可出现食管、贲门和幽门狭窄及梗阻的症状。

各种腐蚀剂引起的口腔黏膜灼痂的颜色不同，有助于识别腐蚀剂的类型，硫酸致黑色痂，盐酸致灰棕色痂，硝酸致深黄色痂，醋酸致白色痂，来苏儿致灰白色痂，后转为棕黄色痂，强碱则呈透明的水肿。

（四）诊断

本病根据病史和临床表现，很容易做出诊断和鉴别诊断。急性期一般不做上消化道钡餐和内镜检查，以免引起食管和胃穿孔。待急性期过后，钡餐检查可见胃窦黏膜纹理粗乱，如果腐蚀深达肌层，由于瘢痕形成，可表现为胃窦狭窄或幽门梗阻。

（五）治疗

本病是一种严重的内科急症，必须积极抢救。①一般洗胃属于禁忌，禁食水，以免发生穿孔；尽快静脉补液，纠正水、电解质和酸碱失衡。②去除病因，服强酸者尽快口服牛奶、鸡蛋清或植物油 100 ～ 200mL，避免用碳酸氢钠，以免产气过多而导致穿孔；服强碱者给食醋 500mL 加温水 500mL 分次口服，然后再服少量蛋清、牛奶或植物油。③有的学者主张在发病 24h 内应用肾上腺皮质激素，以减少胶原、纤维瘢痕组织的形成，如每日氢化可的松 200 ～ 300mg 或地塞米松 5 ～ 10mg 静脉滴注，数日后改为口服醋酸泼尼松，使用皮质激素时应并用抗生素。④对症治疗，包括解痉、止吐，有休克时应给予抗休克治疗。⑤积极预防各种并发症。⑥急性期过后，若出现疤痕、狭窄，可行扩张术或手术治疗。

第二节　食管胃底静脉曲张破裂出血

一、概述

食管胃底静脉曲张破裂出血是门脉高压的主要并发症，发生率为 25% ~ 30%。虽然有 65% 的患者在确定食管胃底静脉曲张的诊断后 2 年内不会发生出血，但一旦出血，首次出血者病死率高达 50%，反复出血者病死率更高。目前，肝硬化还是引起门脉高压的主要病因。门脉高压定义为肝静脉 – 门静脉压力梯度 >5mmHg，其发生机制是肝硬化高动力循环状态时，体循环血管扩张引起内脏血流增加或肝内及门脉侧支血管阻力增加。药物治疗目的是减少内脏血流，降低血管阻力，从而降低门脉压力。药物治疗包括使内脏血流减少的非选择性 β – 阻滞剂、血管加压素、生长抑素及其类似物和直接使门脉侧支血管扩张和（或）内脏血流减少的长效硝酸盐制剂。非选择性 β – 阻滞剂和长效硝酸盐制剂主要用于静脉曲张出血一级和二级预防；加压素和生长抑素及其类似物主要用于控制急性出血，并为内镜下注射硬化剂或皮圈结扎治疗赢得时间，使内镜下观察更清晰。

二、食管胃底静脉曲张出血病因

食管胃静脉曲张及出血主要原因是门静脉高压。国外研究显示，肝脏功能储备及肝静脉压力梯度（HVPG）是决定食管胃静脉曲张出血的重要因素。HVPG 正常值为 3 ~ 5mmHg。若 HVPC<10mmHg，肝硬化患者通常不发生静脉曲张。肝硬化伴食管胃静脉曲张患者的 HVPC 至少为 10 ~ 12mmHg。若 HVPG<12mmHg，则可控制门静脉高压相关的并发症。因此，理论上长期用药持续降低门静脉压力，可降低门静脉高压相关并发症的发生率，但目前仍无理想的预防与治疗方法。

食管胃静脉曲张可见于约 50% 的肝硬化患者，与肝病严重程度密切相关，约 40% 的 Child–Pugh A 级患者和 85% 的 C 级患者发生静脉曲张。原发性胆汁性肝硬化（PEC）患者可在病程早期即发生静脉曲张及出血，甚至在没有明显肝硬化形成前即可发生。有报道认为，在肝脏组织学上有桥接纤维化的丙型肝炎患者中，16% 有食管静脉曲张，没有静脉曲张的患者以每年 8% 的速度发展为静脉曲张。是否发生静脉曲张的最强预测因子为 HVPG>10mmHg。较小直径的曲张静脉以每年 8% 的速度发展为较大直径的曲张静脉。失代偿期肝硬化（Child–Pugh B/C 级）、酒精性肝硬化和曲张静脉表面存在红色征与曲张静脉的直径增加相关。

静脉曲张出血的年发生率为 5% ~ 15%，较为重要的预测因子为曲张静脉的直径，其他预测因子包括失代偿期肝硬化和红色征。6 周内的病死率可达 20% 左右。若出血 24h 内 HVPC>20mmHg，入院 1 周内早期再出血的高风险率或止血失败率为 83%，1 年病死率为 64%。压力低于此数值者，相应事件的发生率仅为 29% 和 20%。未治疗的患者后期再出血率约为 60%，大部分发生在首次出血后的 1 ~ 2 年内。

曲张静脉壁张力是决定其是否破裂的主要因素。血管直径是决定血管壁张力的因素之一。相同血管内压力下，血管直径越大，管壁张力越大，越容易破裂。决定血管壁张力的另一因素为曲张静脉内压力，后者与 HVPG 直接相关。HVPG 下降会导致曲张静脉壁张力降低，从而减少破裂出血的风险。一般认为，HVPG<12mmHg 者不会发生静脉曲张出血。HVPG 较基线值下降超过 20% 者，再出血风险亦会显著下降。HVPG 降低至 12mmHg 以下或较基线值下降至 20% 者（"HVPG 应答者"）不仅静脉曲张出血复发的机会减少，发生腹腔积液、肝性脑病和死亡的风险均会降低。

与食管静脉曲张相比，胃静脉曲张发生率可见于 33.0% ~ 72.4% 的门静脉高压患者，据报道其 2 年的出血发生率约 25%。出血的风险因素包括胃静脉曲张程度、Child–Pugh 分级及红色征。

三、套管胃静脉曲张分级（型）：我国的分型方法

按食管静脉曲张形态及出血危险程度分轻、中、重 3 级。轻度（G1）：食管静脉曲张呈直线形或略有迂曲，无红色征。中度（G2）：食管静脉曲张呈直线形或略有迂曲，有红色征或食管静脉曲张呈蛇形

迂曲隆起但无红色征。重度（G3）：食管静脉曲张呈蛇形迂曲隆起且有红色征或食管静脉曲张呈串珠状、结节状或瘤状（不论是否有红色征）。

胃静脉曲张的分类主要根据其与食管静脉曲张的关系以及在胃内的定位。

食管胃静脉曲张（gastroesophageal varices，GOV）是食管静脉曲张的延伸，可分为3型。最常见的为1型（GOVI）静脉曲张，显示为连续的食管胃静脉曲张，沿胃小弯延伸至胃食管交界处以下2～5cm，这种静脉曲张较直，被认为是食管静脉的延伸，其处置方法与食管静脉曲张类似。2型（GOV2）静脉曲张沿胃底大弯延伸，超过胃食管结合部，通常更长、更迂曲或呈贲门部结节样隆起。3型（GOV3）静脉曲张既向小弯侧延伸，又向胃底延伸。

孤立的胃静脉曲张（IGV）不伴食管静脉曲张，分为2型。1型（IGVI）位于胃底，迂曲交织，呈串珠样、瘤样、结节样等。2型（IGV2）位于胃体、胃窦或幽门周围，此型十分罕见。出现ICVI型胃底静脉曲张时，需除外腹腔、脾静脉栓塞。

四、食管胃静脉曲张出血的治疗目的

（1）控制急性食管胃静脉曲张出血。

（2）预防食管胃静脉曲张首次出血（一级预防）与再次出血（二级预防）。

（3）改善肝脏功能储备。

五、套管胃静脉曲张出血与再出血

1. 食管胃静脉曲张出血的诊断　出血48h内进行食管胃十二指肠镜检查是诊断食管胃静脉曲张出血唯一可靠的方法。内镜下可见曲张静脉活动性出血（渗血、喷血）、曲张静脉上有"血栓头"、虽未发现其他部位有出血病灶但有明显的静脉曲张。

2. 提示食管胃静脉曲张出血未控制的征象　72h内出现以下表现之一者为继续出血。6h内输血4个单位以上，生命体征不稳定，收缩压<70mmHg（1mmHg =0.133kPa），心率>100次/min或心率增加>20次/min；间断呕血或便血，收缩压降低20mmHg以上或心率增加>20次/min，继续输血才能维持血红蛋白含量稳定；药物或内镜治疗后新鲜呕血，在没有输血的情况下，血红蛋白含量下降30g/L以上。

3. 提示食管胃静脉曲张再出血的征象　出现以下表现之一者为再出血。出血控制后再次有活动性出血的表现（呕血或便血；收缩压降低20mmHg以上或心率增加>20次/min，在没有输血的情况下血红蛋白含量下降30g/L以上）。早期再出血：出血控制后72h～6周内出现活动性出血。迟发性再出血：出血控制6周后出现活动性出血。

六、控制活动性急性出血

（一）综合治疗

对中等量及大量出血的早期治疗措施主要是纠正低血容量性休克、止血、防止胃肠道出血相关并发症、监测生命体征和尿量。

1. 恢复血容量　保持静脉通畅，以便快速补液输血。应尽早恢复血容量，根据出血程度确定扩容量及液体性质，以维持血流动力学稳定并使血红蛋白水平维持在80g/L以上（I，B）。需要强调的是，血容量的恢复要谨慎，过度输血或输液可能导致继续或重新出血。避免仅用氯化钠溶液补足液体，以免加重或加速腹腔积液或其他血管外液体的蓄积。必要时应及时补充血浆、血小板等。血容量充足的指征：①收缩压90～120mmHg；②脉搏<100次/min；③尿量>40mL/h、血Na$^+$<140mmol/L；④神志清楚或好转，无明显脱水貌。

2. 应用降低门静脉压力药物和其他药物　药物治疗是静脉曲张出血的首选治疗手段，β-受体阻滞剂在急性出血期时不宜使用。

血管加压素及其类似物联用或不联用硝酸酯类药物：包括垂体后叶素、血管加压素、特利加压素等。静脉使用血管加压素的疗效已在一些临床试验中得到证实。它可明显控制曲张静脉出血，但病死率未获降低，且不良反应较多（如：心脏及外周器官缺血、心律不齐、高血压、肠缺血）。加用硝酸酯类药物可改善其安全性及有效性，但联合用药的不良反应高于特利加压素、生长抑素及类似物。因此，为减少不良反应，静脉持续使用最高剂量血管加压素的时间 ≤ 24h。垂体后叶素用法同血管加压素，0.2 ～ 0.4U/min 连续静脉泵入，最高可加至 0.8U/min；常联合静脉输入硝酸酯类药物，并保证收缩压大于 90mmHg。特利加压素是合成的血管加压素类似物，可持久有救地降低 HVPG、减少门静脉血流量，且对全身血流动力学影响较小。特利加压素的推荐起始剂量为每 4h 2mg，出血停止后可改为 2 次 /d，每次 1mg。一般维持 5d，以预防早期再出血。

生长抑素及其类似物：这类药物包括十四肽生长抑素、八肽生长抑素类似物、伐普肽等。十四肽生长抑素是人工合成的环状 14 氨基酸肽，能显著改善出血控制率，但病死率未获改善。疗效和病死率与血管加压素大致相同，但不良反应更少、更轻微。与血管加压素不同，生长抑素与硝酸甘油联用不但不能加强疗效，反而会带来更多不良反应。此外，生长抑素可有效预防内镜治疗后的 HVPG 升高，从而提高内镜治疗的成功率。使用方法为首剂负荷量 250μg 快速静脉内滴注后，持续进行 250μg/h 静脉滴注。奥曲肽是人工合成的八肽生长抑素类似物，它保留了生长抑素的大多数效应，且半衰期更长。荟萃分析及对照研究显示，奥曲肽是控制急性出血安全有效的药物，其用法通常为：起始静脉滴注 50μg、之后 50μg/h 静脉滴注，首次控制出血率为 85% ～ 90%，无明显不良反应，使用 5d 或更长时间。伐普肽是新近人工合成的生长抑素类似物，用法为起始剂量 50μg，之后 50μg/h 静脉滴注。

H_2 受体拮抗剂和质子泵抑制剂：H_2 受体拮抗剂和质子泵抑制剂能提高胃内 pH，促进血小板聚集和纤维蛋白凝块的形成，避免血凝块过早溶解，有利于止血和预防再出血，临床常用。

抗生素的应用：活动性出血时常存在胃黏膜和食管黏膜炎性水肿，预防性使用抗生素有助于止血，并可减少早期再出血及预防感染。荟萃分析表明，抗生素可通过减少再出血及感染提高存活率。因此，肝硬化急性静脉曲张破裂出血者应短期应用抗生素，可使用喹诺酮类抗生素，对喹诺酮类耐药者，也可使用头孢类抗生素。

3. 气囊压迫止血　气囊压迫可使出血得到有效控制，但出血复发率高。当前只用于药物治疗无效的病例或作为内镜下治疗前的过渡疗法，以获得内镜止血的时机。目前已很少应用单气囊止血。应注意其并发症，包括吸入性肺炎、气管阻塞等，严重者，可致死亡。进行气囊压迫时，应根据病情 8 ～ 24h 放气一次，拔管时机应在血止后 24h，一般先放气观察 24h，若仍无出血，即可拔管。

4. 并发症的预防和处理　主要并发症包括吸入性肺炎、肝性脑病、感染、低氧血症和电解质紊乱等，这些往往会导致肝功能的进一步损害并成为最终的死亡原因。

（二）内镜下治疗措施

内镜治疗的目的是控制急性食管静脉曲张出血，并尽可能使静脉曲张消失或减轻以防止其再出血。内镜治疗包括内镜下曲张静脉套扎术、硬化剂或组织黏合剂（氰基丙烯酸盐）注射治疗。药物联合内镜治疗是目前治疗急性静脉曲张出血的主要方法之一，可提高止血成功率。

1. 套扎治疗

（1）适应证：急性食管静脉曲张出血；外科手术后食管静脉曲张再发；中重度食管静脉曲张虽无出血史但存在出血危险倾向（一级预防）；既往有食管静脉曲张破裂出血史（二级预防）。

（2）禁忌证：有上消化道内镜检查禁忌证，出血性休克未纠正，肝性脑病 ≥ Ⅱ期；过于粗大或细小的静脉曲张。

（3）疗程：首次套扎间隔 10 ～ 14d 可行第 2 次套扎，直至静脉曲张消失或基本消失。建议疗程结束后 1 个月复查胃镜，然后每隔 3 个月复查第二、第三次胃镜；以后每 6 ～ 12 个月进行胃镜检查，如有复发，则在必要时行追加治疗。

（4）术后处理：术后一般禁食 24h，观察有无并发症如术中出血（曲张静脉套扎割裂出血）、皮圈脱落（早期再发出血）、发热及局部哽噎感等。

2. 硬化治疗

（1）适应证：同套扎治疗。对于不适合套扎治疗的食管静脉曲张者，也可考虑应用 EIS。

（2）禁忌证：有上消化道内镜检查禁忌证；出血性休克未纠正；肝性脑病≥Ⅱ期；伴有严重肝肾功能障碍、大量腹腔积液或出血抢救时应根据医生经验及医院情况而定。

（3）疗程：第一次硬化治疗后，再行第二、第三次硬化治疗，直至静脉曲张消失或基本消失。每次硬化治疗间隔时间约1周。第一疗程一般需3～5次硬化治疗。建议疗程结束后1个月复查胃镜，每隔3个月复查第二、第三次胃镜，6～12个月后再次复查胃镜。发现静脉再生，必要时，行追加治疗。

（4）术后处理：禁食6～8h后可进流质饮食；注意休息；适当应用抗生素预防感染；酌情应用降门静脉压力药物；严密观察出血、穿孔、发热、败血症及异位栓塞等并发症征象。由于胃曲张静脉直径较大，出血速度较快，硬化剂不能很好地闭塞血管，因此，胃静脉曲张较少应用硬化治疗。但在下列情况下，可以胃静脉曲张硬化治疗作为临时止血措施：急诊上消化道出血行胃镜检查见胃静脉喷射状出血；胃曲张静脉有血囊、纤维素样渗出或其附近有糜烂或溃疡。

3. 组织黏合剂治疗

（1）适应证：急性胃静脉曲张出血；胃静脉曲张有红色征或表面糜烂且有出血史（二级预防）。

（2）方法：三明治夹心法。总量根据胃曲张静脉的大小进行估计，最好一次将曲张静脉闭塞。1周、1个月、3个月及6个月时复查胃镜。可重复治疗直至胃静脉闭塞。

（3）术后处理：同硬化治疗，给予抗生素治疗5～7d，注意酌情应用抑酸药。组织黏合剂疗法有效而经济，但组织黏合剂治疗后可发生排胶出血、败血症和异位栓塞等并发症且有一定的操作难度及风险。

套扎治疗、硬化治疗和组织黏合剂注射治疗均是治疗食管胃静脉曲张出血的一线疗法，但临床研究证明，其控制效果与生长抑素及其类似物相似，因此，在活动性食管胃静脉曲张出血时，应首选药物治疗或药物联合内镜下治疗。有研究显示，联用套扎和硬化治疗有一定的优势，并发症较少、根除率较高、再出血率较低。对不能控制的胃底静脉曲张出血，介入治疗或外科手术亦是有效的抢救措施。

（三）介入治疗

1. 经颈静脉肝内门 - 体静脉支架分流术（TIPS）　能在短期内明显降低门静脉压，因此推荐用于治疗门静脉高压和食管胃静脉曲张破裂出血。与外科门 - 体分流术相比，TIPS具有创伤小、成功率高、降低门静脉压力效果可靠、可控制分流道直径、能同时行断流术（栓塞静脉曲张）、并发症少等优点。TIPS对急诊静脉曲张破裂出血的即刻止血成功率可达90%～99%。但其中远期（≥1年）疗效尚不十分满意。影响疗效的主要因素是术后分流道狭窄或闭塞，主要发生在术后6～12个月。

（1）适应证：食管、胃底静脉曲张破裂大出血保守治疗（药物、内镜下治疗等）效果不佳；外科手术后再发静脉曲张破裂出血；终末期肝病等待肝移植术期间静脉曲张破裂出血等待处理。有争议的适应证：肝功能Child-Pugh C级，尤其是血清胆红素、肌酐和凝血因子国际标准化比值高于正常值上限者，除非急诊止血需要，不宜行TIPS；门静脉高压性胃病，经保守治疗无效者等。

（2）禁忌证：救治急诊静脉曲张破裂大出血时TIPS无绝对禁忌证。但在下列情况下应持谨慎态度：重要脏器（心、肺、肝、肾等）功能严重障碍者；难以纠正的凝血功能异常，未能控制的感染性疾病，尤其存在胆系感染者，肺动脉高压存在右心功能衰竭者，顽固性肝性脑病；多囊肝或多发性肝囊肿（容易导致囊腔内出血）；肝癌合并重度静脉曲张；门静脉海绵样变性。

2. 其他介入疗法　经球囊导管阻塞下逆行闭塞静脉曲张术（BORTO）、脾动脉栓塞术、经皮经肝曲张静脉栓塞术（PTVE）等。

（四）外科手术治疗肝硬化门静脉高压曲张静脉破裂出血

尽管有以上多种治疗措施，仍有约20%的患者出血不能控制或出血一度停止后24h内复发出血。HVPG>20mmHg（出血24h内测量）但child-Pugh A级者行急诊分流手术有可能可挽救患者生命；Child-Pugh B级者多考虑实施急诊断流手术；Child-Pugh C级者决定手术应极为慎重（病死率≥50%）。外科分流手术在降低再出血率方面非常有效，但可增加肝性脑病风险，且与内镜及药物治疗相比并未改善生存率。肝移植是可考虑的理想选择。

七、再出血预防

急性静脉曲张出血停止后，患者再次发生出血和死亡的风险很大。对于未经预防治疗的患者，1 ~ 2 年内平均出血复发率为 60%，病死率可达 33%。二级预防（预防再出血）非常重要。对于未接受一级预防者，建议使用非选择性 β-受体阻滞剂、套扎治疗、硬化治疗或药物与内镜联用。对于已接受非选择性 β-受体阻滞剂进行一级预防者，二级预防建议加行套扎和硬化治疗。一般，二级预防在首次静脉曲张出血 1 周后开始进行。

（一）药物预防

1. 非选择性 β-受体阻滞剂　非选择性 β-受体阻滞剂可减少再出血、提高生存率。非选择性 β-受体阻滞剂联合套扎治疗疗效优于单纯套扎治疗。对于肝硬化 Child - Pugh A 和 B 级患者，如果对普萘洛尔的反应性差或基础心率低，可联合应用血管扩张药（如硝苯吡啶、5- 单硝酸异山梨醇等），但仍需更多临床循证医学依据。对于 Child-Pugh C 级患者，普萘洛尔可因减少肝动脉及门静脉血流而加重肝功能损害。

2. 其他药物　近期报道长效生长抑素类似物可有效降低 HVPG，可试用于二级预防。由于部分肝硬化门静脉高压患者因各种原因对单一降门静脉压力药物无反应，故需选择联合用药，如表 4-1 所示。

表 4-1　肝硬化门静脉高压症治疗药物的选择

类别	推荐药物及方法
急性出血	一线药物：生长抑素或其类似物
	血管加压素 / 垂体后叶素 + 硝酸甘油 / 酚妥拉明
预防初次出血	一线药物：普萘洛尔
	普萘洛尔 +5- 单硝异山梨醇 / 螺内酯 / 硝苯吡啶
预防再次出血	一线药物：普萘洛尔
	普萘洛尔 +5- 单硝异山梨醇 / 螺内酯 / 硝苯吡啶
	长效生长抑素类似物、血管紧张素受体拮抗剂值得研究

（二）内镜治疗

二级预防内镜治疗的目的是根除静脉曲张。曲张静脉根除者 5 年生存率明显高于未根除者。对于急诊采用内镜治疗的食管胃静脉曲张出血者，应连续治疗至食管静脉曲张消除或基本消除，可加用非选择性 β-受体阻滞剂以提高疗效。对于食管胃静脉曲张出血时采用药物和双囊三腔管压迫止血者，可在 1 周内进行内镜治疗。联用非选择性 β-受体阻滞剂和套扎治疗是静脉曲张破裂出血二级预防的最佳选择。药物联合内镜治疗较单一内镜治疗效果更好，但要求患者定期复查胃镜以减少再发出血、延长生存期。

（三）介入治疗

TIPS 预防复发出血 6 个月内的有效率为 85% ~ 90%，1 年内 70% ~ 85%，2 年内 45% ~ 70%。美国一组多中心双盲对照研究结果表明，TIPS 术后 1 ~ 2 年（平均 18 个月）复发出血率低于内镜治疗，但肝性脑病发生率较高、总体生存率未获改善。TIPS 可用于内镜及药物治疗失败者或作为肝移植前的过度。近年聚四氟乙烯（PTFE）被覆膜支架广泛应用于临床，明显降低 TIPS 术后再狭窄及血栓形成率，可提高远期效果，但需进一步临床对照研究证实其疗效。TIPS 在 Child-Pugh A、B 级药物治疗或内镜治疗无效复发出血者再出血率、肝性脑病发生率和病死率方面与远端脾肾分流术基本相同。

PTVE 是否可作为预防食管胃静脉曲张破裂出血的措施，目前尚无循证医学证据。对于破裂风险很高的重度胃底静脉曲张者，若急救条件有限，且不考虑其他治疗措施时，可考虑行 PTVE。

BORTO 是一种比较有效的介入技术，对肝功能影响小、术后无肝性脑病并发症、损伤较小，技术成功率 60% ~ 90%，临床有效率 50% ~ 80%。日本学者报道较多，我国尚无大宗病例报道。

脾动脉栓塞术是一种安全、有效的介入诊疗技术，临床用于无急诊手术指征的脾脏损伤、门静脉高压症等多种疾病的治疗。

（四）外科手术

随着药物发展和内镜治疗技术的进步，肝硬化门静脉高压症外科手术治疗例数明显减少。外科手术指征：反复出血内科治疗无效、全身情况能耐受手术的 Child-Pugh A 级患者。分流手术在降低首次出血风险方面非常有效，但肝性脑病发生率显著上升，病死率由此增加。因此，各种分流手术（包括 TIPS）不适合作为预防首次出血的措施。当患者肝功能属 Child-Pugh A 或 B 级且伴中、重度静脉曲张时，为预防可能发生的出血，可实施门 – 奇静脉断流手术（包括脾切除术）。

（五）肝脏移植

理论上，肝脏移植是治疗终末期肝病最有效的方法。目前我国已有关于肝脏移植技术的准入、适应证及管理方面的法规，应参照执行。

第三节　下消化道出血

下消化道出血（Lower gastrointestinal hemorrhage）的患病率虽不及上消化道出血高，但临床亦常发生。其中，小肠出血比大肠出血少见，但诊断较为困难。近年来由于检查手段增多及治疗技术的提高，下消化道出血的病因诊断率有了明显提高，急性大出血病死率亦有所下降。

一、病因

（一）肠道原发疾病

1. 肿瘤和息肉　恶性肿瘤有癌、类癌、恶性淋巴瘤、平滑肌肉瘤、纤维肉瘤、神经纤维肉瘤等；良性肿瘤有平滑肌瘤、脂肪瘤、血管瘤、神经纤维瘤、囊性淋巴管瘤、黏液瘤等。这些肿瘤以癌最常见，多发生于大肠；其他肿瘤少见，多发生于小肠。

息肉多见于大肠，主要是腺瘤性息肉，还有幼年性息肉及幼年性息肉病变及 Peutz-Jeghers 综合征（又称黑斑息肉综合征）。

2. 炎症性病变　引起出血的感染性肠炎有肠结核、肠伤寒、菌痢及其他细菌性肠炎等；寄生虫感染有阿米巴、血吸虫、蓝氏贾第鞭毛虫所致的肠炎，由大量钩虫或鞭虫感染所引起的下消化道大出血国内亦有报道。非特异性肠炎有溃疡性结肠炎、克罗恩病、结肠非特异性孤立溃疡等。此外，还有抗生素相关性肠炎、坏死性小肠炎、缺血性肠炎、放射性肠炎等。

3. 血管病变　如血管瘤、毛细血管扩张症、血管畸形（其中结肠血管扩张常见于老年人，为后天获得，常位于盲肠和右半结肠，可发生大出血）、静脉曲张（注意门静脉高压所引起的罕见部位静脉曲张出血可位于直肠、结肠和回肠末段）。

4. 肠壁结构性病变　如憩室（其中小肠 Meckel 憩室出血不少见）、肠重复畸形、肠气囊肿病（多见于高原居民）、肠套叠等。

5. 肛门病变　痔和肛裂。

（二）全身疾病累及肠道

白血病和出血性疾病；风湿性疾病如系统性红斑狼疮、结节性多动脉炎、Behcet 病等；淋巴瘤；尿毒症性肠炎。

腹腔邻近脏器恶性肿瘤浸润或脓肿破裂侵入肠腔可引起出血。

据统计，引起下消化道出血的最常见原因为大肠癌和大肠息肉，肠道炎症性病变次之，其中肠伤寒、肠结核、溃疡性结肠炎、克罗恩病和坏死性小肠炎有时可发生大量出血。不明原因出血虽然少见，但诊断困难，应予注意。

二、诊断

（一）除外上消化道出血

下消化道出血一般为血便或暗红色大便，不伴呕血。但出血量大的上消化道出血亦可表现为暗红色大便；高位小肠出血乃至右半结肠出血，如血在肠腔停留较久亦可呈柏油样。遇此类情况，应常规作胃镜检查除外上消化道出血。

（二）下消化道出血的定位及病因诊断

1. 病史

（1）年龄：老年患者以大肠癌、结肠血管扩张、缺血性肠炎多见。儿童以 Meckel 憩室、幼年性息肉、感染性肠炎、血液病多见。

（2）出血前病史：结核病、血吸虫病、腹部放疗史可引起相应的肠道疾病。动脉硬化、口服避孕药可引起缺血性脑炎。在血液病、风湿性疾病病程中发生的出血应考虑原发病引起的肠道出血。

（3）粪便颜色和性状：血色鲜红，附于粪表面多为肛门、直肠、乙状结肠病变，便后滴血或喷血常为痔或肛裂。右侧结肠出血为暗红色或猪肝色，停留时间长可呈柏油样便。小肠出血与右侧结肠出血相似，但更易呈柏油样便。黏液脓血便多见于菌痢、溃疡性结肠炎，大肠癌特别是直肠、乙状结肠癌有时亦可出现黏液脓血便。

（4）伴随症状：伴有发热见于肠道炎症性病变，由全身性疾病如白血病、淋巴瘤、恶性组织细胞病及风湿性疾病引起的肠出血亦多伴发热。伴不完全性肠梗阻症状常见于克罗恩病、肠结核、肠套叠、大肠癌。上述情况往往伴有不同程度腹痛，而不伴有明显腹痛的多见于息肉、未引起肠梗阻的肿瘤、无合并感染的憩室和血管病变。

2. 体格检查

（1）皮肤黏膜检查有无皮疹、紫癜、毛细血管扩张；浅表淋巴结有无肿大。

（2）腹部检查要全面细致，特别注意腹部压痛及腹部包块。

（3）一定要常规检查肛门直肠，注意痔、肛裂、瘘管；直肠指检有无肿物。

3. 实验室检查　常规血、尿、粪便及生化检查，疑似伤寒者做血培养及肥达试验，疑似结核者做结核菌素试验，疑似全身性疾病者做相应检查。

4. 内镜及影像学检查　除某些急性感染性肠炎如痢疾、伤寒、坏死性肠炎等之外，绝大多数下消化道出血的定位及病因需依靠内镜和影像学检查确诊。

（1）结肠镜检查：是诊断大肠回肠末端病变的首选检查方法。其优点是诊断敏感性高、可发现活动性出血、结合活检病理检查可判断病变性质。检查时应注意，如有可能，无论在何处发现病灶，均应将镜端送至回肠末段，称全结肠检查。

（2）X 线钡剂造影：X 线钡剂灌肠用于诊断大肠、回盲部及阑尾病变，一般主张进行双重气钡造影。其优点是基层医院已普及，患者较易接受。缺点是对较平坦病变、广泛而较轻炎症性病变容易漏诊，有时无法确定病变性质。因此对 X 线钡剂灌肠检查阴性的下消化道出血患者需进行结肠镜检查，已作结肠镜全结肠检查患者一般不强调 X 线钡剂灌肠检查。

小肠 X 线钡剂造影是诊断小肠病变的重要方法。X 线小肠钡餐检查又称全小肠钡剂造影（small bowel follow-through，SBFT），通过口服钡剂分段观察小肠，该检查敏感性低、漏诊率相当高。小肠钡灌可一定程度提高诊断阳性率，但有一定难度，要求经口或鼻插管至近段小肠导入钡剂。

X 线钡剂造影检查一般要求在大出血停止至少 3d 之后进行。

（3）放射性核素扫描或选择性腹腔动脉造影：必须在活动性出血时进行，主要用于内镜检查（特别是急诊内镜检查）和 X 线钡剂造影不能确定出血来源的不明原因出血。

放射性核素扫描是静脉推注用 ^{99m} 锝标记的患者自体红细胞或胶体硫进行腹部扫描，出血速度 >0.1mL/min 时，标记红细胞在出血部位溢出形成浓染区，由此可判断出血部位。该检查创伤少，但存在假阳性和定位错误，可作为初步出血定位。

对持续大出血患者则宜及时作选择性腹腔动脉造影，在出血量 >0.5mL/min 时，可以发现造影剂在出血部位溢出，有比较准确的定位价值。对于某些血管病变如血管畸形和血管瘤、血管丰富的肿瘤兼有定性价值。螺旋 CT 血管造影是一项新技术，可提高常规血管造影的诊断率。

（4）胶囊内镜或双气囊小肠镜检查：十二指肠降段以下小肠病变所致的消化道出血一直是传统检查的"盲区"。近年发明了胶囊内镜，患者吞服腔囊内镜后，内镜在胃肠道拍摄的图像通过无线电发送至体外接收器进行图像分析。该检查对小肠病变诊断阳性率在 60% ~ 70%。传统推进式小肠镜插入深度仅达幽门下 50 ~ 150cm，近年发展起来的双气囊小肠镜具有插入深度好，诊断率高的特点，不但可以在直视下清晰观察病变，且可进行活检和治疗，因此已逐渐成为诊断小肠病变的重要手段。腔囊内镜或双气囊小肠镜检查适用于常规内镜检查和 X 线钡剂造影不能确定出血来源的不明原因出血，出血活动期或静止期均可进行，可视病情及医疗条件选用。

5. 手术探查　各种检查不能明确出血灶，持续大出血危及患者生命，必须手术探查。有些微小病变特别是血管病变手术探查亦不易发现，此时可借助术中内镜检查帮助寻找出血灶。

（三）下消化道出血的诊断步骤

多数下消化道出血有明显血便，结合临床进行有必要实验室检查，通过结肠镜全结肠检查，必要时，配合 X 线小肠钡剂造影检查，确诊一般并不困难。

不明原因消化道出血（obscure gastrointestinal bleeding，OGIB）的诊断步骤：不明原因消化道出血是指常规消化道内镜检查（包括检查食管至十二指肠降段的胃镜及肛直肠至回肠末段的结肠镜检查）不能确定出血来源的持续或反复消化道出血。多为小肠出血（如小肠的肿瘤、Meckel 憩室和血管病变等），虽然不多见（约占消化道出血的 3% ~ 5%），但却是消化道出血诊断的难点。在出血停止期，先行小肠钡剂检查；在出血活动期，应及时作放射性核素扫描或（及）选择性腹腔动脉造影；若上述检查结果阴性，则选择胶囊内镜或（及）双气囊小肠镜检查；出血不止危及生命者，行手术探查，探查时，可辅以术中内镜检查。

三、治疗

下消化道出血主要是病因治疗，大出血时应积极抢救。

（1）一般急救措施及补充血容量

（2）止血治疗

①凝血酶保留灌肠有时对左半结肠出血有效。

②内镜下止血：急诊结肠镜检查如能发现出血病灶，可试行内镜下止血。

③血管活性药物应用：血管加压素、生长抑素静脉滴注可能有一定作用。如作动脉造影，可在造影完成后动脉输注血管加压素 0.1 ~ 0.4U/min，对右半结肠及小肠出血止血效果优于静脉给药。

④动脉栓塞治疗：对动脉造影后动脉输注血管加压素无效病例，可作超选择性插管，在出血灶注入栓塞剂。本法主要缺点是可能引起肠梗死，拟进行肠段手术切除的病例，可作为暂时止血用。

⑤紧急手术治疗：经内科保守治疗仍出血不止危及生命，无论出血病变是否确诊，均是紧急手术的指征。

（3）病因治疗：针对不同病因，选择药物治疗、内镜治疗、择期外科手术治疗。

第四节　重症急性胰腺炎

急性胰腺炎是一种病情差异很大的疾病，从病情轻微、仅有上腹部疼痛、经抗炎、补液治疗 1 周可康复出院的轻症急性胰腺炎，到病情凶险危重、出现全身多器官功能衰竭、花费巨资治疗数月甚至病死的重症急性胰腺炎。因此，急性胰腺炎相关的概念和病情严重程度进行准确定义和分类相当重要。1992年的亚特兰大会议对急性胰腺炎的分类和定义做了较为明确的说明（以下简称亚特兰大国际共识），对指导急性胰腺炎的诊治起了重要作用。近年来，随着影像学的发展和人们对急性胰腺炎认识的进一步深入，原有的一些概念有了较多变化。《2012 版急性胰腺炎分类：亚特兰大国际共识的急性胰腺炎分类和定义的修订》（以下简称 2012 版急性胰腺炎分类）是由美国哈佛医学院等 11 个国家和地区的胰腺研究组织于 2007 年开始共同研究、于 2013 年发表在较权威的胃肠杂志 GUT 上。与亚特兰大国际共识相比，该分类对急性胰腺炎局部并发症和全身并发症的定义、病情严重度的判断和分类做了较多修改，更加科学、实用、可行，对指导急性胰腺炎的治疗及其他外科重症疾病的治疗都有重要作用。

一、急性胰腺炎的诊断标准

急性胰腺炎的诊断须符合下列 3 项指标中的 2 项：①上腹部持续疼痛（疼痛发病急、较重，并常常向后背部放射）；②血清脂肪酶或淀粉酶至少高于正常值上限的 3 倍；③增强 CT 显示有特征性急性胰腺炎表现。如果患者有持续上腹部疼痛而血清脂肪酶或淀粉酶不高于正常值上限的 3 倍或正常，则需要行强化 CT 以明确是否有急性胰腺炎；如果患者有上腹部疼痛并且血清脂肪酶或淀粉酶高于正常值上限的 3 倍，则可以诊断为急性胰腺炎，不需要在急诊室或病程早期行 CT 检查。

二、急性胰腺炎的种类

分为间质水肿性急性胰腺炎和坏死性急性胰腺炎两类。大部分患者为间质水肿性急性胰腺炎，增强 CT 显示胰腺实质均匀强化，有的患者有胰腺周围积液。这种类型急性胰腺炎通常在 1 周内即可恢复。大约 5% ~ 10% 的急性胰腺炎为坏死性急性胰腺炎，胰腺实质和（或）胰腺周围脂肪组织有坏死。胰腺实质和胰周组织从血供障碍到坏死有个演变过程，常常需要数天，这就是为什么早期 CT 常常不能判别有胰腺和胰周组织坏死的存在。胰腺和胰周坏死组织既可能是无菌的，也可能被感染。大多数研究显示，胰腺和胰周组织坏死的程度与感染的发生率和症状的持续时间没有相关性。坏死感染很少发生在病程的第一周。感染性胰腺坏死的诊断主要是通过增强 CT、细针穿刺（FNA）。增强 CT 发现肠腔外胰腺或胰周组织内有气泡，FNA 抽吸物涂片染色、培养发现有细菌和（或）真菌，均可以诊断为感染性胰腺坏死。

三、急性胰腺炎病情严重程度的定义

急性胰腺病分为轻症急性胰腺炎、中度重症急性胰腺炎、重症急性胰腺炎 3 种。

轻症急性胰腺炎是指既没有脏器功能障碍也没有局部和全身并发症，患者通常在早期就可以出院，不需要做 CT 检查，很少有病死。中度重症急性胰腺炎是指有一过性脏器功能障碍，或有局部并发症或有全身并发症，但没有持续性脏器功能障碍。中度重症急性胰腺炎可能会不需要手术治疗就能治愈，也可能需要很长时间的专业治疗，但病死率较重症急性胰腺炎要低很多。重症急性胰腺炎是急性胰腺炎伴有脏器功能障碍，或出现坏死、脓肿或假性囊肿等局部并发症者，或两者兼有。常见腹部体征有上腹部明显的压痛、反跳痛、肌紧张、腹胀、肠鸣音减弱或消失等。可以有腹部包块，偶见腰肋部皮下瘀斑征（Grey-Tumer 征）和脐周皮下瘀斑征（cullen 征）。可以并发一个或多个脏器功能障碍，也可伴有严重的代谢功能紊乱，包括低钙血症（血钙 <1.87mmol/L）。增强 CT 为诊断胰腺坏死的最有效方法，B 超及腹腔穿刺对诊断有一定帮助。APACHE Ⅱ 评分≥ 8 分，BalthazarCT 分级系统≥ Ⅱ级在重症急性胰腺炎患者，凡在起病 72h 内经正规非手术治疗（包括充分液体复苏）仍出现脏器功能障碍者，可诊断为暴发性急性胰腺炎。暴发性急性胰腺炎病情凶险，非手术治疗常不能奏效，常继发腹腔间隔室综合征。

四、急性胰腺炎并发症

1. 脏器功能衰竭的定义　评估 3 个器官系统功能来评价脏器功能衰竭状况：呼吸系统、心血管系统、肾脏。脏器功能衰竭的定义为修订版的 Marsa 评分系统中 3 个器官系统任一器官功能评分≥ 2 分，详见表 4-2 所示。

表 4-2　判断器官功能衰竭的 Marshall 评分系统（修订版）

评分系统	评分				
	0分	1分	2分	3分	4分
呼吸（PaO₂/ 吸氧浓度）	>400	301 ~ 400	201 ~ 300	101 ~ 200	<101
肾脏（血清肌肉酐 μmol/L）	<134	134 ~ 169	170 ~ 310	311 ~ 439	>439
心血管（收缩压，mmHg）	>90	<90	<90	<90	<90
		液体复苏有效	液体复苏无效	pH 值<7.3	pH 值<7.2

2. 局部并发症的定义　急性胰腺炎的局部并发症主要有 4 个：急性胰周液体集聚、胰腺假性囊肿、

急性坏死集聚、包裹性坏死，其他局部并发症还可能有胃排空功能不全（胃输出道梗阻）、脾静脉及门静脉栓塞、结肠坏死。

（1）急性胰周液体集聚：发生在急性间质水肿性胰腺炎早期阶段，在 CT 图像上可见均质的、无包膜的液体，大多数 APFC 可以被自发吸收，不需特殊处理，少数会发展为胰腺假性囊肿。

（2）胰腺假性囊肿：胰腺假性囊肿是急性胰周液体集聚而来的，有完整的包膜，内容物无坏死组织等实体组织，如果有胰腺或胰周坏死组织，则称为包裹性坏死（WON）。从起病到假性囊肿形成一般至少需要 4 周时间。

（3）急性坏死集聚：在急性坏死性胰腺炎起病的前 4 周，胰腺或胰周坏死组织以及周围的液体，统称为急性坏死集聚。在急性胰腺炎起病的第 1 周，急性坏死集聚很难与急性胰周液体集聚鉴别，因为很难判断有无胰腺或胰周组织坏死，但 1 周后一旦确定有胰腺或胰周组织坏死，则应称为急性坏死集聚。

（4）包裹性坏死：急性坏死集聚经过炎症包裹形成完整有包膜的 WON 大约需要 4 周时间，包裹性坏死可能会继发感染。

3. 全身并发症的定义　患者先前已存在的伴发疾病，如冠心病、慢性阻塞性肺气肿等，因患急性胰腺炎而加重，称为全身并发症。

五、急性胰腺炎的分期

根据急性胰腺炎有 2 个死亡高峰期，分为 2 个有重叠的期间：早期和后期。早期多为病程的第一周，以后进入病程长达数周甚至数月的后期。

（1）早期：胰腺炎症所引起的细胞因子瀑布样级链反应，临床表现为全身炎症反应综合征（systemic inflammatory response syndrome，SIRS），如果 SIRS 持续存在，则可能发展为脏器功能衰竭。急性胰腺炎早期病情严重程度主要是由是否有脏器功能衰竭以及脏器功能衰竭的持续时间所决定。脏器功能衰竭分为一过性和持续性，一过性脏器功能衰竭是指脏器功能衰竭持续时间 <48h，持续性脏器功能衰竭是指脏器功能衰竭持续时间超过 48h。如果脏器功能衰竭超过 1 个则称为多器官功能衰竭。

（2）后期：只有中度重症急性胰腺炎或重症急性胰腺炎才有后期，临床表现为急性胰腺炎的局部并发症和（或）全身并发症持续存在，所以急性胰腺炎后期的病情严重程度是由局部并发症和有无脏器功能障碍决定的。

重症急性胰腺炎无脏器功能障碍者为 1 级，伴有脏器功能障碍者为 1 级，其中 72h 内经充分的液体复苏，仍出现脏器功能障碍的 1 级重症急性胰腺炎患者属于暴发性急性胰腺炎。其全病程大体可以分为 3 期，但不是所有患者都有 3 期病程，有的只有第一期，有的有 2 期，有的有 3 期。①急性反应期：自发病至 2 周，可有休克、呼吸功能障碍、肾功能障碍和脑病等并发症。②全身感染期：发病 2 周 ~ 2 个月，以全身细菌感染、深部真菌感染或双重感染为其主要临床表现。③残余感染期：时间为发病 2 ~ 3 个月以后，主要临床表现为全身营养不良，存在后腹膜或腹腔内残腔，常常引流不畅，窦道经久不愈，伴有消化道瘘。

六、根据病程分期选择治疗方案

1. 急性反应期的处理　针对病因的治疗。

（1）胆源性急性胰腺炎：首先要鉴别有无胆管梗阻病变。凡伴有胆管梗阻者，一定要及时解除梗阻。首选作经纤维十二指肠镜下行 Oddi 括约肌切开取石及鼻胆管引流，或联合腹腔镜胆囊切除，或做开腹手术，包括胆囊切除，胆总管探查，明确胆总管下端有无阻塞。胰腺受累明显者，需要可加做小网膜囊胰腺区引流。若无胆管梗阻者先行非手术治疗，待病情缓解尽早进行进一步诊断和治疗。胆源性的病因有时很隐蔽，如胆管阻塞，需要通过密切的临床观察、肝功能化验和影像检查加以识别，对于非手术治疗不能奏效而又怀疑有胆管梗阻者，可以做 ERCP 以明确胆管病因，同时置管引流。

（2）高血脂性急性胰腺炎：近年来明显增多，因此入院时一定要询问高血脂、脂肪肝和家族性高血脂病史，以及是否应用可能升高血脂的药物，静脉抽血时注意血浆是否已成乳糜状，需要早期监测血脂。

三酰甘油 >11.3mmol/L 易发生急性胰腺炎，需要在短时间内降至 5.65mmol/L 以下。这类患者要限用脂肪乳剂，避免应用可能升高血脂的药物。药物治疗可以采用小剂量低分子肝素和胰岛素，主要是增加脂蛋白酶的活性，加速乳糜微粒的降解；快速降脂技术有血脂吸附和血浆置换。

（3）酒精性急性胰腺炎：针对酒精性急性胰腺炎的可能致病机制，强调减少胰液分泌、胃酸分泌、改善十二指肠酸化状态，强调缓解 Oddi 括约肌痉挛，改善胰液的引流状态。

（4）其他病因：对于其他能发现的病因，也要及时针对病因治疗，如高钙性急性胰腺炎大多与甲状旁腺功能亢进有关，需要做降钙治疗和相应的甲状旁腺手术。对于病因不明者，在按病程分期选择相应治疗的同时，仔细观察有无隐匿病因出现。

2. 非手术治疗

（1）液体复苏、维持水电解质平衡和加强监护治疗：由于胰周及腹膜后大量渗出，造成血容量丢失和血液浓缩，又由于毛细血管渗漏存在，需要以动态监测 CVP 或 PWCP 作为指导，进行扩容，并要注意晶体胶体比例，减少组织间隙液体潴留。应注意观察尿量和腹内压的变化，同时注意维护机体的氧供和内脏功能监测。

（2）胰腺休息疗法：如禁食、胃肠减压、抑酸和抑酶治疗。

（3）预防性抗生素应用：主要针对肠源性革兰阴性杆菌易位，应采用能通过血胰屏障的抗生素，如喹诺酮类、头孢他啶、碳氢酶烯类及甲硝唑等。

（4）镇静、解痉、止痛处理。

（5）中药：生大黄 15g，胃管内灌注或直肠内滴注，2 次 /d。中药皮硝全腹外敷，500g，2 次 /d。

（6）预防真菌感染：可采用氟康唑。

（7）营养支持：在内环境紊乱纠正后，在肠功能恢复前，可酌情选用肠外营养；一旦肠功能恢复，就要早期进行肠内营养，一定要采用鼻空肠管输注法，根据肠道功能状况，选用合适的配方、浓度和速度，一定要逐步加量，同时严密观察耐受反应。

3. 早期识别暴发性急性胰腺炎和腹腔间隔室综合征　在早期进行正规的非手术治疗包括充分液体复苏和去除病因治疗的同时，密切观察脏器功能变化，如果脏器功能障碍呈进行性加重，即可及时判断为暴发性急性胰腺炎，需要争取早期手术引流，手术方式尽量简单以渡过难关，若患者无手术条件，需要积极创造，包括应用机械通气改善机体氧供，应用血滤纠正内环境紊乱的危象等。

腹腔内压（intra abdominal pressure，IAP）增加到一定程度，一般来讲，当 IAP ≥ 25cmH_2O（1cmH_2O=0.098kPa）时，就会引发脏器功能障碍，出现腹腔间隔室综合征（abdomina-compartmentsyndrome，ACS）。本综合征常是暴发性急性胰腺炎的重要并发症及死亡原因之一。腹腔内压测定的简便、实用方法是经导尿管膀胱测压法，患者平卧，以耻骨联合作为 0 点，排空膀胱后，通过导尿管向膀胱内滴入 100mL 生理盐水，测得平衡时水柱的高度即为 IAP。ACS 的治疗原则是及时采用有效的措施缓解腹内压，方法包括腹腔内引流、腹膜后引流以及肠道内减压，需要酌情选用。

4. 治疗中出现坏死感染者应中转手术治疗　在正规的非手术治疗过程中，若怀疑有感染时，则要做 CT 扫描，判断有困难时，可以在 CT 导引下作细针穿刺抽吸术，以判别胰腺坏死及胰外侵犯是否已有感染。对临床上出现明显脓毒综合征或腹膜刺激征者，或 CT 上出现气泡征者，可细针穿刺抽吸物涂片找到细菌或真菌者，均可判为坏死感染，应立即转手术治疗。手术方法为胰腺感染坏死组织清除术及小网膜腔引流加灌洗，有胰外后腹膜腔侵犯者，应作相应腹膜后坏死组织清除及引流。对于有胆管感染者，加作胆总管引流。需作空肠营养性造瘘。必要时，切口部分敞开。

5. 全身感染期的治疗

（1）根据细菌培养及药敏试验，选择敏感的抗生素。

（2）结合临床征象作动态 CT 监测，明确感染灶所在部位。在急性炎症反应期过后，体温再度上升，或者高热不降，要怀疑坏死感染或胰腺脓肿的出现，要做 CT 扫描。患者出现明显脓毒综合征，排除导管感染等因素，CT 扫描见胰腺或胰周有坏死病灶或包裹性液性病灶存在，可以不依赖 CT 气泡征，或细针穿刺抽吸物涂片找到细菌或真菌，而做出坏死感染或胰腺脓肿的临床判断。对感染病灶，进行积极的手术处理是控制感染的关键之一。对坏死感染，包括包裹性坏死感染，需要做坏死组织清除引流术，术后持续灌洗，有时需要再次清创；对胰腺脓肿可以采用手术引流或经皮穿刺引流，但要密切注意引流情况，若引流不满意，应及时做手术引流，对有胰外后腹膜腔侵犯者，应做相应腹膜后坏死组织清除及引流，或经腰侧做腹膜后引流。需做空肠营养性造瘘。

（3）警惕深部真菌感染，根据菌种选用抗真菌药物，如氟康唑或两性霉素 B。

（4）注意有无导管相关性感染。

（5）继续加强全身支持治疗，维护脏器功能和内环境稳定。

（6）在病情尚未缓解时，继续采用空肠营养支持；饮食恢复一定要在病情缓解后逐步进行。

（7）如果出现消化道瘘，则需要根据瘘的类型采用相应的处理措施。十二指肠瘘可采用三腔管低负压持续灌洗引流，有自愈的可能；结肠瘘宜行近端失功性造瘘以减轻胰周病灶的感染，后期行结肠造瘘还纳。

（8）如果术后出现创口出血，要区分是血管性出血，坏死感染出血，还是肉芽出血。对血管性出血需要通过手术止血，由于组织和血管往往较脆，可以用 1/2 弧的小圆针或者 4～6 个"0"的损伤血管缝线扎止血；对坏死感染出血需要一边清除坏死组织，一边止血；肉芽出血无须手术处理。同时做好凝血机制的监测和纠正。

6. 残余感染期的治疗

（1）通过造影明确感染残腔的部位、范围及毗邻关系，注意有无胰瘘、胆瘘及消化道瘘存在。

（2）继续强化全身支持疗法，加强营养支持，改善营养状况。如果存在上消化道功能不全或十二指肠瘘，则需要采用空肠营养。

（3）及时做残腔扩创引流，对不同消化道瘘作相应的处理。

7. 局部并发症的治疗原则

（1）急性液体积聚：多会自行吸收，无须手术，也不必穿刺，使用中药皮硝外敷可加速吸收，500g 皮硝装在棉布袋内作腹部大面积外敷，每天更换 2 次。

（2）胰腺及胰周组织坏死：坏死感染，需做坏死组织清除术加局部灌洗引流；对无菌坏死原则上不做手术治疗，但是症状明显，加强治疗无效者应做手术处理；对于包裹性坏死感染，需要做坏死组织清除术加局部灌洗引流。

（3）急性胰腺假性囊肿：囊肿长径 <6cm，无症状，不做处理，随访观察，若出现症状、体积增大或继发感染则需要手术引流或经皮穿刺引流，如果穿刺引流不畅，则改行手术引流；囊肿 >6cm，经过 3 个月仍不吸收者做内引流术，术前可行 ERCP 检查，明确假性囊肿与主胰管的关系。对于因症状出现或体积增大，不能观察到 3 个月的患者，在做手术治疗的时候，可以根据术中情况决定是否做内引流，如果囊肿壁成熟，囊内无感染、无坏死组织，则可行内引流术，否则做外引流。

（4）胰腺脓肿：胰腺及胰外侵犯区临床及 CT、证实确有脓肿形成者，应立即做手术引流，或先做经应穿刺引流，但引流效果不明显者应立即做手术引流。

七、关于重症急性胰腺炎治疗的争议与共识

1. SAP 早期是否预防性应用抗生素 SAP 后期死亡的主要原因是胰腺和胰腺周围坏死组织感染引起的 MODS；SAP 继发感染的发生率为 40%～70%；SAP 继发胰腺感染及感染性并发症的病死率高达 50%。由此可见，感染是直接影响 SAP 治愈率的主要因素之一。但 SAP 早期预防性应用抗生素的疗效一直存在争议。20 世纪 70 年代的随机对照试验结果显示，预防性应用抗生素并未明显降低 SAP 感染性并发症的发生率和病死率。但需要指出的是，当时研究应用的氨苄西林不能有效渗透入胰腺组织，致使该结论受到广泛质疑。20 世纪 90 年代后期，Golub 等对 8 项预防性应用抗生素治疗急性胰腺炎的随机对照试验进行了荟萃分析，其结果为预防性使用抗生素在降低病死率方面有积极作用，但这种治疗获益仅限于胰腺组织中达到有效抗菌浓度的重症患者，提示早期预防性应用抗生素能有效预防胰腺感染坏死。随后的两个荟萃分析均包括了 6 个高质量的随机对照试验并得出结论：研究方法的质量和预防性应用抗生

素与 SAP 的病死率呈负相关，预防性应用抗生素与病死率、胰腺感染和手术干预没有相关性，这两个荟萃分析均不支持预防性应用抗生素治疗 SAP。由于不同时期学者对疾病认识的差异以及研究方法、抗生素疗效的不同，各临床对照试验得出的结论并不一致。高质量、令人信服的随机对照试验更彰显其重要性。最近两个高质量的双盲随机对照试验结果表明，预防性应用抗生素并不能减少胰腺感染的发生、需手术治疗的比例及住院时间。目前，对 SAP 早期预防性应用抗生素的指征已有一定共识：①入院 72h 内有 MODS 和休克表现、发展为 SIRS；②有脓毒血症的临床表现或胰腺坏死 >50%；③合并肺炎、菌血症和泌尿系统感染；④胆源性胰腺炎合并急性胆囊炎或急性胆管炎。

2. 胆源性胰腺炎早期是否行 ERCP 治疗　早期诊断并及时去除病因对胆源性胰腺炎治疗至关重要。胆源性胰腺炎多伴有胆管梗阻及继发胆管感染，早期行 ERCP 治疗能发现胆管梗阻的原因，对于 SAP 的病因诊断和后续治疗都有很大益处。但早期行 ERCP 联合 EST 或 ENBD 治疗 SAP 仍存在争议。基于共同通道学说，大量临床试验研究了早期行 ERCP 治疗对 SAP 治愈率的影响，这也是荟萃分析和指南的基础。1999 年，关于 ERCP 治疗急性胆源性胰腺炎的第 1 个荟萃分析推荐所有胆源性胰腺炎均应早期行 ERCP 治疗；2004 年，第二个荟萃分析对有无胆管炎的患者进行了明确区分，结果表明早期行 ERCP 治疗能减少预测重症胆源性胰腺炎的并发症，2008 年，第三个荟萃分析结果表明，在伴发或不伴发胆管炎的轻或重症胆源性胰腺炎中，早期行 ERCP 治疗并不能降低并发症发生率和病死率。还有临床研究结果表明重症胆源性胰腺炎行 ERCP 和 EST 治疗是必要和有效的。基于这些荟萃分析和临床研究，不同国家或组织也制订了相应的指南：美国胃肠学会建议早期行 ERCP 治疗只适用于重症胆源性胰腺炎和胆管炎患者；日本指南建议可疑胆管梗阻和胆管炎的重症胆源性胰腺炎患者行 ERCP 治疗；荷兰指南建议重症胆源性胰腺炎伴有胆管炎或胆管梗阻患者应 24h 内行 ERCP 治疗，对于无胆管炎或胆管梗阻的重症胆源性胰腺炎患者应 72h 内行 ERCP 治疗。由此可见，大量研究结果和指南对于早期行 ERCP 治疗胆源性胰腺炎结论并不一致。目前，对于早期行 ERCP 治疗胆源性胰腺炎虽未达成共识，但国内学者更多倾向于对伴有胆管炎或胆管梗阻的患者早期行 ERCP 治疗。

3. SAP 继发腹腔感染的干预时机　感染坏死是影响 SAP 患者预后的重要因素，对感染坏死的干预与治疗是提高 SAP 患者生存率的重要手段。对 SAP 继发腹腔感染的干预时机有 2 种不同观点：一种认为应早期手术；另一种认为应避免早期手术，尽量延迟手术至发病 4 周后。前者认为，SAP 在发病后 72h 常伴有的腹内高压导致难以纠正的休克甚至发生 MODS，虽未发生感染，也应尽早进行手术，以减缓或终止 SAP 的病情发展。而后者认为，早期手术胰腺坏死感染组织尚未充分液化、局限，导致手术清除不甚彻底，且会加重患者的应激反应，造成"二次打击"，不但不能减缓 SAP 的发展，反而会加重病情。近年来，Buchler 等报道在 SAP 发病 28d 后手术病死率明显下降。由此可见，延迟手术能极大地降低 SAP 的病死率。然而，由于 SAP 继发腹腔感染病情凶险、复杂多变，"治疗窗"可能很短暂，手术时机的延迟应该在严密的临床观察下进行，以免错过最佳外部干预时机。目前，国内外学者对 SAP 手术时机已有一定共识：①发生感染坏死的 SAP 患者，若生命体征稳定，应首选非手术治疗；②感染不是手术的绝对指征，在严密的观察下，尽量延迟手术时间（4 周），但也应避免错过最佳时机。

4. 胆源性胰腺炎胆囊切除的时机　胆源性胰腺炎占我国胰腺炎发病总数的 50% ～ 70%，其中胆囊结石是其首要病因。胆囊结石病因的存在是胰腺炎复发的重要因素。胆囊切除在预防胆源性胰腺炎复发中有重要意义。胆囊切除的最佳时机应取决于疾病的临床表现。但由于胰腺炎病情的特殊性，不适当的手术创伤可能会加重病情，胆囊切除手术的时机也存在争议。多个指南对胆源性胰腺炎胆囊切除的时机也不一致。有学者认为入院时或 2 周内行胆囊切除，也有学者认为出院 3 ～ 4 周后再次入院行胆囊切除。Nguyen 等的研究结果显示：住院期间未行胆囊切除的胆源性胰腺炎复发率达到 25% ～ 63%。主张早期行胆囊切除的学者认为复发的胆源性胰腺炎病情可能更重甚至是致命的。因此，应尽早于住院期间行胆囊切除，以避免或减少胰腺炎复发。主张延迟行胆囊切除的学者也接受胆源性胰腺炎治疗后会复发的风险。他们认为早期胆囊难于分离，可能会加重病情甚至出现更多并发症，如胆管损伤，应让患者从胰腺炎的应激中完全恢复后再行胆囊切除。针对多个指南未能就胆囊切除的时机达成一致，Bakker 等重新评估了胆源性胰腺炎行胆囊切除的最佳时机。这项多中心的研究结果表明，胆源性胰腺炎患者出院平均 6

周行胆囊切除，其因胰腺炎复发再次住院率达 13.7%，而住院期间行胆囊切除的患者复发率则较低。该研究结果更倾向于同次住院期间早期行胆囊切除。目前，国内尚缺乏有关胆囊切除时机的研究，但国内学者更多主张于住院期间 SAP 病情稳定且趋于康复时行胆囊切除。

5. SAP 液体复苏原则　SAP 早期细胞因子和炎症介质的释放，使有效循环血量锐减，血流动力学不稳定，最终导致胰腺微循环障碍甚至 MODS。液体复苏在 SAP 早期治疗中的作用不可忽视。现阶段对于 SAP 急性反应期液体治疗的主要争论是开放性还是限制性液体复苏。充分的液体治疗是维持器官功能、纠正内环境紊乱、防治 MODS 的关键；而不充分的液体治疗可导致休克、微循环低灌注、急性肾功能衰竭等。但过度的液体治疗则加重液体潴留、心肺超负荷导致 ARDS、急性心功能衰竭等。因此，其实质性的争论是对于液体复苏终点的判断。Rivers 等的研究结果发现：早期目标导向治疗对于严重脓毒症和脓毒性休克患者具有重要意义，提出了早期目标导向治疗（early goal directed therapy，EGDT）的概念。目前国内外尚缺乏关于 SAP 早期开放性和限制性液体复苏的临床研究。国内学者的共识是 SAP 急性反应期液体治疗应遵循 EGDT 的基本原则，在保证血流动力学稳定的基础上，减少液体潴留、防治胰外器官功能障碍、促使液体负平衡尽早出现。ECDT 应需达到的目标：心率 80 ~ 110 次 /min、尿量 ≥ 0.5mL/（kg·h）、平均动脉压 ≥ 65mmHg（1mmHg =0.133kPa），中心静脉压 8 ~ 12mmHg、红细胞比容 ≥ 30%、中心静脉血氧饱和度 ≥ 70%。

6. SAP 的营养支持　SAP 可导致快速营养消耗，约 30% 患者伴有营养不良，免疫功能受损致使脓毒症和 MODS 的风险增加而使病死率增加。我们在临床实践中也意识到了营养支持的重要性。营养支持已成为 SAP 支持治疗中必不可少的一部分。直到 20 世纪 90 年代中期，国内外学者均认为经口或鼻的肠内营养对胰腺炎是有害的。在胰腺炎的急性反应期主张完全肠外营养满足机体营养需求，减少胰腺外分泌从而使其得到休息，以利于缓解病情。但随着研究的深入，临床研究结果表明，在完全肠外营养阶段，肠道内会迅速发生一系列改变：肠蠕动紊乱、细菌过度繁殖、动脉血流量减少、肠道黏膜屏障通透性增加和细菌异位，导致胰周和（或）胰腺感染坏死甚至全身感染。而肠内营养能维持肠黏膜的完整性，减少炎症介质的释放和氧化应激及促进 SIRS 的消退。有研究结果表明，急性胰腺炎患者早期肠内营养能明显改善预后。Bakker 等的多中心临床对照试验结果表明：与早期（24h 内）经口或 72h 后经鼻空肠管肠内营养比较，早期经鼻空肠管肠内营养能够明显降低病死率和感染发生率。可见，早期经鼻空肠肠内营养能够避免完全肠外营养的并发症，减少胰腺感染并降低病死率。目前，关于 SAP 营养支持国内学者尚未达成共识，但我们认为，实施符合"个体化"的阶段性营养支持治疗方案更佳。

第五节　重症肝炎

重症肝炎是病毒性肝炎的一种类型，一般是由甲型肝炎病毒、乙型肝炎病毒或混合感染引起的消化道传染病。其主要病变为肝细胞变性，大块或亚大块或大灶性的肝坏死伴肝细胞的重度水肿或新旧不等的亚大块坏死伴再生。食欲缺乏、频繁呕吐、高度腹胀、高度乏力、高度黄疸等为其主要临床表现。甲型肝炎病毒易侵犯学龄儿童，其次为青年，男女发病基本相同。

一、流行病学

近期内有无与肝炎患者密切接触史，有无输血、血制品、针灸史等。在流行地区应注意有无水源、食物污染史。

二、临床表现

临床可分为急性重症肝炎、亚急性重症肝炎、慢性重症肝炎三型，分述如下。

（一）急性重症肝炎
（1）既往无肝炎病史。
（2）发病初期常与急性黄疸型肝炎相似，但病情发展迅速，起病 10d 内出现精神神经症状，肝性脑病Ⅱ度以上，如不积极抢救，常于数日内昏迷。

（3）凝血因子活动度低于40%而无其他原因者。

（4）黄疸急剧加深，肝功能明显异常，特别是血清胆红素大于171μmol/L。

（5）肝臭、扑翼样震颤阳性。

（6）肝脏浊音界逐渐缩小。

（7）有出血倾向，皮肤、黏膜和穿刺部位出血点或瘀斑，甚至胃肠道出血。伤口出血不止等。

（8）有严重的消化道症状（食欲缺乏、频繁呕吐、腹胀或呕逆），极度乏力，同时出现烦躁不安、谵妄、狂躁、抑郁等昏迷前驱症状者，即或黄疸很轻，甚至尚未出现黄疸，亦应考虑本病。

（9）肝炎发病后过度劳累、大量饮酒或应用损肝药物、妊娠晚期罹患肝炎等易诱发本病。

（二）亚急性重型肝炎

发病初期类似一般肝炎，起病后10d以上凝血因子时间明显延长（凝血因子活动度低于40%）；具有以下指征之一者可以确诊。

（1）出现Ⅱ度以上肝性脑病症状。

（2）黄疸迅速上升（数日内血清胆红素上升大于171μmol/L），肝功能严重损害（血清ALT升高或酶胆分离、A/G倒置、丙种球蛋白升高）。

（3）高度乏力及明显食欲减退、恶心、呕吐、重度腹胀。

（4）可有明显的出血现象（对无腹腔积液及明显出血现象者，应注意是否为本型的早期）。多于起病后2～12周内死亡，一部分患者可发展为坏死后肝硬化。

（三）慢性重型肝炎

临床表现同亚急性重型肝炎，但有慢性肝炎、肝硬化或乙肝表面抗原携带史、体征及严重肝功能损害，或虽无上述病史，但影像学、腹腔镜检或肝穿检查支持慢性肝炎表现者。根据临床表现，亚急性和慢性重型肝炎均可分为早、中、晚三期。

早期：符合急性肝衰的基本条件，如严重的周身及消化道症状，黄疸迅速加深，但未发生明显的脑病，亦未出现腹腔积液。血清胆红素≥171μmol/L凝血因子活动度≤40%，或经病理证实。

中期：有Ⅱ度肝性脑病或明显腹腔积液、出血倾向（出血或瘀斑），凝血因子活动度≤30%。

晚期：有难治性并发症如肝肾综合征，消化道出血、严重出血倾向（注射部位瘀斑）、严重感染、难以纠正的电解质紊乱或Ⅱ度以上肝性脑病、脑水肿。凝血因子活动度≤20%。

三、治疗

本型肝炎的病死率高，目前尚缺乏肯定有效的特效疗法，故应采取综合疗法。其原则是：支持疗法，减少肝细胞坏死，促使肝细胞再生，预防和治疗各种并发症，加强监护，千方百计维持患者生命，等待肝功能的恢复。

（一）支持疗法

卧床休息，饮食宜低盐、低脂肪、高糖，保证充足的热量，不能口服者可静脉滴注10%～25%葡萄糖溶液，同时给予小量胰岛素。补充足量的维生素B族和维生素C以及三磷酸腺苷、辅酶A等。保持水、电解质的平衡，保持口腔及皮肤的清洁。在昏迷期禁食蛋白，禁用含氨药物，慎用镇静剂、利尿剂。

（二）减少肝细胞坏死，促进肝细胞再生

（1）肝细胞生长刺激因子疗法：可静脉滴注促肝细胞生长素（HGF）60～100mg，每日2次，至患者清醒或明显好转，一般一个月为一疗程。此药较安全，无过敏反应及其他毒副不良反应，剂量也可以再加大。

（2）前列腺素E₁（PGE₁）：PGE1有扩张肝脏血管，增加肝血流量，促进肝细胞再生，稳定溶酶体膜，减少肿瘤坏死因子产生，减轻肝损伤的作用。但本药不良反应大，常出现头痛、高热等。

（3）肾上腺皮质激素：在病程早期（出现精神症状之前或刚出现精神症状时），短期应用中等剂量可能有一定疗效，一般用3～5d。病程后期则禁用。在应用皮质激素的同时应用胸腺素10～20mg，每日一次，静脉或肌内注射。

（4）胰高血糖素－胰岛素（G-I）疗法：一般可用胰高血糖素 1mg、胰岛素 10U，加入 10% 葡萄糖溶液 500mL 内，静脉缓慢滴注，如输注太快可有恶心、呕吐、心悸等不适，每日 1 ~ 2 次，有阻断肝细胞坏死和促进 DNA 合成作用，从而促使肝细胞再生。但慢性重型肝炎应慎用或不用此疗法。

（5）甘草酸：有类似皮质激素的非特异性消炎作用，而无加重继发感染的危险，唯效力较弱，不能用皮质激素者可应用，每日 100 ~ 120mL，静脉滴注。

（三）免疫调节疗法和抗病毒行疗法

（1）胸腺素：小牛胸腺素及猪胸腺素，均可应用。剂量每日 10 ~ 20mg，静脉滴注或肌内注射。

（2）新鲜血浆或新鲜血液可每日或隔日输入少量（血浆 50 ~ 100mL，血液 100 ~ 200mL）：此疗法的关键是新鲜，最好是采血当日，最迟不超过 3d，只有新鲜血浆中才含有调理素和补体等免疫活性物质，不但可提高机体的防御功能，预防继发感染，而且可输入蛋白质及凝血因子，有利于肝细胞的恢复及出血倾向的减少。

（3）干扰素：目前对于急性重型肝炎是否应该使用干扰素认识不一。有人认为干扰素可以抑制病毒复制，有利于疾病的恢复。也有人认为暴发型肝炎的发病机制主要是超敏反应，在这种情况下应用干扰素不但无益，反而有害，因干扰素可增加肝细胞表面 HLA 的表达，可加重 TK 细胞对肝细胞的杀伤作用，不主张应用，在干扰素的疗效尚未十分肯定的情况下，比较多的临床工作者在抢救重症肝炎时不使用干扰素。

（四）对症疗法

重症肝炎常出现肝性脑病、出血、肝肾综合征、脑水肿、DIC 等症状，应分别积极治疗。

1. 肝性脑病的预防和治疗

（1）应注意出血倾向，防止凝血因子的衰减。

（2）避免并发细菌、真菌和其他病毒性感染。

（3）慎重放腹腔积液，只有在大量腹腔积液、压迫症状明显、循环障碍时作为配合治疗的一种措施。一般一次放腹腔积液量不宜太多，以稍能缓解压迫症状为度。严防因放腹腔积液导致腹腔感染、放腹腔积液过急引起晕厥及入肝血骤降而加速肝细胞坏死，促发肝性脑病。可在放腹腔积液前先注高渗葡萄糖、补充血浆白蛋白或输血。

（4）禁用麻醉安眠药：于肝性脑病前期烦躁时，可予异丙嗪，必要时可服水合氯醛，注射副醛或用水合氯醛灌肠。

（5）注意预防、清除和抑制微生物内毒素和肠道含氨物质的产生和吸收。

（6）禁用氯化铵、水解蛋白酶及乙酰唑胺等使氨增高的药物。

（7）有昏迷前期症状时，宜早期应用降低血氨和清除、取代假性神经介质的药物。

（8）积极纠正水、电解质和酸碱平衡的紊乱。

（9）供给足量葡萄糖、维生素与能量代谢药物。

（10）特别要防止缺氧、低血钾和脑水肿的产生。

2. 大出血的预防和治疗

（1）补充凝血物质：可输注凝血因子复合物，每次 1 瓶，每日 2 ~ 3 次，至凝血因子活动度恢复或接近正常，亦可同时输新鲜血浆、新鲜血液，并同时注射维生素 K 及其他止血药物。

（2）活血药物：给予低分子右旋糖酐、川芎、丹参注射液等活血药物，以预防 DIC 的发生。

（3）可用雷尼替丁 0.15g，每晚一次。亦可用西咪替丁 0.2g，每日 3 次，口服，或静脉注射 0.4g，每日 2 次。亦可用奥美拉唑等质子泵抑制剂以预防呕血的发生。

（4）垂体后叶素适用于门脉高压所致的上消化道出血者。

3. DIC 的预防和治疗应密切观察　有无 DIC 的发生，如有，应根据血凝状态采取不同措施。

（1）如处于高凝状态，则以应用肝素为主 1mg/kg，加入葡萄糖溶液或其他液体如低分子右旋糖酐 250mL 中，静脉滴注，每 4 ~ 6h 一次，使试管法凝血时间维持在 20 ~ 30min 为宜。

（2）当已发生纤溶时，则必须同时加用抗纤溶剂如6-氨基己酸，首剂4~6g，溶于葡萄糖溶液中，15~30min滴完，以后每6h可滴注1g，可维持12~24h，亦可用氨甲苯酸。

4. 脑水肿的预防和治疗　脑水肿是急性重型肝炎常见的重要的并发症，是致死的主要原因之一。必须密切观察，及时发现，积极治疗，常用20%甘露醇或25%山梨醇，每次1~2g/kg，每4~6h一次，静脉推注。

5. 肾功能不全的预防和治疗　过量利尿，消化道出血，大量多次放腹腔积液，DIC、休克、严重感染、应用损伤肾功的药物易诱发肾功能不全，应注意避免和及时处理，避免应用消炎痛、保泰松、阿司匹林等抑制前列腺素合成的药物，有人认为早期应用改善肾血流量的药物可能有预防和治疗作用。当出现少尿或无尿，应区别是血容量不足还是肾功能不全，如为肾功能不全则应鉴别是肾小管坏死还是肝－肾综合征。

（五）肝移植

肝移植治疗急性重型肝炎自1988年以来在西方日益增多，有人报告成活率达66.7%~80%。国内应设法开展。

第六节　肝衰竭

一、肝衰竭的定义和病因

（一）定义

肝衰竭是多种因素引起的严重肝脏损害，导致其合成、解毒、排泄和生物转化等功能发生严重障碍或失代偿，出现以凝血功能障碍、黄疸、肝性脑病、腹腔积液等为主要表现的一组临床综合征。

（二）病因

在我国引起肝衰竭的首要病因是肝炎病毒（主要是乙型肝炎病毒），其次是药物及肝毒性物质（如乙醇、化学制剂等）。在欧美国家，药物是引起急性、亚急性肝衰竭的主要原因；酒精性肝损害常引起慢性或慢加急性肝衰竭。儿童肝衰竭还可见于遗传代谢性疾病（表4-3）。

表4-3　肝衰竭的病因

病因	实例
肝炎病毒	甲型、乙型、丙型、丁型、戊型肝炎病毒（HAV, HBV, HCV, HDV, HEV）
其他病毒	巨细胞病毒（CMV）、EB病毒（EBV）、肠道病毒、疱疹病毒等
药物及肝毒性物质	对乙酰氨基酚、抗结核病药物（异烟肼、利福平、吡嗪酰胺等）、抗代谢药、抗肿瘤化疗药物、部分中草药（如土三七）、抗风湿病药物、乙醇、毒蕈等
细菌及寄生虫等病原体感染	严重或持续感染（如败血症、血吸虫病等）
妊娠急性脂肪肝	
自身免疫性肝病	
代谢异常	肝豆状核变性、遗传性糖代谢障碍等
缺血缺氧	休克、充血性心力衰竭等
肝移植、部分肝切除、肝脏肿瘤、先天性胆管闭锁、其他	胆汁淤积性肝病、创伤、辐射等

（三）发病机制

1. 宿主因素　①有众多证据显示宿主遗传背景在乙型肝炎重症化过程中的重要性。目前对乙型肝炎病毒（HBV）感染与清除、慢性HBV感染相关肝硬化及肝癌等疾病表现的遗传因素研究较多，但对重型乙型肝炎遗传易感性研究较少。②宿主免疫在肝衰竭发病中的作用已被广泛认可，以CTL为核心的细胞免疫在清除细胞内病毒方面起关键作用，同时也是造成细胞凋亡或坏死的主要因素。

2. 病毒因素　①病毒对肝脏的直接作用。我国以乙型肝炎患者居多。研究表明，细胞内过度表达的 HBsAg 可导致肝细胞损伤及功能衰竭。HBV 的 X 蛋白也可引起肝脏损伤，在感染早期，X 蛋白使肝细胞对 TNF-α 等炎性介质更敏感而诱导细胞凋亡，过可能与重型乙型肝炎发病有关。②研究表明，HBV 基因变异可引起细胞坏死，导致严重的肝脏损害。

3. 毒素因素　严重肝病患者，由于库普弗细胞功能严重受损，来自门静脉的大量内毒素未经解毒而溢入体循环。内毒素可直接或通过激活库普弗细胞释放的化学介质引起肝坏死，且是其他肝毒物质（如半乳糖胺、CC14 和乙醇等）致肝坏死的辅助因素，因而可导致肝衰竭的发生。

4. 代谢因素　各类慢性肝病患者皆存在不同程度的肝脏微循环障碍，血液难以进出肝脏，无法保证对肝细胞的营养供应。胃肠道吸收的营养成分难以进入肝脏，消化不良；吸收在血液中的药物难以进入肝脏与肝细胞接触，无法有效发挥药物疗效；代谢废物难以排出肝脏，成为毒素，滞留于肝脏，导致肝细胞损伤，而加快肝病进展。

（四）流行病学

我国肝衰竭的病因主要是 HBV 感染，这也是我国最常见的肝脏疾病死亡原因，临床表现以慢加急性肝衰竭为主，其次是药物及肝毒性物质（如乙醇、化学制剂等）导致的肝衰竭。在我国研究中，免疫抑制剂是 HBV 再激活的重要诱因之一，任一 HBV 血清学标志物阳性的感染者均可发生肝衰竭，为直接致病机制。大量病毒复制导致肝细胞营养耗竭，免疫麻痹（与免疫耐受完全不同）是损伤前提。HBV 相关肝衰竭病情严重、并发症多、治疗困难、病死率高。发患者群以男性居多，女性较少，年龄则以青壮年为主，且呈上升趋势。

二、肝衰竭的分类和诊断

（一）分类

根据病理组织学特征和病情发展速度，肝衰竭可分为四类：急性肝衰竭（acute liver failure，ALF）、亚急性肝衰竭（subacute liver failure，SALF）、慢加急性（亚急性）肝衰竭（acute-on-chronic liver failure，ACLF）和慢性肝衰竭（chronic live failure，CLF）。分类见表4-4。

表4-4　肝衰竭的分类及定义

肝衰竭的分类	定义
急性肝衰竭	急性起病，无基础肝病史，2周以内出现以Ⅰ度以上肝性脑病为特征的肝衰竭临床表现
亚急性肝衰竭	起病较急，无基础肝病史，2～26周出现肝功能衰竭的临床表现
慢加急性（亚急性）肝衰竭	在慢性肝病基础上，出现急性（通常在4周内）肝功能失代偿的临床表现
慢性肝衰竭	在肝硬化基础上，出现肝功能进行性减退引起的以腹腔积液或肝性脑病等为主要表现的慢性肝功能失代偿的临床表现

（二）诊断

1. 临床诊断　肝衰竭的临床诊断需要依据病史、临床表现和辅助检查等综合分析而确定。

（1）急性肝衰竭：急性起病，2周内出现Ⅱ度及以上肝性脑病（按Ⅳ度分类法划分）并有以下表现者：①极度乏力，有明显厌食、腹胀、恶心、呕吐等严重消化道症状；②短期内黄疸进行性加深；③出血倾向明显，血浆凝血因子活动度（PTA）≤40%（或 INR≥1.5），且排除其他原因；④肝脏进行性缩小。

（2）亚急性肝衰竭：起病较急，2～26周出现以下表现者：①极度乏力，有明显的消化道症状；②黄疸迅速加深，血清总胆红素（TBil）大于正常值上限10倍或每日上升≥17.1μmol/L；③伴或不伴有肝性脑病；④出血倾向明显，PTA≤40%（或 INR≥1.5）并排除其他原因者。

（3）慢加急性（亚急性）肝衰竭：在慢性肝病基础上，短期内发生急性或亚急性肝功能失代偿的临床综合征，表现为：①极度乏力，有明显的消化道症状；②黄疸迅速加深，血清 TBil 大于正常值上限10倍或每日上升≥17.1μmol/L；③出血倾向，PTA≤40%（或 INR≥1.5），并排除其他原因者；④失代偿性腹腔积液；⑤伴或不伴有肝性脑病。

（4）慢性肝衰竭：在肝硬化基础上，肝功能进行性减退和失代偿：①血清 TBil 明显升高，②白蛋白明显降低；③出血倾向明显，PTA≤40%（或 INR≥1.5），并排除其他原因者；④有腹腔积液或门静脉高压等表现；⑤肝性脑病。

2. 组织病理学表现　组织病理学检查在肝衰竭的诊断、分类及预后判定中具有重要价值，但由于肝衰竭患者的凝血功能严重低下，实施肝穿刺具有一定的风险，在临床工作中应特别注意。肝衰竭发生时（慢性肝衰竭除外），肝脏组织学检查可观察到广泛的肝细胞坏死，坏死的部位和范围因病因和病程不同而不同。按照坏死的范围程度，可分为大块坏死（坏死范围超过肝实质的2/3），亚大块坏死（约占肝实质的1/2～2/3），融合性坏死（相邻成片的肝细胞坏死）及桥接坏死（较广泛的融合性坏死并破坏肝实质结构）。在不同病程肝衰竭肝组织中，可观察到一次性或多次性新旧不一的肝细胞坏死病变。

（1）急性肝衰竭：肝细胞呈一次性坏死，可呈大块或亚大块坏死，或桥接坏死，伴存活肝细胞严重变性，肝窦网状支架塌陷或部分塌陷。

（2）亚急性肝衰竭：肝组织呈新旧不等的亚大块坏死或桥接坏死；较陈旧的坏死区网状纤维塌陷，或有胶原纤维沉积，残留肝细胞有程度不等的再生，并可见细、小胆管增生和胆汁淤积。

（3）慢加急性（亚急性）肝衰竭：慢加急性（亚急性）肝衰竭是在慢性肝病病理损害的基础上，发生新的程度不等的肝细胞坏死性病变。

（4）慢性肝衰竭：慢性肝衰竭主要为弥漫性肝纤维化以及异常增生结节形成，可伴有分布不均的肝细胞坏死。

（三）分期

根据临床表现的严重程度，亚急性肝衰竭和慢加急性（亚急性）肝衰竭可分为早期、中期和晚期。

1. 早期　①有极度乏力，并有明显厌食、呕吐和腹胀等严重消化道症状；②黄疸进行性加深（血清TBil ≥ 171μmol/L或每日上升 ≥ 17.1μmol/L）；③有出血倾向，30%<PTA ≤ 40%，（或1.5<INR ≤ 1.9）；④未出现肝性脑病或其他并发症。

2. 中期　在肝衰竭早期表现基础上，病情进一步发展，出现以下两条之一者：①出现Ⅱ度以下肝性脑病和（或）明显腹腔积液、感染；②出血倾向明显（出血点或瘀斑），20%<PTA ≤ 30%（或1.9<INR ≤ 2.6）。

3. 晚期　在肝衰竭中期表现基础上，病情进一步加重，有严重出血倾向（注射部位瘀斑等），PTA ≤ 20%（或INR ≥ 2.6），并出现以下四条之一者：肝肾综合征、上消化道大出血、严重感染、Ⅱ度以上肝性脑病。

考虑到一旦发生肝衰竭治疗极其困难，病死率高，故对于出现以下肝衰竭前期临床特征的患者，须引起高度的重视，进行积极处理：①极度乏力，并有明显厌食、呕吐和腹胀等严重消化道症状；②黄疸升高（TBil ≥ 51μmol/L，但 ≤ 171μmol/L），且每日上升 ≥ 17.1μmol/L；③有出血倾向，40%<PTA ≤ 50%（或1.5<INR ≤ 1.6）。

（四）肝衰竭诊断格式

肝衰竭不是一个独立的临床疾病，而是一种功能性诊断。在临床实际应用中，完整的诊断应包括病因、临床类型及分期，建议按照以下格式书写，例如：①药物性肝炎：急性肝衰竭；②病毒性肝炎，急性，戊型：亚急性肝衰竭（中期）；③病毒性肝炎，慢性，乙型：病毒性肝炎，急性，戊型，慢加急性（亚急性）肝衰竭（早期）；④血吸虫性肝硬化慢性肝衰竭；⑤亚急性肝衰竭（早期）：原因待查（入院诊断）；原因未明（出院诊断）（对可疑原因写出并打问号）。

（五）疗效判断

1. 疗效指标　主要疗效指标是生存率（4、12、24和48周生存率）。次要疗效指标包括：乏力、纳差、腹胀、尿少、出血倾向、肝性脑病、感染及腹腔积液等临床症状和体征的改善；血液生化学检查示TBil下降，PTA（INR）恢复正常，人血白蛋白改善。

2. 治愈率或好转率

（1）临床治愈标准：①乏力、纳差、腹胀、尿少、出血倾向和肝性脑病等临床症状消失；②黄疸消退，肝脏恢复正常大小；③肝功能指标基本恢复正常；④ PTA（INR）恢复正常。急性、亚急性肝衰竭常以临床治愈率作为判断标准。

（2）临床好转标准：①乏力、纳差、腹胀、出血倾向等临床症状明显好转，肝性脑病消失；②

黄疸、腹腔积液等体征明显好转；③肝功能指标明显好转（TBil 降至正常的 5 倍以下，PTA>40% 或 INR<1.6）。慢加急性、慢性肝衰竭以临床好转率作为判断标准。

（六）预后评估

肝衰竭尚缺乏敏感、可靠的临床评估指标或体系。多因素预后评价模型如皇家医学院医院（King's College Hospital，KCH）标准、终末期肝病模型（MELD）、序贯器官衰竭评估（sequential organ failure assessment，SOFA）、Child pugh-Turcotte 评分（CTP）等，以及单因素指标如 TBil、凝血因子时间（PT）、血肌酐、胆碱酯酶、血脂、血清钠等对肝衰竭预后评估有一定价值，可在临床参考应用。

三、肝衰竭的治疗

目前肝衰竭的内科治疗尚缺乏特效药物和手段。原则上强调早期诊断、早期治疗，针对不同病因采取相应的病因治疗措施和综合治疗措施，并积极防治各种并发症。肝衰竭患者诊断明确后，应进行病情评估和重症监护治疗。有条件者，早期进行人工肝治疗，视病情进展情况进行肝移植前准备。

（一）内科综合治疗

1. 一般支持治疗

（1）卧床休息，减少体力消耗，减轻肝脏负担。

（2）加强病情监测处理：建议完善 PTA/INR，血氨及血液生化的监测，动脉血乳酸，内毒素，嗜肝病毒标志物，铜蓝蛋白，自身免疫性肝病相关抗体检测，以及腹部 B 超（肝胆脾胰、腹腔积液），胸廓 X 线检查，心电图等相关检查。

（3）推荐肠道内营养，包括高碳水化合物、低脂、适量蛋白饮食，提供每千克体重 35 ~ 40kcal 总热量，肝性脑病患者需限制经肠道蛋白摄入，进食不足者，每日静脉补给足够的热量、液体和维生素。

（4）积极纠正低蛋白血症，补充白蛋白或新鲜血浆，并酌情补充凝血因子。

（5）进行血气监测，注意纠正水电解质及酸碱平衡紊乱，特别要注意纠正低钠、低氯、低镁、低钾血症。

（6）注意消毒隔离，加强口腔护理及肠道管理，预防医院感染发生。

2. 病因治疗　肝衰竭病因对指导治疗及判断预后具有重要价值，包含发病原因及诱因两类。对其尚不明确者，应积极寻找病因以期达到正确处理的目的。

（1）病毒性肝炎：对病毒性肝炎肝衰竭的病因学治疗，目前主要针对 HBV 感染所致的患者。对 HBV DNA 阳性的肝衰竭患者，不论其检测出的 HBV DNA 滴度高低，建议立即使用核苷（酸）类药物抗病毒治疗，应注意晚期肝衰竭患者因残存肝细胞过少、再生能力严重受损，抗病毒治疗似难以改善肝衰竭的结局。在我国上市的核苷（酸）类药物中，拉米夫定、恩替卡韦、替比夫定、阿德福韦酯等均可有效降低 HBV DNA 水平，降低肝衰竭患者的病死率。其中前三种更加强效快速，而阿德福韦酯则较为慢速，但对于高病毒载量且过去有过核苷（酸）类药耐药者，阿德福韦酯则为不可或缺的药物。今后，随着替诺福韦的上市，将可增加一种良好选择。考虑到慢性 HBV 相关肝衰竭常为终生用药，应坚持足够的疗程，避免病情好转后过早停药导致复发；应注意后续治疗中病毒耐药变异，并做出及时处理。对免疫抑制剂所致 HBV 再激活者应以预防为主，放宽核苷（酸）类药物的适应证（HBV 血清学标志物阳性即可）。甲型、戊型病毒性肝炎引起的急性肝衰竭，目前尚未证明病毒特异性治疗有效。对确定或疑似疱疹病毒或水痘—带状疱疹病毒感染引发的急性肝衰竭患者，可使用阿昔洛韦（5 ~ 10mg/kg，每 8h 一次，静脉滴注）治疗，并考虑进行肝移植。

（2）药物性肝损伤所致急性肝衰竭：应停用所有可疑的药物，追溯过去 6 个月服用的处方药、中草药、非处方药、膳食补充剂的详细信息（包括服用、数量和最后一次服用的时间）。尽可能确定非处方药的成分。已有研究证明，N- 乙酰半胱氨酸（NAC）对药物性肝损伤所致急性肝衰竭有益。其中，确诊或疑似对乙酰氨基酚（APAP）过量引起的急性肝衰竭患者，如摄入 APAP 在 4h 之内，在给予 N- 乙酰半胱氨酸之前应先口服活性肽。摄入大量 APAP 的患者，血清药物浓度或转氨酶升高提示即将或已经发生了肝损伤，应立即给予 N- 乙酰半胱氨酸。怀疑 APAP 中毒的急性肝衰竭患者，也可应用 N- 乙酰半胱氨酸。

必要时，给予人工肝吸附治疗。对于非 APAP 引起的急性肝衰竭患者，应用 N-乙酰半胱氨酸亦可改善结局。

（3）确诊或疑似毒蕈中毒的急性肝衰竭患者，可考虑应用青霉素 G 和水飞蓟素。继发于蘑菇中毒的急性肝衰竭患者应被列入移植名单，因为这种操作往往是挽救生命的唯一选择。

（4）妊娠急性脂肪肝 /HELLP 综合征所导致的肝衰竭建议立即终止妊娠，如果终止妊娠后病情仍继续进展，须考虑人工肝和肝移植治疗。

（5）Wilson 病：要排除 Wilson 病，应获取铜蓝蛋白、血清和尿铜水平、裂隙灯检查有无角膜色素环（Kayser-Fleische ring）、肝脏铜水平（当肝活检可行时）以及总胆红素 /碱性磷酸酶的比值；对于 Wilson 病可能为急性肝衰竭病因的患者，必须迅速考虑进行肝移植。

（6）自身免疫性肝炎：当怀疑自身免疫性肝炎是急性肝衰竭的病因且自身抗体为阴性时，建议进行肝活检；有凝血病和自身免疫性肝炎所致肝性脑病的患者应考虑用糖皮质激素治疗（泼尼松，40～60mg/d）；即使正在使用糖皮质激素、自身免疫性肝炎患者，也应考虑进行移植。

3. 其他治疗

（1）肾上腺皮质激素在肝衰竭中的使用：目前对于肾上腺皮质激素在肝衰竭治疗中的应用尚存在不同意见。非病毒感染性肝衰竭，如自身免疫性肝炎是其适应证，可考虑使用泼尼松 40～60mg/d，其他原因所致肝衰竭前期或早期，若病情发展迅速且无严重感染、出血等并发症者，也可酌情使用。

（2）促肝细胞生长治疗：为减少肝细胞坏死，促进肝细胞再生，可酌情使用促肝细胞生长素和前列腺素 E1（PCE1）脂质体等药物，但疗效尚需进一步确定。

（3）微生态调节治疗：肝衰竭患者存在肠道微生态失衡，肠道益生菌减少，肠道有害菌增加，而应用肠道微生态制剂可改善肝衰竭患者预后。根据这一原理，可应用肠道微生态调节剂、乳果糖或拉克替醇，以减少肠道细菌易位或降低内毒素血症及肝性脑病的发生。

4. 防治并发症

（1）脑水肿：有颅内压增高者，给予甘露醇 0.5～1.0g/kg；襻利尿剂，一般选用呋塞米，可与渗透性脱水剂交替使用；人工肝支持治疗，不推荐肾上腺皮质激素用于控制颅内高压；急性肝衰竭患者使用低温疗法可防止脑水肿，降低颅内压。

（2）肝性脑病：去除诱因，如严重感染、出血及电解质紊乱等，限制蛋白性食，应用乳果糖或拉克替醇，口服或高位灌肠，可酸化肠道，促进氨的排出，调节微生态，减少肠源性毒素吸收，视患者的电解质和酸碱平衡情况酌情选用精氨酸、鸟氨酸 – 门冬氨酸等降氨药物；对慢性肝衰竭或慢加急性肝衰竭患者可酌情使用支链氨基酸或支链氨基酸与精氨酸混合制剂以纠正氨基酸失衡；对Ⅲ度以上的肝性脑病建议气管插管；抽搐患者可酌情使用半衰期短的苯妥英或苯二氮䓬类镇静药物，但不推荐预防用药。人工肝支持治疗。

（3）合并细菌或真菌感染：推荐常规进行血液和其他体液的病原学检测；除了慢性肝衰竭时可酌情口服喹诺酮类作为肠道感染的预防以外，一般不推荐常规预防性使用抗菌药物，一旦出现感染，应首先根据经验选择抗菌药物，并及时根据培养及药敏试验结果调整用药。使用强效或联合抗菌药物、激素等治疗时，应同时注意防治真菌二重感染。

（4）低钠血症及顽固性腹腔积液：低钠血症是失代偿肝硬化的常见并发症，而低钠血症、顽固性腹腔积液与急性肾损伤等并发症常见相互关联及连续发展。从源头上处理低钠血症是预防后续并发症的关键措施。水钠潴留所致稀释性低钠血症是其常见原因，而现有的利尿剂均导致血钠排出，且临床上传统的补钠方法不仅疗效不佳，反而易导致脑桥髓鞘溶解症。托伐普坦（tolvaptan）作为精氨酸加压素 V_2 受体阻滞剂，可通过选择性阻断集合管主细胞 V_2 受体，促进自由水的排泄，已成为治疗低钠血症及顽固性腹腔积液的新途径。

（5）急性肾损伤及肝肾综合征：保持有效循环血容量，低血压初始治疗建议静脉输注生理盐水。顽固性低血容量性低血压患者可使用系统性血管活性药物，如特利加压素或去甲肾上腺素加白蛋白静脉输注，但在有颅内高压的严重脑病患者中应谨慎使用，以免因脑血流量增加而加重脑水。保持平均动脉压

≥75mmHg。限制液体入量，24h总入量不超过尿量加500～700mL。人工肝支持治疗。

（6）出血：推荐常规预防性使用H_2受体阻滞剂或质子泵抑制剂。对门静脉高压性出血患者，为降低门静脉压力，首选生长抑素类似物，也可使用垂体后叶素（或联合应用硝酸酯类药物）；食管胃底静脉曲张所致出血者可采用三腔二囊管压迫止血；或行内镜下硬化剂注射或套扎治疗止血，可行介入治疗，如TIPS。对显著凝血障碍患者，可给予新鲜血浆、凝血因子复合物和纤维蛋白原等补充凝血因子，血小板显著减少者可输注血小板，对弥漫性血管内凝血（DIC）者可酌情给予小剂量低分子肝素或普通肝素，对有纤溶亢进证据者，可应用氨甲环酸或止血芳酸等抗纤溶药物。肝衰竭患者常合并维生素K缺乏，故推荐常规使用维生素K（5～10mg）。

（7）肝肺综合征：PaO_2<80mmHg时，应给予氧疗，通过鼻导管或面罩给予低流量氧（2～4L/min），对于氧气需要量增加的患者，可行加压面罩给氧或者行气管插管后予以呼吸机辅助通气支持。

（二）人工肝支持治疗

1. 治疗机制和方法 人工肝支持系统是治疗肝衰竭有效的方法之一，其治疗机制是基于肝细胞的强大再生能力，通过一个体外的机械、理化和生物装置，清除各种有害物质，补充必需物质，改善内环境，暂时替代衰竭肝脏的部分功能，为肝细胞再生及肝功能恢复创造条件或等待机会进行肝移植。

人工肝支持系统分为非生物型、生物型和混合型三种。非生物型人工肝已在临床广泛应用并被证明确有一定疗效。在临床实践中，血液净化常用方法有血浆置换（plasma exchange，PE）、血液/血浆灌流（hemoperfusion，HP或plasma perfusion，PP）、血液滤过（hemofiltration，HF）、血浆胆红素吸附（plasma bilirubin adsorption，PBA）、连续性血液透析滤过（continuous hemodiafiltration，CHDF）等，我国学者创建了新一代个体化的非生物型人工肝支持系统：PE（血浆置换）、PEF（血浆置换联合持续血液滤过）、PED（血浆滤过透析，plasmadiafiltration）、PEAF（血浆置换联合体外血浆吸附和血液滤过）。上述技术针对不同病因、不同病情、不同分期的肝衰竭患者均有较显著疗效，统称为李氏人工系统[Li's Artificial Liver System（Li-ALS）]，临床上应根据患者的具体情况合理选择不同方法进行个体化治疗：在药物和毒物相关性的肝衰竭应用PBA/PEF/PED/PEAF治疗，在严重感染所致的肝衰竭应用PEF治疗，在病毒性肝炎肝衰竭早期应用PE治疗，在病毒性肝炎肝衰竭中期应用PEF或PAEF治疗，伴有脑水肿或肾衰竭时，可选用PEF或PED治疗；伴有水电解质紊乱时，可选用PED或PEF治疗，对伴有显著淤胆症状者可用PBA。其他原因所致肝衰竭治疗亦可参照应用该系统进行治疗。应注意人工肝支持系统治疗操作的规范化。

生物型及混合生物型人工肝支持系统不仅具有解毒功能，而且还具备部分合成和代谢功能，是人工肝发展的方向。国内外生物型/混合型人工肝尚处于临床试验阶段，部分系统完成了Ⅱ/Ⅲ期临床试验并证明了其对部分肝衰竭患者的有效性。现在生物型/混合型人工肝研究的方向是确认其生物安全性，同时提高疗效，在此基础上扩大临床试验的规模进行验证。干细胞治疗肝衰竭是具有应用前景的研究方向，但其机制仍未阐明。虽然干细胞治疗在动物实验中获得了较好疗效，但在临床应用中尚缺乏足够的经验及证据。

2. 适应证 ①各种原因引起的肝衰竭早、中期，INR在1.5～2.5之间和血小板>$50×10^9$/L的患者为宜；晚期肝衰竭患者亦可进行治疗，但并发症多见，治疗风险大，临床医生应评估风险及利益后做出治疗决定，未达到肝衰竭诊断标准，但有肝衰竭倾向者，亦可考虑早期干预。②晚期肝衰竭肝移植术前等待供体、肝移植术后排异反应、移植肝无功能期的患者。

3. 相对禁忌证 ①严重活动性出血或并发DIC者；②对治疗过程中所用血制品或药品如血浆、肝素和鱼精蛋白等高度过敏者；③循环功能衰竭者；④心脑梗死非稳定期者；⑤妊娠晚期。

4. 并发症 人工肝支持系统治疗的并发症有出血、凝血、低血压、继发感染、变态反应、低血钙、失衡综合征等，需要在人工肝支持系统治疗前充分评估并预防并发症的发生，在人工肝支持系统治疗中和治疗后要严密观察并发症，随着人工肝技术的发展，并发症发生率将进一步下降。

（三）肝移植

肝移植是治疗中晚期肝衰竭最有效的挽救性治疗手段。当前可用的预后评分系统有MELD等对终末期肝病的预测价值较高，但对急性肝衰竭意义有限，因此，不建议完全依赖这些模型选择肝移植候选人。

1. 适应证 ①各种原因所致的中晚期肝衰竭，经积极内科综合治疗和（或）人工肝治疗疗效欠佳，不能通过上述方法好转或恢复者；②各种类型的终末期肝硬化。

2. 禁忌证

（1）绝对禁忌证：①难以控制的感染，包括肺部感染、脓毒血症、腹腔感染、颅内感染、活动性结核病；②肝外合并难以根治的恶性肿瘤；③合并心、脑、肺、肾等重要脏器的器质性病变，需要基本生命支持，包括重度心功能不全、颅内出血、脑死亡、肾功能不全行肾脏替代治疗时间大于 1 个月；④获得性人类免疫缺陷综合征病毒（HIV）感染；⑤难以戒除的酗酒或吸毒；⑥难以控制的精神疾病。

（2）相对禁忌证：①年龄大于 65 岁；②合并心、脑、肺、肾等重要脏器功能性病变；③肝脏恶性肿瘤伴门静脉主干癌栓形成；④广泛门静脉血栓形成、门静脉海绵样变等导致无法找到合适的门静脉流入道者。

3. 移植肝再感染肝炎病毒的预防和治疗

（1）HBV 再感染：肝移植术后 HBV 再感染的预防方案是术前即开始使用核苷（酸）类药物；术中和术后长期应用高效价乙型肝炎免疫球蛋白，并联合核苷（酸）类药物长期治疗，包括拉米夫定，阿德福韦酯、恩替卡韦、替比夫定、替诺福韦酯等。近年发现对成功预防术后 HBV 再感染者可单用核苷（酸）类药物治疗，且部分患者通过接种乙型肝炎疫苗获得持久性抗体（抗 –HBs）。

（2）HCV 再感染：目前对于 HCV 感染患者肝移植术后肝炎复发，建议肝移植术前开始进行 α 干扰素及利巴韦林联合抗病毒治疗，以降低术后再感染率，但相应的严重药物相关不良事件发生概率增高。术后是否需要进行抗病毒药物预防，尚无定论。

第七节　肝性脑病

肝性脑病（hepatic encephalopathy）又称为肝昏迷或门体脑病（portal systemic encephalopathy）。它是指发生在严重肝脏疾病伴有肝功能失调或障碍，或各种原因导致的门脉高压伴广泛门体分流的基础上出现的一系列中枢神经功能失调综合征，主要表现为意识障碍、行为失常和昏迷。

一、病因和诱因

引起肝性脑病的常见病因分为以下几种。

1. 急性肝性肝功能衰竭　如暴发性、重症各种病毒性肝炎、药物性肝炎、化学药品（如四氯化碳或毒蕈）引起的中毒性肝炎，以及急性妊娠期脂肪肝等。

2. 慢性肝脏疾病伴肝功不全　最常见的病因是各种病因所致的终末期慢性肝病，如终末期肝硬化、晚期肝癌、肝大部分切除术后等。

3. 各种原因引起的门脉高压症或门体分流　如终末期肝硬化、布查综合征、经皮经肝门体静脉分流术（TIPS 术）后、外科门体分流手术等。

肝性脑病，尤其是慢性肝脏疾病或门体分流所引起肝性脑病常有诱因，在慢性肝病时，大约半数病例可发现肝性脑病的诱因。常见的诱因可归纳为三个方面：①增加氨等含氮物质及其他毒物的来源，如进食过量的蛋白质、消化道大出血、肾功能不全等。便秘也是不利的因素，使有毒物质排出减慢。②加重对肝细胞的损害，使肝功能进一步减退，例如手术，肝损药物使用不当、感染和缺氧等。③增加血脑屏障的通透性或加重脑细胞对氨及其他毒物的敏感性，如止痛、镇静、麻醉药的使用不当、缺氧等。

二、发病机制

迄今为止，肝性脑病的发病机制仍不甚明了。但动物和临床研究表明肝功能衰竭时，许多有毒物质不能在肝内代谢解毒，或由于门一体短路绕开肝脏直接进入体循环，并通过通透性增高的血脑屏障，引起中枢神经系统功能失调，进而导致肝性脑病的发生。这些有害物质包括氨、硫醇、短链脂肪酸、过多的芳香族氨基酸、假性神经递质，以及 γ–氨基丁酸等，其中多数为含氮物质。

（一）氨中毒学说

目前氨中毒学说仍是肝性脑病发病机制中研究最多、证据较为充分的学说，在肝性脑病的治疗学中有举足轻重的意义。大量临床资料表明，80% ～ 90% 的肝性脑病患者，尤其是慢性肝性脑病患者有不同程度的血氨升高；肝硬化患者摄入大量蛋白质后，血氨水平升高，并可诱发肝性脑病；相反，若能有效地降低血氨，病情多有好转。这些事实均表明，肝性脑病的发生与血氨升高有明显关系。但临床上，动脉血氨浓度和肝性脑病的程度并不都平行，血氨过高并不都出现肝性脑病时的脑电图表现，提示除血氨外，可能有其他毒性物质参与肝性脑病的发生。一些研究表明，由肠道细菌产生的硫醇在血内的浓度与肝性脑病的严重程度有关；短链脂肪酸的增加也加重神经症状。很可能是氨、硫醇、短链脂肪酸在肝性脑病的发病中起协同作用。

1. 血氨升高的原因和机制

（1）氨的清除不足

1）肝脏清除氨的功能减弱：①肝脏实质细胞数量减少。②肝内鸟氨酸循环的酶系统严重受损。③来自肠道的氨绕过肝脏。④ ATP 供给不足。

2）氨经肌肉代谢减少：肝功能障碍时，肌肉即成为重要的氨代谢场所。肝硬化患者肌肉明显萎缩，可促进高氨血症。

3）肾脏排氨减少：肝功能障碍特别是伴有碱中毒时，肾小管上皮细胞分泌氢离子减少，致使肾排氨减少。

（2）产氨增加：肝功能障碍时引起机体产氨增加的原因：①肠道内含氮成分增多：肝硬化时，由于门静脉回流受阻，消化道瘀血致使胃肠消化、吸收及排空功能障碍，使肠内积存的蛋白质等含氮成分增多，尤其是高蛋白质饮食或消化道出血后高肠道内含氮物质，导致肠道内氨的生成增多。②尿素的肠肝循环增加：慢性肝病晚期常伴有肾功能不全，由此引起氮质血症，血液中的尿素等非蛋白氮含量增高，弥散到肠腔的尿素大大增加。③肠道瘀血，细菌繁殖增加，分泌的氨基酸氧化酶及尿素酶增多，产氨增加。④肾脏产氨增加：肝硬化腹腔积液患者可发生呼吸性碱中毒或以排钾利尿剂利尿时，可使肾小管上皮细胞排钾增加，氢离子排出减少，尿液酸度降低，因而同氨结合生成的铵也减少，氨弥散入血增加。⑤肌肉产氨增加：肌肉组织中腺苷酸分解是产氨的主要方式之一。当肌肉收缩加强时，这种分解代谢增强，产氨增加。

2. 氨对中枢神经系统的毒性作用　血氨增高对中枢神经系统产生毒性作用的机制最主要是干扰脑细胞能量代谢。

（1）干扰脑细胞的能量代谢：进入脑内的氨与 α–酮戊二酸、谷氨酸结合生成毒性较低的谷氨酰胺，但此过程使脑组织 ATP 生成减少、消耗增加，导致大脑能量严重不足，难以维持中枢神经系统的兴奋活动而昏迷。

（2）影响脑内神经递质的平衡：大量氨与 α–酮戊二酸结合生成谷氨酸，后者再与氨结合而生成谷氨酰胺，使兴奋性递质谷氨酸减少，而抑制性递质谷氨酰胺增加。此外，氨能抑制丙酮酸脱羧酶的活性，使乙酰 CoA 生成减少，结果导致兴奋性递质乙酰胆碱合成减少。因此，血氨增高使脑内的神经递质平衡失调，兴奋性递质减少，抑制性递质增多，导致中枢神经系统功能紊乱。

（3）对神经元细胞膜的直接抑制作用：氨对神经细胞膜上的 Na^+-K^+-ATP 酶可能有干扰，不仅消耗 ATP，而且影响柠檬酸循环，减少 ATP 的形成，导致脑内能量代谢的障碍。

（二）氨基酸代谢异常和假性神经递质形成

肝脏为芳香族氨基酸（AAA）代谢的主要部位，而支链氨基酸（BCAA）主要在肌肉组织和脂库内代谢。肝功能减退时，血内 AAA 升高，而 BCAA 代谢增快，血胰岛素浓度升高也促进了 BCAA 的降解，故血内 BCAA 浓度下降。暴发性肝衰竭时，血浆支链氨基酸（BCAA）（包括亮氨酸、异亮氨酸和缬氨酸）浓度正常或降低，其余氨基酸浓度增加；慢性肝病时，血浆 BCAA 的浓度下降，而芳香族氨基酸（AAA，包括苯丙氨酸、酪氨酸、色氨酸）的浓度增高。AAA 进入脑内后，竞争性抑制正常神经递质的合成，如苯丙氨酸和酪氨酸作为酪氨酸羟化酶的底物互相竞争，过多的苯丙氨酸抑制了酪氨酸转变成多巴胺和去甲肾上腺素。脑内过量的色氨酸也增加 5- 羟色胺的合成，产生神经抑制作用。此外，增多的酪氨酸和苯丙氨酸在肠道内、脑内均可分别变成鳝胺和 β - 苯乙醇胺，与正常神经递质的结构十分相似，通过竞争结合于受体部位，但假性神经递质所起的作用仅为正常神经递质的 1%，因此称为假性神经递质，当假性神经递质被脑细胞摄取并取代了突触中的正常递质，则神经传导发生障碍，出现意识障碍与昏迷。

（三）抑制性氨基酸神经递质优势学说

γ - 氨基丁酸(γ –aminobutyric acid, GABA)是哺乳动物大脑的主要抑制性神经递质。发生肝性脑病时，肠源性的 GABA 在血中聚集，GABA 血浓度增加，透过异常的血脑屏障，和高敏感度的突触后 GABA 受体结合产生大脑抑制。突触后 GABAA 受体与另两种受体蛋白质紧密相连，一为苯二氮 NFDA8 受体，另一为茚防己毒素，在神经细胞膜上形成 GABA 超分子复合物。所有这些受体部位均参与调节氯离子通道。任何一个受体与相应物质结合都使氯离子内流入突触后神经元产生神经抑制作用。苯二氮 NFDA8 或巴比妥可增加 GABA 介导的氯离子内流，增加 GABA 介导的神经抑制。

（四）其他

肝性脑病的发病机制错综复杂。很可能上述各有害因子的协同和综合作用导致发病，还可能有未知因子。

三、病理生理

肝性脑病时，不仅中枢神经系统，而且其他脏器功能也有明显改变。

1. 脑 暴发性肝衰竭时，81% ~ 99% 的患者有脑水肿。慢性肝功能衰竭时，也可发生脑水肿。这一方面是由于血脑屏障的通透性、渗透性增加，使细胞外液体增多，出现血管性水肿。另一方面由于缺氧和毒素的作用，发生脑细胞水肿。深度昏迷患者，脑水肿加重。持续的时间越长，病变损害越难逆转。

2. 心、肺 暴发性肝衰竭、慢性肝病晚期时，心率增快，心排出量增加，周围血管阻力低，血压可低于正常。心排出量增加以保证足够的肝动脉血流。但由于肝内微循环的阻塞，使血流在肝内、外形成短路，肝血流量并不代偿性增多。肝内微循环损害、缺氧为肝功能严重减退的可能机制。同时，肝功失代偿时，肝脏不能代谢内源性或外源性的舒缩血管物质。肠血管活性肽（VIP）和 P 物质增加，使血管扩张，周围血管阻力下降，进而反射性刺激交感神经，使血内去甲肾上腺素和肾上腺素增多，导致不合理的血流分布。门静脉与食管周围、纵隔、气管甚至肺静脉可形成交通短路，肺内动、静脉也形成短路，患者常有低氧血症。部分患者的肺血流异常还与高动力的周围循环有关。

3. 肾 急性重型肝炎、肝硬化晚期，尤其有大量腹腔积液、消化道出血或合并感染时，不少患者发生肾衰竭，称为肝肾综合征（hepatorenal syndrome）或肝性肾病（hepatic nephropathy）。肝肾综合征与急性肾前性肾功能衰竭很相似，两者都存在肾有效灌注下降、尿少、尿钠排出明显下降、氮质血症。肾脏本身无明显组织解剖的异常。但肾前性者对扩容反应好，而肝肾综合征时扩容无效。引起肾灌注不足可能与交感神经兴奋、肾素 - 血管紧张素系统的参与有关，更可能由于内毒素的作用，使肾血管持续收缩，肾小球滤过率下降。

4. 电解质和酸碱平衡紊乱 常见的有低钠、低钾，少尿时出现高钾。此外，还可有低镁。低钠常为稀释性的，机体总的可交换钠增加。近曲小管钠的吸收增加，同时醛固酮增加，都造成水钠潴留。此外，还可能有细胞膜缺损，使钠泵受损，细胞内钾外流，而钠内流，进一步使细胞外钠浓度下降。应用强力利尿剂时，血钠可 <110mmol/L。但一般的低钠发展慢，机体可以慢慢适应。除利尿剂引起低血钾外，其他的因素如碱中毒、醛固酮增多、胃肠道丢失钾均可引起血钾下降。肾小管酸中毒和低镁均可导致低钾血症。肝功能衰竭时，利尿剂阻碍 Mg^{2+} 再吸收，导致 Mg^{2+} 丢失。肝功能衰竭时酸碱平衡失调呼吸性碱中毒外，低钾时可伴有代谢性碱中毒，出现肾功能衰竭则有代谢性酸中毒，乳酸在肝脏内代谢，肝功能严重减退时，血乳酸浓度增高，故乳酸性酸中毒并非少见。

5. 免疫功能 急性和慢性肝功能衰竭时容易并发感染。90% 网状内皮系统，包括肝巨噬细胞，位于肝内。严重的肝脏病变使肝内网状内皮系统功能明显下降。门脉高压明显或门 - 腔短路术后，肝外门静脉血内细菌旁开肝脏，直接流入体循环，导致菌血症，进而细菌可入腹腔积液，或细菌直接透过肠壁进入腹腔积液，引起原发性腹膜炎。腹腔积液穿刺、内镜检查、静脉输液，导尿等都容易导致各种感染，使预后凶险。

不少肝性脑病患者如晚期肝硬化，或急性重型肝炎肝实质严重损害，使肝功能衰竭，临床上不仅表现为肝性脑病，还有各脏器功能损害，这使临床表现、诊治更为复杂。

四、诊断

（一）临床表现特点

肝性脑病主要表现为脑病、原发肝脏疾病或分流以及并发症等相关症状。

1. 脑病表现　肝性脑病主要表现为意识障碍、智能损害、神经肌肉功能障碍。根据症状、体征轻重可分为四级（表9-5）。症状可表现为性格、行为改变或异常，定向力和计算能力下降，昏睡、昏迷；神经系统体征表现为肌张力增强、腱反射亢进，可出现踝阵挛、扑击样震颤。随着病情发展，可出现锥体束征。严重时有阵发性惊厥。晚期神经反射消失，全身呈弛缓状态。

表4-5　肝性脑病的临床分级

级别	症状	体征	脑电图
Ⅰ	轻度性格、行为异常计算能力下降	-或±	-
Ⅱ	眨眼障碍、精神错乱、行为异常、定向力下降	+	+
Ⅲ	昏睡、严重精神错乱	+	+
Ⅳ	昏迷	+	+

肝性脑病如不及时治疗，尤其Ⅲ、Ⅳ级重度患者，神经损害常不可逆，症状、体征则持续存在。脑电图上可出现异常的δ波率，两侧同时出现高电压的慢波。脑电图是一项较敏感的检查方法，但并不特异。

肝性脑病的起病、病程、表现因病因、诱因和病理基础不一而异。急性重型肝炎患者可在数日内进入昏迷，可不经过Ⅰ、Ⅱ级，预后差。肝硬化晚期消化道大出血或伴严重感染时，病情发展也很迅速。而门-腔吻合术后或门体侧支循环广泛形成时，可表现为慢性反复发作性木僵。

2. 肝病表现　主要表现为肝功能减退、衰竭，伴有门脉高压症。前者常表现有消化道和全身症状、黄疸、肝臭、出血倾向等。门脉高压症表现为门-体侧支循环形成和消化道出血，腹腔积液，脾大，脾功能亢进。有些患者有门-体吻合术史。

3. 其他　包括其他各种基础疾病以及肝的并发症的表现，后者如食管、胃底曲张静脉破裂出血、原发性腹膜炎、严重的电解质紊乱、肝肾综合征等。它们可以成为肝性脑病的诱因，或在肝性脑病中同时出现。

（二）实验室和辅助检查特点

1. 血氨　慢性肝脏疾病的基础上发生的肝性脑病和门体分流相关的肝性脑病的症状型肝性脑病多半有血氨升高，但急性肝功能衰竭的肝性脑病患者血氨可正常。

2. 脑电图　肝性脑病患者脑电图基本节律变慢，有散在θ波，但仍可见α波，随着意识障碍加深，可出现高波幅的δ波及三相波。对于轻微型肝性脑病和Ⅰ级肝性脑病患者脑电图改变特异性变化不强，诊断价值相对较小，但在排除其他可能原因，如低血糖、尿毒症、呼吸衰竭等后，仍具有一定的诊断意义。

3. 心理测试　使用各种心理智能测验以测试患者在认知或精确运动方面的细微改变。主要测试方法包括数字连接试验和成人智力量表，WCOG工作小组推荐的主要有4种：NCT-A，NCT-B，数字-符号试验和木块图试验。另外，还有线追踪试验和系列打点试验等。这几种方法相对简便、易行、价廉，但单独应用时敏感性低，应至少采用两种或以上的方法，在分析结果时还要注意年龄、性别、职业、教育和文化程度差异的影响。其他的测试方法还有计算机辅助神经心理测试，如连续反应时间测定、扫描测验，以及选择反应时间等，这些方法操作简单，不需特殊训练，结果敏感可靠，不受年龄、职业和文化程度的影响。

4. 生理神经测试　主要是各种诱发电位的测定，常用的有视觉诱发电位、脑干听觉诱发电位、躯体感觉诱发电位和事件相关电位 P300。其中视觉诱发电位敏感性和特异性相对较低，可作为一种筛选方法；脑干听觉诱发电位比较可靠、客观、灵敏性和特异性相对较好，并且不受教育程度和年龄的影响；躯体感觉诱发电位是刺激出现后潜伏期在 300ms 左右的第一个正向波，是用听觉或视觉刺激引起的大脑皮质信号（听觉诱发电位或视觉诱发电位），对反映轻度认知功能障碍有较高的敏感度，但这些测试对肝性脑病的诊断及分级的价值尚待进一步研究和更精确评价，如应用计算机辅助技术分析平均优势频率及特殊节律强度等。

5. 影像学检查

（1）CT 检查：急性肝性脑病患者进行头部 CT 检查可发现脑水肿；慢性肝性脑病患者可有不同程度的脑萎缩，但其与症状的相关性有待于进一步研究。

（2）MRI 检查：MRI 检查显示，80% 以上的肝性脑病患者有不同程度的脑萎缩，特别是额叶，45% 轻微型肝性脑病患者亦有脑萎缩。大多数肝硬化患者可出现双侧苍白球及壳核对称的 T 加权（T_1-weighted image）信号增强，这些异常高信号可延至基底节区的其他结构和边缘系统或枕叶白质，这可能与顺磁性物质锰在基底神经节的沉积有关，门体分流及胆汁排泄障碍都会引起锰在脑内的异常沉积。有研究表明肝硬化等慢性肝病患者脑含水量增加。

（3）磁共振波谱分析：用质子（H^1）MRS 检测慢性肝病患者能发现脑部的代谢改变，包括谷氨酸或谷氨酰胺增加、肌醇与胆碱减少，因而肌醇与肌酐的比值，胆碱与肌酐的比值降低；而谷氨酸或谷氨酰胺与肌酐的比值增加，但 MRS 与肝性脑病的分级相关性不明显。

（4）正电子发射断层摄影：采用不同的示踪剂可反映脑内不同的生理生化过程，以 ^{15}O-H_2O 可用来评价脑组织的血流灌注情况。急性肝性脑病时，脑血流量增加；慢性肝性脑病时，脑血流量普遍减低，尤其是额叶、颞叶、顶叶和枕叶等，降低水平与认知障碍程度相关。^{13}N 可用来测定氨代谢，肝硬化患者脑内氨代谢率增高，血脑屏障对氨的通透面积增加。

（5）临界视觉闪烁频率检测：测定患者视觉功能的变化，判定视网膜胶质细胞的病变，间接反映大脑胶质星形细胞肿胀和神经传导功能障碍，是发现和监测轻微型肝性脑病的一项敏感、简单而可靠的指标，并可对症状性肝性脑病进行定量诊断。

（三）诊断和鉴别诊断

肝性脑病的诊断缺乏金标准，很难说某种临床表现或某项实验室检查能确定肝性脑病。所以，肝性脑病的诊断是基于进展性肝病或门体分流的基础，有中枢神经系统异常的表现，又除去了其他引起类似神经异常的各种病因而做出的。肝性脑病的完整的诊断程序包括：①什么情况下应该考虑是否有肝性脑病（即诊断线索）。②明确是否为肝性脑病（即诊断依据和鉴别诊断）。③明确肝性脑病的临床分级、急性或慢性肝性脑病的类型。④进一步调查了解肝性脑病的诱因和肝病的病因，评估肝脏和其他脏器的功能状态。

1. 肝性脑病的诊断线索　首先要确定有无脑病存在的可能，临床上对于有以下线索者，宜进一步仔细了解患者近期的表现，详细体检，结合其他检查，以明确是否有肝性脑病的存在。

（1）有较长的肝硬化病史，尤其是肝硬化失代偿期患者出现上消化道大出血、自发性腹膜炎等并发症。

（2）各种原因所致的急慢性肝功能衰竭者。

（3）各种原因的门脉高压症或门体分流者，如 TIPS 术后或外科门体分流术后。

（4）不明原因出现性格行为异常、意识障碍或精神异常，以及神经肌肉的异常表现，尤其是有慢性肝脏病病史、肝功能明显改变或肝硬化失代偿表现者。

对于有怀疑的患者，则要进一步检查以明确诊断。

2. 肝性脑病的诊断依据和鉴别诊断　肝性脑病的诊断没有"金标准"，其诊断包括两方面：①支持肝性脑病的依据。②同时还应该排除其他疾病。

肝性脑病的主要诊断依据为：①严重肝病或广泛门体侧支循环病史，这是确诊的必要条件。②出现中枢神经功能紊乱的表现，如行为性格异常，精神紊乱、昏睡或昏迷，可有神经体征如扑翼样震颤、腱反射亢进、肌张力、踝阵挛、锥体束征的改变等；但值得注意的是，一些轻微型患者的中枢神经功能紊乱的表现轻微而不典型，易被忽视。③肝性脑病的诱因。④明显肝功能严重失调或障碍的临床表现和实验室检查异常，或血氨增高。在进行相关辅助检查并排除其他导致精神症状的疾病后，就可诊断。扑翼（击）样震颤和典型的脑电图改变有重要参考价值。对肝硬化患者进行数字连接试验和心理智能测验可发现轻微肝性脑病。

以精神症状为唯一突出表现的肝性脑病易被误诊为精神病，因此凡遇精神错乱患者，应警惕肝性脑病的可能性。另外，某些疾病可能伴有颅内病变，酒精性肝病常伴酒精性脑病，此时宜仔细询问病史，结合体格检查和实验室辅助检查手段加以鉴别。有肝性脑病还应与可引起昏迷的其他疾病，尤其是某些肝脏疾病患者合并有其他疾病或用药的情况下，如糖尿病、低血糖、尿毒症、脑血管意外、脑部感染和镇静药过量等，若出现嗜睡或昏迷的情况，应进一步追问现病史和既往病史，检查有无肝脏疾病的相关体征、神经系统定位体征，结合肝功能、血氨、脑电图等将有助于诊断与鉴别诊断。

该病的诊断在有符合肝性脑病的诊断依据的基础上，排除其他相关的情况，可明确诊断。

3. 临床分型　根据 2003 年世界消化病学大会（World Congress of Gastroenterology，WCOG）工作小组出台的《肝性脑病的定义、命名、诊断及定量》，建议将肝性脑病分为三型。

（1）A 型：急性肝衰竭相关的肝性脑病。

（2）B 型：门体分流相关的肝性脑病，无肝细胞实质性病变。

（3）C 型：肝硬化、门脉高压或门体分流相关的肝性脑病，是发生在慢性肝病、肝硬化基础上的肝性脑病。根据肝性脑病的不同表现、持续时间和特性，C 型又可分为以下 3 个亚型。

C1 发作性肝性脑病，在慢性肝病的基础上在短时间内出现意识障碍或认知改变，不能用先前存在的有关精神失常来解释，可在短期内自行缓解或在药物治疗后缓解。发作性肝性脑病根据有无诱因又可分为：

C1-1 诱因型：有明确的、可追踪的诱发因素，如上消化道出血、大量排钾利尿、脱水、大量放腹腔积液、高蛋白饮食、使用镇静催眠药或麻醉药等精神类药物、便秘、尿毒症、外科手术、感染以及电解质（高血钾、低血钾或低血钠和酸碱平衡失调等）紊乱。

C1-2 自发型：无明确的诱发因素。

C1-3 复发型：指 1 年内有一次或一次以上肝性脑病发作。

C2 持续性肝性脑病，在慢性肝病的基础上出现持续性的神经精神异常，包括认知力下降、意识障碍、昏迷甚至死亡。根据患者自制力和自律性受损的严重程度可进一步分为：

C2-1 轻型：即肝性脑病 I 级（West haven method）。

C2-2 重型：即肝性脑病 II ~ IV 级（West haven method）。

C2-3 治疗依赖型：经药物治疗可迅速缓解，若间断治疗，症状又会加重。

C3 轻微肝性脑病，以前曾称为亚临床肝性脑病（subclinical hepatic encephalopathy，SHE），是指某些慢性肝病患者无明显症状性肝性脑病（发作性肝性脑病或持续性肝性脑病）的临床表现和生化异常，但用精细的智力试验或神经电生理检查可见智力、神经精神的异常而诊断的肝性脑病。患者虽无肝性脑病的临床表现，但操作能力和应急反应能力减低，在从事高空作业、机械或驾驶等工作时容易发生意外。由于亚临床肝性脑病这个词有一定的误导性，易被误认为亚临床型肝性脑病发病机制独立于肝性脑病之外或临床意义不大，近年来逐渐改称为轻微肝性脑病，以强调其作为肝性脑病发展过程中的一个特殊阶段。

West Haven 精神分级：根据患者意识、智力和行为改变，West Haven 标准将肝性脑病分为 I ~ IV 级：

I 级：轻微的认识不清、欣快或焦虑、注意力集中时间缩短、数字加减能力减退。

II 级：嗜睡，定向力和计算力轻度失常、人格改变、行为失常。

III 级：嗜睡至半昏迷，但可唤醒应答，神志不清，定向力障碍。

IV 级：昏迷，对言语刺激或强烈刺激无反应。

对 West Haven III 级和 IV 级患者，还可采用 Glasgow 昏迷分级以减少测试主观性，主要测试睁眼反应、语言行动反应、运动反应及神经障碍定量。

五、治疗

（一）治疗原则

肝性脑病的治疗应全面考虑，综合治疗，不同病因，不同病情，不同类型肝性脑病治疗可能有所不同。对 A 型肝性脑病患者，宜采取综合治疗措施（如抗病毒治疗、促进肝细胞再生、支持对症治疗等）治疗急性肝衰竭；对 B 型或 C 型某些与门体分流相关的自发型肝性脑病患者，临床上可用介入治疗技术（如金属圈、气囊、油剂、无水乙醇）或手术阻断门体侧支循环，以降低肝性脑病的复发率。C 型肝性脑病患者以尽快行肝移植，包括原位肝移植和肝细胞移植。目前的外科和免疫抑制技术的发展使肝移植得以广泛开展，因此，对于有适应证的患者，肝移植是肝性脑病的最理想和最根本的治疗手段。

轻微型肝性脑病的预防和治疗，要增强对轻微型肝性脑病重要性的认识，对高危人群及早进行筛查，早期预防和治疗。对从事潜在危险性工作的轻微型肝性脑病患者进行教育，治疗上可采用乳果糖、口服非吸收抗菌药长程维持治疗，也有口服 L- 鸟氨酸 -L- 天门冬氨酸（OA）的报道，可以起到改善神经心理测验结果和生活质量以及降低临床型肝性脑病发病率的作用，但由于上述药物治疗轻微型肝性脑病的研究均是小样本，短疗程的研究，因此，其效果宜从循证医学角度看尚需通过大样本，随机对照临床研究来证实。

（二）临床型肝性脑病的治疗

1. 严密观察病情变化　肝性脑病常发生于严重或终末期肝脏疾病，病情重，死亡率高，故宜严密观察病情变化，包括生命体征、神志、尿量、血清生化学、肝功能、血氨、凝血功能等。

2. 去除诱因　多数肝性脑病的发生有明确的诱因，控制或消除这些诱因常可有效地逆转肝性脑病的发展。例如肝功能失调或障碍时，宜严格控制肠道内蛋白质的摄入；防治便秘；维持水、电解质和酸碱平衡；食管曲张静脉破裂大出血后常出现肝性脑病，应积极止血、清除肠道积血、并纠正贫血、避免输库存血等可以抑制肝性脑病的发生。合并感染时，肝功能恶化，可促发肝性脑病，应尽早发现和给予抗生素治疗。值得重视的是，严重肝脏疾病时，感染的发生率较高，其临床表现可很不典型，且容易被原发病所掩盖，故要警惕。对躁动的患者，主要是治疗肝性脑病，应慎用镇静剂，尤其是苯巴比妥类药物，以免加重病情。

3. 营养支持治疗、改善肝细胞功能　肝性脑病患者往往食欲不振，或已处于昏迷状态，进食少，甚至不能进食，仅靠一般的静脉输液远远不能满足机体的需要。

（1）饮食：每日热量 <6 000 ~ 8 000kJ，应以碳水化合物为主，每日葡萄糖总量可达 300 ~ 400g；蛋白质摄入的控制取决于病情轻重和基础病，肝性脑病发作时，严格控制肠道内蛋白质摄入（可经静脉适当补给蛋白质）（尤其是急性肝功能衰竭诱发的肝性脑病），但禁食蛋白质食物不宜过长时间（<4d）；待病情改善后，每日经胃肠道摄入蛋白质量宜控制在（1 ~ 1.5）g/（kg·d），选择植物蛋白质和奶制蛋白质为佳，因其有较高的产热量和提供食物纤维，有利于胃肠正常菌群和酸化肠道。可少量多次鼻饲或必要时辅以经中心静脉予肠道外营养。

（2）维持水、电解质和酸碱平衡：记录每日液体出入量，定期查血钾、钠、氯、二氧化碳结合力、血尿素氮、血细胞比积、尿钾、尿钠等。每日入液量应量出而入，一般为 2 000mL 左右，不宜超过 2 500mL。有腹腔积液、水肿、脑水肿者，应减少液量，并限钠，氯化钠量 <3 ~ 5g/d。如水潴留和低血钠同时存在，多为稀释性低钠血症，应同时限制水，不主张补给高钠液体。但如重度缺钠时，水中毒对机体造成威胁，尤其是可能出现脑水肿时，可酌情补给适量高渗盐水，同时严格限水（700 ~ 1 000mL/d）。血钠水平纠正到 120mmol/L 以上即为安全范围。此外，透析治疗可用于纠正严重的低钠，以移去过多的水。对缺钠性低钠、低钾血症，以补钾为主，补钠为辅。进食困难者，要静脉补钾，每日给氯化钾 3g，低钾碱中毒时，补钾量还要增加。如伴有低镁血症，也应予以补镁。

肝性脑病患者如出现肝肾综合征时，预后很差。要注意有无引起急性肾前性肾功能衰竭的各种因素。可试给右旋糖酐 40、白蛋白扩容，并在此基础上，再给多巴胺以增加肾小球灌注，然后静注 100 ~ 200mg 呋塞米。应严格限制入液量（1 000 ~ 1 500mL/d，或以前 1 天尿量加上 1 000mL 为当日输液总量）。也有主张应用血透或腹膜透析，但疗效较差。

对肝功能衰竭时各类酸碱失衡，主要针对原发病因处理。

（3）维生素和能量合剂：宜给予各种维生素，如维生素 B、维生素 C、维生素 K，此外还有维生素 A、维生素 D、叶酸。有人认为不宜给维生素 B$_6$，因为它使周围神经的多巴转变成多巴胺，影响多巴进入脑部，因而减少中枢神经系统内神经递质的形成。此外，可给 ATP 20mg，1 ~ 2 次 /d，肌内注射或静滴；辅酶 A50U，1 ~ 2 次 /d，肌内注射或静滴。可酌情补给锌剂。

（4）加强支持治疗：酌情输给血、血浆及白蛋白；胃肠道大出血或放腹腔积液引起肝性脑病时，可输血、血浆及白蛋白，可维持胶体渗透压。补充白蛋白对肝细胞的修复和提高机体抵抗力也有利。

4. 降低血氨的浓度或拮抗氨及其他有害物质，改善脑细胞功能

（1）减少肠道内氨及其他有害物质的生成和吸收：清洁肠道，口服缓泻剂，如乳果糖、乳梨醇、20% 甘露醇、50% 硫酸镁及大黄等，维持稀软大便 2 ~ 4 次 /d（不能口服或意识障碍时进行清洁灌肠），使肠内保持酸性环境，减少氨的吸收（其中乳果糖口服或灌肠是目前国内外认为最有效的治疗）。

1）导泻或灌肠：清除肠道内积食或积血，减少氨、含氮物质及其他有害物质的来源，是一重要的辅助治疗。如无上消化道出血，可口服 50% 硫酸镁 40mL 导泻。肝硬化患者上消化道大出血后合并肝性脑病时，口服 20% 甘露醇 100 ~ 200mL，能使血 NH$_3$ 和氨基酸浓度迅速下降。

2）不吸收的双糖

a. 乳果糖：乳果糖是人工合成的双糖（乳糖和果糖），人类小肠细胞的微绒毛无分解乳果糖的双糖酶，所以乳果糖不被小肠吸收。起效的初始部位在结肠，乳果糖被结肠菌丛酵解，能增加大便次数，从而减少肠道谷氨酰胺转换成氨或 α-酮戊二酸的能力，从而减少氨负荷，降低血氨水平。乳果糖有糖浆剂和粉剂，30 ~ 100mL/d 或 30 ~ 100g 分 3 次口服，宜从小剂量开始，调节至 2 ~ 3 次 /d 软便，粪 pH 为 5 ~ 6。有研究显示，乳果糖减少肠道需氧菌数量，降低粪便 pH，降低血氨浓度，能有效改善肝性脑病患者的心理智能测试结果。有学者建议对 TIPS 术后患者和门脉高压的肝硬化患者预防性地常规应用乳果糖。但近年来，对乳果糖治疗肝性脑病的疗效有一定的争议。另外，乳果糖引起腹胀等不良反应有不少报道。

b. 乳梨醇：乳梨醇是乳果糖的衍生物，作用机制与乳果糖相似，口服更易被吸收。应用乳梨醇后厌氧菌和乳酸杆菌占肠道细菌总量的比值增加，产氨的细菌和需氧菌占肠道细菌总量的比值减少，同时，肠道 pH 下降，排便次数增加，大便多为软便，患者血氨浓度下降，精神状态改善，扑翼样震颤减轻，且因乳梨醇的口感更好，不良反应更少，易于携带，故更易耐受。剂量均遵从个体化，以保持每日 2 次方便为宜。

3）口服抗生素：口服一些不吸收的抗生素被认为是一种与不吸收双糖制剂一样有效的治疗肝性脑病的措施。口服新霉素、卡那霉素、庆大霉素、甲硝唑或替硝唑、氟喹诺酮类、利福昔明等曾被应用于肝性脑病的治疗，以减少细菌对蛋白质的分解，从而减少氨和内毒素的产生（但这些药物都有一定的不良反应，有可能造成菌群失调），也可使用乳酸杆菌、双歧杆菌等肠道有益活菌制剂，抑制肠道有害菌群的繁殖，减少氨的生成，但新霉素等氨基糖苷类药物由于其潜在的肾脏毒性已渐渐被弃用；而甲硝唑引起胃肠道反应大，近年来临床应用越来越少。近年来，喹诺酮类药物在防治肝性脑病的报道越来越多。另外，利福昔明的报道也逐渐引起人们的重视，利福昔明是利福霉素的衍生物，抑制细菌 RNA 的合成。口服给药实际上不吸收，仅作用于胃肠道局部。临床试验证明利福昔明治疗肝性脑病至少与乳果糖和新霉素作用同样有效，同时耐受性更好。在不耐受新霉素和肾功能损害的患者，利福昔明是首选的抗生素。有研究发现，利福昔明联合乳果糖治疗肝性脑病更能有效控制患者症状、体征，且耐受性良好，无不良反应发生。在减少产氨菌丛方面，两药合用有协同作用。在需接受长时间治疗的肝性脑病患者，利福昔明和双糖联合使用因其有效性和耐受性良好应首先考虑。

4）其他：如粪肠球菌（SF68），SF68 是通过发酵乳酸而产生的一种尿素酶阴性的细菌，对几种肠道抗生素均耐药。它能抑制其他肠道细菌的复制。有研究发现 SF68 对慢性肝性脑病患者的治疗作用至少与乳果糖同样有效，且无不良反应，治疗中断 2 周也不会失去其有效作用。

（2）增加氨等毒性物质的排除

1）L-鸟氨酸-L-天门冬氨酸（OA）：OA通过刺激谷氨酰胺合成而降氨。OA是安全、有效的治疗肝硬化伴肝性脑病患者的药物。口服OA是安全、耐受良好的治疗肝性脑病的药物。OA在临床上开始应用，初步证实是安全有效的，OA中的鸟氨酸为鸟氨酸循环的底物，并能增加氨基甲酰磷酸合成酶的活性，天冬氨酸能促进谷氨酰胺的形成，从而达到促进氨的转化与尿素合成的目的，降低血氨水平，减轻脑水肿（这是目前认为较为有效地可以降低血氨的静脉用药物）。

2）苯甲酸盐：苯甲酸盐与氨结合后以马尿酸盐的形式排泄而使血氨下降。但其疗效尚有待进一步研究。临床上常用的有谷氨酸钠，谷氨酸钾，门冬氨酸钾镁及盐酸精氨酸等。但均为经验用药，其确切疗效仍有争议（谷氨酸钠与谷氨酸钾可与氨结合形成谷氨酰胺，但可导致或加重碱中毒，并且在腹腔积液、少尿和水肿时限制了钾盐和钠盐的使用）。盐酸精氨酸在理论上可促进鸟氨酸循环，但对于A型肝性脑病患者，由于肝衰竭时缺乏鸟氨酸氨基甲酰转移酶和精氨酸酶而导致效果较差；B型疗效可能较好（因精氨酸为酸性，适用于有碱中毒者）。

3）其他：如补充锌，动物实验证实脑中锌含量下降与肝性脑病的神经抑制有关，肝性脑病患者在限制蛋白质摄入的同时也限制了锌的摄入，蔬菜又阻碍了锌的吸收，而尿素循环中有两种酶依赖锌，故理论上认为给乙酸锌可改善症状。但在两项大样本研究中，发现口服锌（200mg，3次/d）能提高血浆锌浓度，但不能改善PSE指数。L-肉毒碱（L-Carnitine）能显著降低血液和脑内的氨水平，对氨中毒导致的肝性脑病有明显的保护作用，故有人试用于各型肝性脑病的治疗。

5. 基于假性神经递质的治疗 主要使用支链氨基酸。有研究显示，支链氨基酸治疗肝性脑病，可能有助于患者的症状，体征好转，摄入足量富含支链氨基酸的混合液对恢复患者的正氮平衡是有效和安全的。但支链氨基酸用于预防和治疗慢性肝性脑病，在权威著作上意见分歧。目前临床上支链氨基酸预防和治疗肝性脑病，仅用于不耐受蛋白质的进展期肝硬化患者。

6. 基于假性神经递质和"GABA/BZ符合受体"假说的治疗针对假性神经递质学说和GABA/BZ复合受体学说，许多研究者进行了相关的探索，如左旋多巴、多巴胺受体激动剂——溴隐亭、苯二氮䓬受体拮抗剂——氟马西尼、阿片受体拮抗剂——纳洛酮等，但实际疗效差异，评价不一，临床工作中不作常规推荐。氟马西尼对70%的肝性脑病患者可产生短暂而明显的改善，氟马西尼口服吸收达高峰浓度需20～90min，静脉应用20min遍布全身，因起效快，排泄快，故多用静脉注射。马西尼不是对所有肝性脑病有效，可能同时存在颅压升高、脑水肿、低氧、低血糖；肝衰竭终末期或某些物质，并非苯二氮类与肝性脑病发生有关，或存在其他苯二氮受体的配体。

7. 防治并发症 防治脑水肿，积极治疗原发疾病。

8. 人工肝支持系统 包括机械人工肝支持系统和生物人工肝支持系统。后者尚处于实验研究阶段。临床上常用的机械人工肝支持系统包括血浆置换、血液透析、血液灌流、分子吸附再循环系统等，主要用于A型肝性脑病患者，主要是通过清除血液中的氨和其他毒性物质，并可补充蛋白质及凝血因子，纠正水电解质紊乱及酸碱平衡失调。实际工作中要针对患者的具体情况，选择不同的方法，以达到最佳效果。其疗效有待进一步验证。

9. 肝移植和肝细胞移植 肝性脑病常发生于终末期肝脏疾病或严重肝功能衰竭患者，肝脏移植和肝细胞移植是最终治疗肝性脑病的重要而且非常有效的治疗手段，尤其对于终末期肝脏疾病，有条件的应尽快行肝脏移植或肝细胞移植。

（1）肝细胞移植：肝细胞移植目前尚处于临床研究阶段，技术尚不成熟。前期研究表明肝细胞能移植、扩增，对慢性肝功能不全的患者提供代谢支持。

（2）原位肝移植：近年来，随着肝移植的开展，肝脏移植手术在技术上趋于成熟，手术成功率和生存率越来越高，对于许多目前尚无其他满意治疗方法可以逆转的慢性肝性脑病，肝移植是一种有效的治疗方法。肝移植的成功为肝硬化并发症如肝性脑病等的治疗提供了新的解决思路，但供体不足仍然是目前的主要困难之一。

10. 门体分流栓塞术 主要用于门体分流性肝性脑病的治疗。门体分流栓塞术常用的途径有经皮逆行经腔静脉栓塞术、经皮经肝门静脉栓塞术。栓塞材料可为不锈钢螺栓或乳胶气囊。研究发现，栓塞术后分流消失且血氨下降、脑电图改善者未再发生肝性脑病。门体分流栓塞术的并发症有发热、一过性胸腔积液、腹腔积液和轻微的食管静脉曲张，对于轻微的食管静脉曲张无严重后果不需治疗。另有学者提出，TIPS 术后患者用乳胶气囊能栓塞分流，并改善脑病的症状、体征。然而，患者依然有发生门脉高压并发症的危险。

微信扫码
◆临床科研
◆医学前沿
◆临床资讯
◆临床笔记

第五章 妇科危重症

第一节 异位妊娠

一、概述

异位妊娠即孕卵着床发育于子宫腔之外，是妇产科常见的急腹症之一。常见的有输卵管妊娠、卵巢妊娠、腹腔妊娠及宫颈妊娠等。

异位妊娠如发生在输卵管，则多于妊娠早期终止而发生输卵管流产或输卵管破裂，出现不同程度的腹腔出血。输卵管流产之孕卵偶尔再种植于盆腔，发展为继发性腹腔妊娠，也有极少数原发性腹腔妊娠者。卵巢妊娠则多于早孕时破裂出血。宫颈妊娠则罕见，易与流产相混。

二、临床表现

1. 症状

（1）有停经及早孕反应：大都有 6 ~ 8 周的停经，但有 20% ~ 30% 患者无明显停经史。

（2）腹痛：突然发生下腹剧痛。如为输卵管流产，有时疼痛较弱或反复出现钝痛。如大量出血刺激腹膜及膈肌，可出现上腹疼痛、胃痛及肩胛部疼痛。

（3）内出血症状：面色苍白、出冷汗、打呵欠，并有恶心、呕吐、眩晕、四肢厥冷。有时发生休克、晕厥，程度与出血速度及出血量有关。如为输卵管流产或内出血量不多者，则内出血症状不十分明显，或于反复少量内出血后出现贫血症状。

（4）子宫出血：发生于孕卵破裂，妊娠终止后，子宫内膜剥脱而出血，有时排出蜕膜，如整块蜕膜排出，则可见到三角形之蜕膜管型，病检为蜕膜组织。

2. 体征

（1）一般情况：腹腔内出血较多时，呈贫血貌，如反复多次内出血，血液重吸收则出现黄疸。大量出血时，患者可出现面色苍白、脉快而细弱、血压下降等休克表现。

（2）腹部检查：下腹部有明显压痛及反跳痛，尤以患侧为甚，但腹肌紧张稍轻。出血量多时，超过300mL 则可叩出移动性浊音，有些患者下腹部可触到包块，系孕卵及盆腔积血所致。

（3）盆腔检查：①常有暗红色血液由子宫流出；②子宫较软且稍增大；③子宫颈与阴道黏膜软而稍紫蓝；④如异位妊娠破裂不久，内出血较多，阴道触诊感阴道内温度高，宫颈举痛明显，当摆动子宫颈向患侧时，下腹疼痛加剧。子宫有漂浮感，后穹隆饱满，子宫一侧及后方可触及肿块，其大小质地常有变化，边界多不清楚，触痛明显；⑤如妊娠终止较久，宫颈举痛逐渐减轻，宫体与周围血块粘连而活动度减弱，患侧输卵管有压痛及包块，后穹隆摸到如泥状软包块。如血块逐渐机化，则包块逐渐变硬。

（4）如为腹腔妊娠，超过4个月以上，可在腹部摸到胎体、胎位，听到胎心音及胎动。感觉胎儿在腹壁下而无明显之子宫轮廓，无子宫收缩感，必要时行子宫碘油造影以助诊断。

三、辅助检查

1. 妊娠试验　目前常用的是酶联免疫测试法或放射免疫测试法测定患者尿或血中绒毛膜促性腺激素的 β - 亚单位（β-HCG），特异性强而敏感度高。由于异位妊娠常致输卵管破裂或输卵管流产，妊娠物及其分泌物的 HCG 有时在腹腔液中浓度较高，检验时呈阳性，对诊断也很有帮助。

2. 诊断性超声　应用 B 型超声后，常用的有经腹壁探测和经阴道从阴道后穹探测 2 种方法。经腹壁探测须在膀胱充盈情况下 B 超扫描更清楚。

异位妊娠破裂的 B 超诊断：

（1）子宫轻度增大，但与停经时间长短不成比例。内膜增厚，呈蜕膜状回声，宫腔内无妊娠囊。

（2）附近区可探及包块，破裂后附近区肿块形态不规则，界限不清楚，内部回声不均匀，呈实质性或混合性光团。彩色多普勒超声显示肿块周边有丰富的网状血流。

（3）子宫直肠陷凹内可探及液性暗区，是异位妊娠破裂的有力证据，但并非特异性声像图。液性暗区短时间内进行性增大对异位妊娠破裂的诊断价值更大。

3. 阴道后穹穿刺　是对异位妊娠诊断极为有用的特殊检查方法。

（1）方法：以窥阴器轻轻插入阴道，暴露宫颈与阴道后穹，碘酒棉球擦洗消毒局部后，暴露阴道后穹（可以用宫颈钳钳夹宫颈后唇向上提起；也可不用宫颈钳，直接以窥阴器前叶顶起子宫颈），令患者咳嗽，当患者正咳时（腹压增加），迅速将穿刺针头从阴道后穹刺进子宫直肠陷凹，抽吸针筒。

（2）结果判断：①若抽吸为血液，且置于针筒内 5min 以上不凝结，则为阳性，表明腹腔内有积血，意味着异位妊娠的可能性很大。如果再加上尿或血 HCG 阳性，则异位妊娠基本可以确定。②若抽吸不出液体，此结果为阴性。阴性结果不排除异位妊娠的诊断。③若抽吸出黄色脓样液，应考虑盆腹腔内炎症病变。

4. 腹腔镜检查　对异位妊娠诊断的意义在于它不但有助于提高异位妊娠的诊断正确性，而且有助于提高异位妊娠的早期诊断率。尤其对输卵管妊娠早期尚未破裂或流产、盆腔内无出血或血量少者更有价值。

5. 诊断性刮宫　现已很少用诊断性刮宫作子宫内膜病理检查，只在阴道流血量较多的患者有时应用。目的在于排除宫内妊娠流产。宫腔刮出物做病理检查，切片中见到绒毛者可诊断为宫内妊娠，仅见蜕膜而未见绒毛者有助于异位妊娠诊断。

6. 血常规　红细胞、血红蛋白、血细胞比容，可知是否贫血，尤其是连续动态测定有助于判断有无进行性内出血，对宫外孕诊断有帮助。白细胞计数及分类有助于区别急腹痛是由于腹腔内出血或腹腔内炎症病变。

7. 病理检查　剖腹手术所得标本做病理切片检查，镜下见病变输卵管内膜有蜕膜变化或管壁附着有妊娠物（绒毛、孕囊、胚芽等），则有确诊价值，或者在其他相关部位（子宫角、卵巢、盆腔腹膜、肠壁表面等）找到有妊娠物附着，均可确诊。

四、诊断

异位妊娠几乎必有腹腔内出血，是本病的基本特征之一。凡妊娠试验阳性者，若找到腹腔内出血证据，则异位妊娠的诊断基本可确定。

1. 基本症状、体征

（1）停经史（多数为 6 周左右）、阴道流血（一般血量不多）、下腹痛（突发撕裂样或逐渐加重）等病史及症状。

（2）下腹部压痛、反跳痛等腹膜刺激征（肌紧张常不明显），贫血貌。

（3）阴道检查存在子宫颈举痛，子宫及宫旁或子宫后方软性包块。

2. 妊娠试验阳性

（1）尿 β-HCG 阳性。

（2）血 β-HCG 阳性。

（3）阴道后穹穿刺液 β-HCG 阳性。

异位妊娠时，β-HCG 阳性特点是效价不高，常为弱阳性，明显低于正常早期妊娠时，较妊娠滋养细胞疾病时更低。

3. 内出血证据

（1）苍白，冷汗、恶心、脉细而快、血压下降等休克征象。

（2）阴道后穹穿刺阳性（抽吸出不凝血）。

（3）腹部移动性浊音阳性出现在宫外孕可疑患者，特别是在面色苍白、脉搏细速、血压不稳或降低者，意味着腹腔内大量出血。

临床上，基本症状、体征存在，妊娠试验阳性，阴道后穹穿刺阳性，三者俱备，即可诊断为异位妊娠。值得注意的是症状与体征不必都完整、典型。例如，内出血不多时，既不会有休克表现，也不会有腹部移动性浊音；又如有的输卵管峡部异位妊娠发病早可以无停经史；还有的患者只有腹胀、腰酸和肛门坠胀感而无明显腹痛。

五、鉴别诊断

本病需与流产、黄体出血、急性附件炎、子宫肌瘤、阑尾炎、急性胃肠炎等相鉴别。

1. 流产　这是常见的早期妊娠疾病。停经史、阴道流血、妊娠试验阳性、月经期下腹痛等特点都有。与异位妊娠不同的是流产的下腹痛不那么剧烈，发生的时间是在胚胎物被逐出子宫颈管的那段时间，疼痛的特点是下腹中央阵发性坠痛。B 超（妊娠囊、胚芽等是否在宫腔内可见）对鉴别两者很有帮助。病理机制上，异位妊娠以内出血为主，而流产则全是外出血，所以异位妊娠往往很容易发生休克而阴道出血却不多，而流产则只有阴道大量出血时才会发生休克。

2. 黄体破裂　以急腹痛和腹腔内出血为主要临床表现。但无停经史，常无阴道出血，常无休克或只有轻度休克。血和尿液妊娠试验阴性和没有停经史是最重要的鉴别点。

3. 急性输卵管炎　急腹痛和腹膜刺激征与异位妊娠易混淆，基本鉴别在于它的急性炎症表现（发热、白细胞升高、阴道后穹穿刺脓性及病史诱因等）而无妊娠与内出血证据。

4. 急性阑尾炎　与右侧输卵管妊娠容易混淆，鉴别要点是急性阑尾炎的炎症表现而无妊娠与内出血。阑尾炎特定的压痛点和转移性腹痛的病史常是获得正确诊断的关键。

5. 卵巢囊肿扭转　发病突然，急腹痛伴恶心、呕吐等表现，有时不易与异位妊娠区别。鉴别的关键在于抓住妇科检查中附件囊肿张力高而有压痛、病史中有卵巢囊肿和缺乏妊娠和内出血依据的特点。

6. 卵巢子宫内膜异位囊肿扭转破裂　突发下腹痛、腹膜刺激征和阴道后穹穿刺阳性的结果与异位妊娠有时难以区别。进行性痛经病史与以往存在卵巢巧克力囊肿的病史，依据妇科检查有子宫内膜异位症特征、辅助检查无妊娠依据等常是引导正确诊断的关键。

六、治疗

根据患者不同情况，采用手术治疗或非手术治疗。

1. 手术治疗

（1）指征：①进行性内出血，休克严重，虽经中西医治疗仍不能纠正者；②停经时间长（一般 2 个月以上），胚胎存活，或疑有输卵管间质部妊娠、残余宫角妊娠或腹腔妊娠者；③治疗过程中妊娠试验持续阳性，包块继续增大，考虑妊娠存活者；④经产、多胎、不要求保留生育功能者，可考虑手术同时绝育；⑤合并感染、完全性肠梗阻或肠扭转者。

（2）手术方式包括 2 种：一是切除患者输卵管，必要时做部分卵巢切除；二是保留患者输卵管（即保守性手术）。术中若腹腔出血量多，可做自血回输。

2. 非手术治疗

（1）中医中药治疗：病情稳定，内出血不多者，用中药治疗有很好疗效。本症属于少腹血瘀实证，以祛瘀、活血、止痛为主。血肿包块形成者，则应化瘀。

基本主方：丹参 9～15g，赤芍 6～9g，乳香 3～6g，没药 3～6g，桃仁 6～9g。

此外，按中医"寒者温之""热者清之""虚者补之""实者泻之"的理论辨证施治。应用少腹逐瘀汤或血府逐瘀汤祛瘀、止痛、活血。

（2）化学药物治疗：主要适用于早期异位妊娠，要求保存生育能力的年轻患者。符合下列条件者可采用此法，即：①输卵管妊娠直径不超过 3cm；②输卵管妊娠未破裂或流产；③无明显内出血或出血少于 100mL；④血 β-HCG<3 000U/L。化疗一般采用全身用药，亦可采用局部用药。

甲氨蝶呤（methotrexate，MTX）：其治疗机制是抑制滋养细胞增生，破坏绒毛，使胚胎组织坏死、脱落、吸收。肌肉或静脉注射 1mg/（kg·d），4～8 天一个疗程，间隔 5 天，共 2 个疗程。治疗期间应用 B 超和 β-HCG 进行严密监护，并注意患者的病情变化及药物的毒副反应。

甲氨蝶呤 – 亚叶酸钙法（MTX-CF 法）：MTX 1mg/kg 肌内注射，用于第 1、第 3、第 5 天，CF（四氢叶酸）0.1mg/kg，肌内注射，用于第 2、第 4、第 6 天，6 天为一个疗程。CF 可以逆转 MTX 的毒性反应，起到解毒作用。

5- 氟尿嘧啶（5-Fu）：10 mg/（kg·d），加入 5% 或 10% 的葡萄糖 500mL 内静脉滴注，4～6h 滴完，5～10 天一个疗程。

放线菌素 D、天花粉、顺铂等目前也试用于输卵管妊娠。

第二节　胎盘早剥

一、概述

胎盘早剥指妊娠 20 周以后或分娩期，正常位置的胎盘在胎儿未娩出前部分或全部从子宫壁剥离。发生在妊娠 20 周前的胎盘早期剥离应视为流产。国内报道胎盘早剥的发生率为 4.6‰～21‰，国外的发生率为 5.1‰～23.3‰。发生率高低与分娩后是否仔细检查胎盘有关。有些轻型胎盘早剥于临产前可无明显症状，只在产后检查胎盘时，发现早剥处有凝血块压迹，此类患者易被忽略。胎盘早剥是引起妊娠晚期产前出血的常见疾病，起病急、进展快，如处理不及时，会危及母儿的生命。胎盘早剥按出血类型可分为外出血型、内出血型及混合型；按病情轻重可分为Ⅰ度、Ⅱ度及Ⅲ度，若无凝血功能障碍属Ⅲ A，有凝血功能障碍属Ⅲ B。Ⅱ度及Ⅲ度属重度胎盘早剥，多为内出血型或混合型，易并发 DIC、急性肾衰竭、羊水栓塞及子宫胎盘卒中，危及患者生命，胎儿往往已经死亡。

二、临床表现及分类

根据出血类型，可将胎盘早剥分为显性出血型、隐形出血型及混合型。

1. 显性出血型　胎盘早剥后，底蜕膜出血并形成血肿，使胎盘从附着处分离，血液冲开胎盘边缘并沿胎膜与宫壁之间经宫颈管向外流出，称为显性出血型。大部分胎盘早期剥离属于此型。

2. 隐性出血型　若胎盘早剥后，胎盘边缘仍附着于子宫壁或由于胎先露部固定于骨盆入口，使血液积聚于胎盘与子宫壁之间，称为隐性出血型。随着胎盘后血肿压力的增加，血液可浸入子宫肌层，引起肌纤维分离、断裂甚至变性，当血液渗透入子宫浆膜层时，子宫表面呈现紫蓝色瘀斑，称为子宫胎盘卒中。血液还可渗入输卵管系膜、卵巢生发上皮下、阔韧带内，并可渗入羊膜腔引起血性羊水。

3. 混合型　隐性出血型时，当出血达到一定程度，血液冲开胎盘边缘与胎膜而外流。根据病情严重程度，Sher 将胎盘早剥分为 3 度。

（1）Ⅰ度: 以外出血为主,胎盘剥离面小,通常不超过胎盘的1/3,多见于分娩期。主要症状为阴道流血,出血量一般较多，色暗红，可伴有轻度腹痛或腹痛不明显，贫血体征不显著。腹部检查：子宫软，宫缩有间歇，子宫大小与妊娠周数相符，胎位清楚，胎心率多正常，若出血量多则胎心率可有改变，压痛不明显或仅有轻度局部（胎盘早剥处）压痛。产后检查胎盘，可见胎盘母体面上有凝血块及压迹。有时症状与体征均不明显，只有在产后检查胎盘时，胎盘母体面有凝血块及压迹，才发现胎盘早剥。

（2）Ⅱ度：胎盘剥离面为胎盘面积的1/3左右。主要症状为突然发生持续性腹痛、腰酸或腰背痛，疼痛程度与胎盘后积血量成正比。患者阴道流血不多或无阴道流血，贫血程度与阴道流血量不符。腹部检查见子宫大于妊娠周数，子宫底随胎盘血肿增大而上升。胎盘附着处压痛明显（尤其当胎盘位于前壁时），宫缩有间歇，胎位可扪清，胎儿存活。

（3）Ⅲ度：胎盘剥离面超过胎盘面积的1/2。临床表现较Ⅱ度更重，患者可出现恶心、呕吐，以至面色苍白、出汗、脉弱及血压下降等休克征象。贫血及休克程度与外出血量不相符。腹部检查：触诊子宫硬如板状有压痛，尤以胎盘附着处最明显。子宫比妊娠周数大，且随胎盘后血肿的不断增大，宫底随之升高，压痛也更明显。子宫处于高张状态，子宫缩间歇期不能很好放松，因此，胎位触不清楚。胎儿多因严重缺氧而死亡，胎心消失。若无凝血功能障碍属ⅢA，有凝血功能障碍属ⅢB。

三、辅助检查

1. **腹部B超检查** 典型的声像图显示胎盘与子宫壁之间出现一个或多个边缘不清的液性暗区，暗区内有光点或光斑；胎盘后血肿形成时见胎盘比正常增厚，或胎盘边缘"圆形"裂开。同时可判断胎儿的富内状况，并可排除前置胎盘。但对于较小面积的胎盘早剥，B超可能探查不出来，所以B超结果阴性不能完全排除胎盘早剥。

2. **凝血功能检查** 做DIC筛选试验，包括血小板计数、凝血酶原时间及血纤维蛋白原测定。如3项中有2项阳性并出现鱼精蛋白副凝试验（3P试验）阳性或乙醇凝胶试验阳性，或D-二聚体阳性，可诊断DIC。

3. **血液分析** 主要了解患者贫血程度、有无血小板减少等情况。

4. **肾功能检查** 肾功能损害者血尿酸、肌酐、尿素氮升高，二氧化碳结合力下降。

5. **胎心监护** 阴道出血过多可导致胎儿窘迫甚至胎死宫内，胎心监护可帮助判断有无胎儿宫内缺氧。

四、诊断及鉴别诊断

诊断及鉴别诊断关键是要有诊断胎盘早剥的意识。重度胎盘早剥根据病史、症状、体征及实验室检查结果，诊断多无困难。患者可出现恶心、呕吐，面色苍白、四肢湿冷、脉搏细数、血压下降等休克症状，且休克程度多与阴道流血量不相符；腹部检查见胎盘附着处压痛，甚至子宫板状硬，子宫缩间歇期不能松弛，胎位扪不清，胎心可消失。要注意与先兆子宫破裂相鉴别。Ⅰ度胎盘早剥临床症状不典型，容易被忽视，往往胎盘附着处无明显压痛，有宫缩后子宫缩间歇期子宫能放松。应与前置胎盘及先兆临产见红相鉴别。根据B超不难与前置胎盘鉴别。先兆临产见红一般少于月经量，颜色较鲜红，常伴阴道黏液；而胎盘早剥出血常多于月经量，颜色暗红。

五、并发症

1. **DIC与凝血功能障碍**

重型胎盘早剥，特别是胎死宫内的患者可能发生DIC与凝血功能障碍。临床表现为皮下、黏膜或注射部位出血，子宫出血不凝或仅有较软的凝血块，有时尚可发生尿血、咯血及呕血等现象。一旦发生DIC，病死率较高，应积极预防。对胎盘早剥患者从入院到产后均应密切观察，结合化验结果，注意DIC的发生及凝血功能障碍的出现，并给予积极防治。

2. **子宫胎盘卒中及产后出血**

胎盘早剥发生隐性出血时，血液不能外流，出血逐渐增加，压力逐渐增大而使血液渗入子宫肌层，引起肌纤维分离、断裂、变性，血液浸润甚至可达浆膜层，子宫表面出现瘀斑，整个子宫呈紫蓝色，尤其在胎盘附着处特别显著，称子宫胎盘卒中。严重时血液可渗入腹腔、阔韧带、输卵管等处。子宫卒中时，由于肌纤维受血液浸润及断裂，可使子宫不收缩，引起产后大出血。

3. 急性肾衰竭

失血过多使肾灌流严重受损，造成双侧肾皮质或肾小管缺血坏死，出现急性肾衰竭。胎盘早剥多伴发妊娠期高血压疾病、慢性高血压、慢性肾疾病等，更易发生肾衰竭。

4. 羊水栓塞

胎盘早剥时，羊水可经剥离面开放在子宫血管进入母体血循环，羊水中的有形成分可形成栓子，栓塞肺血管导致羊水栓塞。

5. 胎儿宫内死亡胎盘早剥面积超过胎盘面积的 1/2 时，胎儿多缺氧死亡。

六、治疗

（一）治疗原则

治疗的关键是及时诊断，尽快终止妊娠。确诊或可疑胎盘早剥的患者，除了病情轻、一般情况良好、宫口已扩张、估计短时间内能分娩的患者，其他均应在最短的时间内剖宫产分娩。治疗的另一个关键是积极纠正休克，防治凝血功能障碍、肾衰竭及产后出血等严重并发症。

（二）治疗方案

1. 积极纠正休克及贫血　立即吸氧，开放静脉液路，迅速输液、输血，补充血容量，改善血液循环。最好输新鲜血，既可补充血容量，又能补充凝血因子。如果短时间内无法获得新鲜血，可先补充新鲜血浆，然后输入红细胞。可测中心静脉压（CVP）、肺毛细血管楔压（PCWP）以监测血容量，指导输液量及输液速度。留置导尿管，监测尿量，每小时尿量应在 30mL 以上。

2. 及时终止妊娠　母儿预后与诊断和处理的早晚关系密切。胎儿娩出前，胎盘早剥有可能继续加重，所以确诊后必须立即终止妊娠。

（1）剖宫产：能在短时间内结束分娩，是处理胎盘早剥分娩的主要方式，应适当放松剖宫产指征，降低孕产妇及围生儿死亡率。

适应证：病情轻的胎盘早剥，但短时间内不能分娩，或者已存在胎儿窘迫者；重度胎盘早剥必须立即手术，产妇病情恶化，即使胎儿已死，如不能立即阴道分娩，亦应立即剖宫产。

术中取出胎儿及胎盘后，立即子宫肌壁注射缩宫素并按摩子宫。发现子宫表面呈现紫蓝色瘀斑，提示存在子宫胎盘卒中，配以按摩子宫及热盐水纱垫湿热敷子宫，多数子宫能收缩好转。如无效可结扎子宫动脉上行支，或用可吸收线局部"8"字缝合卒中部位的浆肌层，或行子宫捆绑术压迫止血。如经以上措施仍不能止血，在征得患者家属同意并签字后，行子宫切除术。

（2）阴道分娩：仅适用于Ⅰ度胎盘早剥，一般情况良好，宫口已扩张，估计短时间内能分娩的患者。人工破膜使羊水缓慢流出，缩小子宫腔容积，腹带裹紧腹部压迫胎盘，使其不再继续剥离。静脉滴注缩宫素加速第 2 产程。产程中严密观察血压、脉搏、宫底高度、宫缩及阴道出血情况，监测胎心，一旦发现出血加重或胎儿窘迫，立即剖宫产结束分娩。

（三）防治并发症

1. 产后出血　术前备好缩宫素、麦角新碱及卡前列素氨丁三醇等药物，备足血源；胎儿及胎盘娩出后，立即子宫肌壁注射缩宫素并按摩子宫；如仍出血可采取结扎子宫动脉或行子宫捆绑术等措施；如大量出血且血液不凝，应考虑凝血功能障碍，进行必要的化验并按凝血功能障碍处理；必要时切除子宫。

2. 凝血功能障碍　尽快终止妊娠，阻断促凝物质继续进入母体血液循环是防治凝血功能障碍的基础。

（1）补充凝血因子：及时足量输入新鲜血和血小板，是补充血容量和凝血因子的有效措施。血纤维蛋白原低于 2g/L 时，应输入纤维蛋白原。为纠正血小板减少，可输入新鲜血小板浓缩液。如不能及时获得上述血源，可先输入新鲜冰冻血浆应急，每升新鲜冰冻血浆含纤维蛋白原 3g，补充 4g 可使患者血浆纤维蛋白原浓度提高 1g/L。临床工作中，年轻缺乏经验的医师可能犯的错误是：重视输入红细胞而忽视补充凝血因子。

（2）肝素的应用：DIC高凝阶段主张及早应用肝素，禁止在有显著出血倾向或纤溶亢进阶段应用肝素。如无把握则不用。

（3）抗纤溶药物的应用：应在肝素化和补充凝血因子的基础上应用，常用氨基己酸、氨甲环酸、氨甲苯酸等。

3. **肾衰竭** 大量出血使肾灌注严重受损，导致肾皮质或肾小管缺血坏死，出现急性肾衰竭。如患者尿量每小时少于30mL，提示血容量不足，应及时补充血容量；在补足血容量的基础上如尿量每小时少于17mL，可给予呋塞米20～40mg静脉注射，或20%的甘露醇500mL快速静脉滴注，必要时重复给药，通常1～2天尿量可恢复正常。如经上述处理，尿量不增且血尿素氮、肌酐、血钾进行性升高，二氧化碳结合力下降，应考虑肾衰竭。出现尿毒症时，应及时进行透析治疗。

第三节 卵巢肿瘤蒂扭转

一、概述

卵巢肿瘤的蒂由骨盆漏斗韧带、卵巢固有韧带及输卵管等组成。活动度好的卵巢肿瘤，当重心偏于一侧时，因体位变换或体内压力突然改变，蒂沿着同一方向扭转，出现卵巢肿瘤蒂扭转，可发生急性腹痛，是卵巢肿瘤常见的并发症之一。多见于妊娠中期或产后，有的发生在运动时或夜间翻身时。扭转不能回复时，瘤壁破裂，血液或囊液流入腹腔，继发感染。临床需要与异位妊娠破裂或流产、阑尾炎、卵巢肿瘤破裂、输尿管结石鉴别。

二、临床表现

既往有附件肿物病史的患者，在体位改变、孕中期或分娩后突然出现一侧下腹痛，轻度扭转腹痛较轻，可随体位改变而缓解，所以会有阵发性下腹痛、缓解、再次腹痛的病史。重症患者腹痛剧烈，阵发性加剧，常伴恶心、呕吐，甚至休克。下腹部有压痛、反跳痛及肌紧张。妇科检查可扪及附件区肿物张力大，压痛，以瘤蒂部最明显。超声检查可以探及附件区肿物回声，典型病例诊断多无困难。

三、辅助检查

（1）血常规检查：血白细胞计数升高。

（2）B超检查：可探及附件区肿物回声。能检测肿块部位、大小、形态及性质，既可对肿块来源做出定位（是否来自卵巢），又可提示肿瘤性质（囊性或实性、良性或恶性），并能鉴别卵巢肿瘤、腹腔积液和结核性包裹性积液。B超检查的临床诊断符合率 >90%，但直径 <1cm 的实性肿瘤不易测出。通过彩色多普勒超声扫描，能测定卵巢及其新生组织血流变化，有助于诊断。

四、治疗

1. 确诊后立即手术切除肿物。

2. 切除时先用钳夹住扭转的蒂，然后切断以防血栓弥散到全身血循环中。对于对侧卵巢缺失、年轻患者以及其他迫切需要保留卵巢的患者，如果扭转时间较短、肿瘤尚未充血呈紫褐色，可以向家属讲明情况后慢慢使肿瘤复位，再按照常规行卵巢肿瘤切除术，保留卵巢。但术中及术后应严密观察有无血栓形成或栓塞脱落形成远处栓塞的症状、体征。

3. 术时剖检对侧卵巢有无小肿瘤，因有些肿瘤，如囊性畸胎瘤、浆液性乳头状囊腺瘤等常双侧发生。

4. 切除的肿瘤在手术结束前，由台下医师切开检查，有无恶性可疑，必要时行快速冰冻病理切片检查。

第四节 卵巢肿瘤破裂

一、概述

约3%的卵巢肿瘤会发生破裂,破裂有外伤性和自发性2种。外伤性破裂常因腹部重击、分娩、性生活、妇科检查及穿刺等引起;自发性破裂常因肿瘤过速生长所致,多数为肿瘤浸润性生长穿破囊壁。卵巢肿瘤破裂发病急、病情重,卵巢肿瘤内容物溢入腹腔,刺激腹腔引起急性腹痛,恶性肿瘤破裂时,发生腹腔和盆腔脏器的种植和转移,是较常见的妇科急腹症,必须及时诊断和处理,如延误诊治将严重影响患者的身体健康,甚至引起死亡。

二、临床表现

卵巢肿瘤破裂症状轻重取决于破裂口大小、流入腹腔囊液的性质和数量。小囊肿或单纯浆液性囊腺瘤破裂时,患者仅感到轻度腹痛;大囊肿或成熟性畸胎瘤破裂后,常致剧烈腹痛、恶心呕吐,下腹部压痛、反跳痛、肌紧张。一侧盆腔肿物缩小,局部压痛。有时导致内出血、腹膜炎、血压下降及不同程度的休克。妇科检查可发现腹部压痛、腹肌紧张或有腹水征,原有肿块摸不到或扪及缩小瘪塌的肿块。

三、辅助检查

1.B超检查 可探及附件区肿物回声。能检测到肿块部位、大小、形态及性质,可对肿块来源做出定位,是否来自卵巢,还可提示肿瘤性质,囊性或实性、良性或恶性,并能鉴别卵巢肿瘤、腹腔积液和结核性包裹性积液。B超检查的临床诊断符合率 >90%,但直径 <1cm 的实性肿瘤不易测出。通过彩色多普勒超声扫描,能测定卵巢及其新生组织血流变化,有助于诊断。

2. 腹腔穿刺或后穹隆穿刺 有囊液或血液,有时需剖腹探查才能确诊。腹腔镜下可直接看到肿块大体情况,并对整个盆腔、腹腔进行观察,又可窥视横膈部位,在可疑部位进行多点活检,抽吸腹腔液行细胞学检查,用以确诊。但巨大肿块或粘连性肿块禁忌行腹腔镜检查。

3. 肿瘤标志物

(1) CA125:80% 的卵巢上皮性癌患者 CA125 水平高于正常值;90% 以上患者 CA125 水平的消长与病情缓解或恶化一致,尤其对浆液性腺癌更具特异性。

(2) AFP: 对卵巢内胚窦瘤有特异性价值,或未成熟畸胎瘤、混合性无性细胞瘤中含卵黄囊成分者有协助诊断意义。

(3) BCG: 对于原发性卵巢绒癌有特异性。

(4) 性激素:颗粒细胞瘤、卵泡膜细胞瘤会产生较高水平雌激素。浆液性、黏液性或勃勒纳瘤有时也可分泌一定量的雌激素。

四、诊断

(1) 对原有卵巢肿瘤病史患者,突发下腹部疼痛,查体有压痛、反跳痛,妇科检查见肿块明显缩小,B超检查证实原有肿瘤缩小或消失,即可诊断。

(2) 约有一半患者不知自己有卵巢肿瘤。B超检查盆腔有肿物,形状不规则,张力较小。腹腔穿刺或后穹隆穿刺抽出囊液或血液。有时需经剖腹探查才能确诊。

(3) 病情危重指标:患者突然全腹剧痛,压痛及反跳痛明显,原有的肿瘤触不清轮廓;出现不同程度的休克现象;有移动性浊音。

五、治疗

1. 治疗原则 一旦确诊,立即手术治疗。对于已有休克的危重患者,应立即组织人员抢救,进行心肺复苏，呼吸机辅助呼吸，建立静脉液路，心电监护，在积极抗休克的同时，争分夺秒进行手术，必要时就地手术，尽最大努力抢救患者生命。

2. 手术治疗

（1）术中探查止血：疑有肿瘤破裂应立即剖腹探查或行腹腔镜探查术。术中应尽量吸净囊液，并涂片行细胞学检查，清洗腹腔及盆腔。如有卵巢破裂边缘出血，可行电凝止血。用可吸收线连续锁边缝合破口，或剔除出血部分，将边缘缝合。

（2）警惕为恶性肿瘤：切除的肿瘤在手术结束前，应由台下医师剖视探查，必要时送冰冻检查，尤需注意破口边缘有无恶变。如为恶性肿瘤，则根据肿瘤的类型、分期、患者年龄及生育要求决定手术范围。若不幸因肿瘤因素，不得已切除双侧卵巢的年轻患者，建议术后宜服用雌激素，以维持正常生理功能。

第五节　宫颈癌

一、概述

宫颈癌是妇科常见的肿瘤之一，可表现为不规则阴道流血或阴道大量出血，引起生命危险。宫颈癌是指发生在宫颈阴道部或移行带的鳞状上皮细胞、柱状上皮下的储备及宫颈管黏膜柱状上皮的恶性肿瘤。宫颈癌是全球女性中仅次于乳腺癌的第2个最常见的妇科恶性肿瘤。在一些发展中国家其发病率仍居首位，我国女性生殖系统恶性肿瘤中宫颈癌发病率居第1位。

二、临床表现及分期

（一）临床表现

1. 症状

早期宫颈癌常无症状，也无明显体征，与慢性宫颈炎无明显区别，有时甚至见宫颈光滑，尤其老年妇女宫颈已萎缩者。有些宫颈管癌患者，病灶位子宫颈管内，宫颈阴道部外观正常，易被忽略而漏诊或误诊。患者一旦出现症状，主要表现为以下方面。

（1）阴道流血：年轻患者常表现为接触性出血，发生在性生活后或妇科检查后出血。出血量可多可少，根据病灶大小、侵及间质内血管的情况而定。早期出血量少，晚期病灶较大表现为多量出血，一旦侵蚀较大血管可能引起致命性大出血。年轻患者也可表现为经期延长、周期缩短、经量增多等。老年患者常主诉绝经后不规则阴道流血。一般外生型癌出血较早，血量也多；内生型癌出血较晚。

（2）阴道排液：患者常诉阴道排液增加，白色或血性，稀薄如水样或米泔状，有腥臭。晚期因癌组织破溃、坏死，继发感染有大量脓性或米汤样恶臭白带。

（3）晚期癌的症状：根据病灶侵犯范围出现继发性症状。病灶波及盆腔结缔组织、骨盆壁、压迫输尿管或直肠、坐骨神经时，患者诉尿频、尿急、肛门坠胀、大便秘结、里急后重、下肢肿痛等；严重时导致输尿管梗阻、肾盂积水，最后引起尿毒症。到疾病末期，患者出现恶病质。

2. 体征　镜下早浸癌及早期宫颈浸润癌，局部无明显病灶，宫颈光滑或轻度糜烂，如一般宫颈慢性炎症表现。随着宫颈浸润癌的生长发展，类型不同，局部体征亦不同。外生型见宫颈赘生物向外生长，呈息肉状或乳头状突起，继而向阴道突起形成菜花状赘生物，表面不规则，合并感染时表面覆盖灰白色渗出物，触之易出血。内生型则见宫颈肥大、质硬，宫颈管膨大如桶状，宫颈表面光滑或有浅表溃疡。晚期由于癌组织坏死脱落，形成凹陷性溃疡，整个宫颈有时被空洞替代，并覆有灰褐色坏死组织，恶臭。癌灶浸润阴道壁见阴道壁有赘生物，向两侧宫旁组织侵犯，妇科检查扪及两侧增厚，结节状，质地与癌组织相似，有时浸润达盆壁，形成冰冻骨盆。

（二）临床分期

分期应根据仔细的临床检查，由有经验的医师于治疗前确定，盆腔检查、三合诊检查具有特殊重要性。分期一经确立，不能因治疗后有新的发现而改变已确定的分期。确定分期的基础是进行细致的临床检查。

这些检查包括视诊、触诊、阴道镜检查、宫颈管刮取术、宫腔镜、膀胱镜、直肠镜、静脉肾盂造影、骨及肺的线检查；可疑直肠、膀胱受累者，要由病理学检查证实。血管造影、淋巴造影、腹腔镜检查对确定治疗方案有帮助，但对所发现的问题不作为确定分期的依据。

根据国际妇产科联盟（FICO，2006）子宫颈癌的临床分期如下。

0期：原位癌，上皮内癌；0期的病例不应该包括在浸润癌的任何治疗中。

Ⅰ期：宫颈癌局限子宫颈（扩展至宫体将被忽略）。

IA 期：镜下浸润癌。所有肉眼可见的病灶，包括浅表浸润，均为ⅠB期。浸润的范围限定于从上皮基底测量的间质浸润深度不超过 5mm，不管是上皮或腺体来源，不管是静脉或淋巴脉管浸润，都不改变分期。

ⅠA_1 期：可测量的间质浸润深度不超过 3 mm，宽度不超过 7mm。

ⅠA_2 期：可测量的间质浸润深度大于 3mm，但不超过 5mm，宽度不超过 7mm。

Ⅰ B 期：肉眼可见癌灶局限子宫颈或临床前期病灶大于ⅠA_2期。

ⅠB_1 期：临床癌灶不超过 4cm。

ⅠB_2 期：临床癌灶大于 4cm。

Ⅱ期：肿瘤超出宫颈，但浸润未达盆壁，肿瘤已累及阴道，但未达到阴道下 1/3。

Ⅱ A 期：无明显宫旁浸润。

Ⅱ B 期：有宫旁浸润。

Ⅲ期：肿瘤扩展到骨盆壁，直肠检查在盆壁和肿瘤间无间隙，肿瘤累及阴道下 1/3；任何不能找到其他原因的肾盂积水或肾无功能者均属Ⅲ期。

Ⅲ A 期：肿瘤没有扩展到盆壁，但累及阴道下 1/3。

Ⅲ B 期：肿瘤扩展到骨盆壁和 / 或引起肾盂积水或肾无功能。

Ⅳ期：肿瘤超出真骨盆，或侵犯膀胱或直肠黏膜。

Ⅳ A 期：肿瘤侵犯至邻近器官。

Ⅳ B 期：肿瘤播散至远处器官。

分期注意事项：①0期包括上皮全层均有不典型细胞，但无间质浸润者；②ⅠA（ⅠA_1期及ⅠA_2期）诊断必须根据显微镜下的观察确定；③Ⅲ期应为宫旁浸润达盆壁、肿瘤与盆壁间无间隙，而且增厚为结节状时，方能确诊；④即使根据其他检查定为Ⅰ期或Ⅱ期，但有癌性输尿管狭窄而产生肾盂积水或肾无功能时，亦应列为Ⅲ期；⑤膀胱泡样水肿不能列为Ⅳ期。膀胱镜检查见隆起及沟裂，同时通过阴道或直肠检查能证实该隆起或沟裂与肿瘤固定时，应视为膀胱黏膜下受侵，膀胱冲洗液有恶性细胞时，应在膀胱壁取活体组织病理检查证实。

三、辅助检查

根据病史和临床表现，尤其有接触性出血者，应想到宫颈癌的可能，需全身检查及妇科三合诊检查，并采用以下辅助检查。

（1）B超检查：高分辨阴道 B 超，可发现宫颈内形态不规则的低回声区，血流信号丰富，或者宫颈增粗，局部膨大，与周围组织无明显界限。此外，B 超尚可帮助了解子宫及附件有无包块，以及其大小、性状和包膜是否完整、属囊性或实性等。

（2）脱落细胞学检查：在除去宫颈表面分泌物后，以宫颈口为中心，用宫颈液基细胞学采集细胞的小刷子顺时针方向转 15 圈，做细胞学检查。阳性者必要时行阴道镜检查，宫颈行多点活检或宫颈锥形切除，连续切片做病理检查。

（3）碘试验：此试验是将碘溶液涂子宫颈和阴道壁，观察其着色情况。正常宫颈阴道部和阴道鳞状上皮含糖原丰富，被碘溶液染为棕色或深赤褐色。若不染色为阳性，说明鳞状上皮不含糖原。瘢痕、囊肿、宫颈炎或宫颈癌等鳞状上皮不含或缺乏糖原，均不染色，故本试验对癌无特异性。碘试验主要识别宫颈病变危险区，以便确定活检取材部位，提高诊断率。

（4）阴道镜检查：可发现醋白上皮及有异性血管区，并取活检，以提高诊断正确率。

（5）宫颈和宫颈管活组织检查：这是确诊宫颈癌最可靠和不可缺少的方法。选择宫颈鳞-柱交接部的3、6、9、12点处取4点组织做活检，或在碘试验、阴道镜观察到的可疑部位取活组织做病理检查。所取组织应包含上皮及间质，若宫颈刮片为Ⅲ级或Ⅲ级以上涂片，宫颈活检阴性时，应用小刮匙搔刮宫颈管，刮出物送病理检查。

（6）宫颈环形电切或锥形切除术：主要用于以下情况：①宫颈细胞学多次阳性，阴道镜检查阴性或镜下活检阴性，颈管刮除术阴性；②宫颈细胞学诊断较阴道镜下活检重，或提示可疑浸润癌；③CINⅡ~Ⅲ病变或颈管刮除术阳性；④宫颈细胞学提示腺上皮异常；⑤阴道镜检查或镜下活检怀疑早期浸润癌或怀疑宫颈原位腺癌。

（7）确诊宫颈癌后，根据具体情况，进行胸部X线摄片、淋巴造影、膀胱镜、直肠镜检查等，以确定其临床分期。

四、鉴别诊断

（1）宫颈糜烂或宫颈息肉：均可引起接触性出血，外观难与Ⅰ期宫颈癌相区别，应做宫颈刮片、阴道镜检查等，最后做活检以除外癌变。

（2）宫颈结核：表现为不规则阴道流血和白带增多，局部见多个溃疡，甚至菜花样赘生物，需与宫颈癌鉴别，宫颈活检是唯一可靠的鉴别方法。

（3）宫颈乳头状瘤：此为良性病变，多见于妊娠期，表现为接触性出血和白带增多，外观乳头状或菜花状，经活检除外癌变，即可确诊。

（4）宫颈子宫内膜异位症：宫颈可出现多个息肉样变，甚至波及穹隆部，肉眼难与宫颈癌鉴别，须经宫颈活检才能确诊。

五、治疗

（一）治疗原则

现代宫颈癌的治疗对策概括为强调综合治疗，注重生活质量。除了常规治疗方法外，由新辅助化疗、同步放化疗、放射治疗和手术治疗等不同组合形成的综合治疗成为当今处理各期宫颈癌的一个重要策略。宫颈癌治疗强调个体化原则，根据患者的临床分期、年龄、一般情况、肿瘤相关因素及并发症等决定治疗方案，旨在增强治疗效果，提高生存质量，减少并发症。

（二）止血

（1）流血多者可立即置妇科手术床，迅速检查阴道内癌瘤情况。如为大块癌灶崩脱，即可用干纱布按压止血，查看有无活动性动脉出血，可用小血管钳夹住血管结扎止血。

（2）由于癌组织不可轻易清除，可局部敷以云南白药、凝血酶粉等止血药敷压于出血面而止血，再逐层严密地用纱布填塞阴道。

（3）静脉输广谱抗生素预防感染，酌情输血、止血药，局部压迫血时采用腔内放疗。

经以上处理多能止血。

（三）手术治疗

1. 目的　手术治疗的目的是切除宫颈原发病灶及周围已经或可能受累的组织，减少并发症。其原则是既要彻底清除病灶，又要防止不适当地扩大手术范围，尽量减少手术并发症，提高生存质量。

2. 手术范围　宫颈癌的临床分期是以宫颈癌原发灶对主韧带、骶韧带和阴道的侵犯而确定的。因此，宫颈癌手术是以切除宫旁主韧带、骶韧带和阴道的宽度来确定的。

（1）宫颈癌的手术范围：子宫、宫颈、主韧带、骶韧带、部分阴道和盆腔淋巴结，一般不包括输卵管和卵巢。

（2）盆腔淋巴结清扫的手术范围：双侧髂总淋巴结、髂外淋巴结、髂内淋巴结，深腹股沟淋巴结，闭孔深、浅淋巴结，不包括腹主动脉旁淋巴。如果髂总淋巴结阳性，可以清扫到腹主动脉旁淋巴。

3. 手术类型

（1）主要类型：Ⅰ型为扩大子宫切除，即筋膜外全子宫术。Ⅱ型为扩大子宫切除，即次广泛子宫切除术，切除 1/2 骶主韧带和部分阴道。Ⅲ型为扩大子宫切除，即广泛性全子宫切除术，靠盆壁切除骶主韧带和上 1/3 阴道。Ⅳ型为扩大子宫切除，即超广泛性全子宫切除术，从骶主韧带根部切除，阴道 1/2 ～ 2/3。Ⅴ型为扩大子宫切除，即盆腔脏器廓清术（前盆、后盆、全盆）。

（2）根治性宫颈切除术及盆腔淋巴结清扫术：人们称这种手术为根治性宫颈根治术，适合治疗菜花型ⅠA～ⅡA期宫颈癌。根据报道可适用于：①年龄在 40 岁以下；②强烈要求保留生育功能；③临床分期ⅠA～ⅡA期；③肿瘤体积 <2cm³ 表浅浸润或 LEEP 锥切后示宫颈肿瘤体积小；⑤临床上无影响生育的证据；⑥无脉管内浸润；⑦阴道镜检查宫颈管侵犯少；⑧无盆腔淋巴结转移。

手术范围：基本手术包括切除盆腔淋巴结，80% 宫颈及部分主韧带、宫骶韧带，阴道 2 ～ 3 cm，切断子宫动脉（再吻合或不再吻合），或仅切断子宫动脉下行支。将阴道切缘与残留宫颈间质缝合。用可吸收缝线在内口水平做预防性环形缝合，防止怀孕时宫颈管功能不全，支持无力。

（3）保留神经的宫颈癌广泛手术：主要方法是在切除主韧带时识别并推开盆腔交感神经。在未保留神经的患者中，常有尿潴留；而保留了一侧或双侧神经的患者，尿潴留发生率明显下降。

（四）放射治疗

放射治疗适于各期宫颈癌，ⅡB～ⅣB期以同步放化疗为主，放射治疗采用腔内照射与体外照射相结合的方法。FIGO 2006 年报道，按此治疗模式采用同步放化疗的各期宫颈癌的 5 年生存率分别为：ⅡB期 70.5%、ⅢA期 48.2%、ⅢB期 50.2%，ⅣVA期 36.2%、Ⅳ期 84.6%；手术治疗效果：Ⅰ期 86.3%、ⅡA期 75.0%。

Ⅰ～ⅡA期子宫颈癌的根治性放射治疗效果与根治性手术治疗效果相当，ⅡB～Ⅲ期子宫颈癌的根治性放射治疗效果明显优于手术治疗。晚期子宫颈癌患者接受放射治疗，虽不能获得理想的根治疗效，但部分患者可能获得较好的姑息作用。放射治疗对 ⅣA 期、部分ⅣB期及手术后局部及区域复发的子宫颈癌患者，也有重要的治疗价值。

（五）化学治疗

1. 适应证　局部肿块巨大（直径大于或等于 4cm）或桶状宫颈，可在术前行化疗或放化疗联合应用。有预后不良因素者，如手术发现髂总动脉以上有淋巴结转移、盆腔淋巴结阳性、宫旁转移、切缘阳性、放疗不敏感或病理分级Ⅲ级以上者。中晚期患者综合治疗。不能控制的癌性出血；转移复发患者的姑息治疗。

2. 用药途径、方案及剂量

（1）全身用药：因单药的有效率低，缓解期短，全身化疗多采用联合化疗。联合化疗中含顺铂的化疗方案可达到 40% ～ 75% 的反应率。

（2）动脉灌注用药：通过选择性或超选择性动脉插管技术，在明确局部病灶的基础上，将化疗药物通过导管直接注入肿瘤供血动脉。一般来讲，动脉灌注化疗可使局部药物浓度提高，而使全身药物浓度减少。疗效和毒性反应则取决于肿瘤类型、肿瘤血供状态、药物的作用机制与代谢动力学。最常应用动脉灌注化疗的妇科恶性肿瘤是宫颈癌。

（3）配合放射治疗。

（4）腹腔内用药：腹腔化疗可取得与全身用药相似的疗效，其机制有待进一步探讨。其方法同卵巢癌腹腔化疗。常用药物为 DDP 160 ～ 180mg，3 ～ 4 周重复，2 ～ 3 个疗程。

（六）综合治疗

所谓的综合治疗是指根据患者的机体状况、肿瘤的病理类型、播散及浸润的范围临床分期和发展趋向，有计划、合理地应用现有的治疗手段，尽可能地提高治愈率，改善患者的生存质量。综合治疗是现代肿瘤治疗的一个趋势，但并非全部宫颈癌均需采用化疗与放疗的综合治疗。

第六节　子宫内膜癌

一、概述

子宫内膜癌多发生于绝经后或围绝经期妇女，少数发生于 40 岁以下年轻妇女，绝经前后的不规则阴道流血是其主要的症状，正确处理阴道流血对子宫内膜癌的诊断和治疗较为重要。子宫内膜癌是发生于子宫内膜的一组上皮性恶性肿瘤，以来源于子宫内膜腺体的腺癌最为常见。子宫内膜癌为女性生殖道常见三大恶性肿瘤之一，占女性全身恶性肿瘤的 7%，占女性生殖道恶性肿瘤的 20% ～ 30%，近年发病率在世界范围内呈上升趋势。

二、临床表现

1. 病史　对于有月经紊乱史，特别是有子宫内膜增生过长史、不孕史、长期服用激素药物、卵巢肿瘤尤其是颗粒细胞瘤，合并肥胖、高血压、糖尿病及不孕不育史的患者，一旦不规则阴道出血高度怀疑子宫内膜癌。

2. 症状

（1）早期：多无症状。

（2）主要表现：绝经后阴道流血、尚未绝经者经量增多、经期延长或月经紊乱；阴道排液为血性或浆液性（因阴道排液异常就诊者约为 25%）；下腹疼痛、宫腔积脓、腰骶部疼痛、贫血、消瘦及恶病质等相应症状。

（3）妇科查体：早期无明显异常，晚期可有子宫明显增大，并宫腔积脓时触痛明显，宫颈管内偶有癌组织脱出，触之易出血。癌灶浸润周围组织时，子宫固定或在宫旁扪及不规则结节状物。

三、辅助检查

（1）细胞学检查：仅从阴道后穹隆或宫颈管吸取分泌物做涂片检查寻找癌细胞，阳性率不高。用特制的宫腔吸管或宫腔刷放入宫腔，吸取分泌物寻找癌细胞，阳性率达 90%。此法仅作为筛查，最后确诊仍须根据病理检查结果。

（2）分段诊疗性刮宫：这是最常用、最有价值的诊断方法，是确诊本病的主要依据。适应证为绝经后阴道出血；绝经后阴道 B 超内膜厚 ≥ 5mm；生育年龄阴道不规则出血；B 超提示宫腔内有回声团。先刮宫颈管，用探针探宫腔，继之刮宫腔，刮出物分别装瓶送病理检查。若刮取组织量多呈豆腐渣样，内膜癌可能性极大，应立即停止搔刮，以防子宫穿孔或癌灶扩散。组织学常见的病理类型：①内膜样腺癌（占 80% ～ 90%）；②腺癌伴鳞状上皮分化：腺癌组织中含鳞状上皮成分，伴鳞状上皮化生成分者称为棘腺癌（腺角化癌），伴鳞癌者称为鳞腺癌；③浆液性腺癌：又称为子宫乳头状浆液性腺癌（UPSC），恶性程度高，预后极差；④透明细胞癌：恶性程度高，易早期转移。

（3）B 超检查：可了解子宫大小、宫腔内有无占位性病变、子宫内膜厚度、肌层浸润深度。极早期可见宫腔线紊乱、中断。典型声像图为子宫增大或绝经后子宫相对增大，宫腔内见实质不均回声区，形态不规则，宫腔线消失，有时见肌层内不规则回声紊乱区，边界不清，可做出肌层浸润的诊断。

（4）宫腔镜检查：可直视下观察病变情况，可疑部位取活体组织行病理学检查，提高早期内膜癌的诊断率。适应证为异常出血而诊疗性刮宫阴性；了解有无宫颈管受累；早期癌的直视下活体。

（5）CA125、CT、MRI、淋巴造影等检查有条件者，可选用血清 CA125 检测、CT、MRI 和淋巴造影等检查。

四、鉴别诊断

子宫内膜癌需与下列疾病做鉴别：

（1）绝经过渡期异常子宫出血：主要表现为月经紊乱，如经量增多、经期延长、经间期出血或不规则流血等。妇科检查无异常发现，与内膜癌的症状和体征相似。临床上难以鉴别。应先行分段刮宫，确诊后再对症处理。

（2）老年性阴道炎：主要表现为血性白带，需与内膜癌相鉴别。前者见阴道壁充血或黏膜下散在出血点，后者见阴道壁正常，排液来自宫颈管内。老年妇女还须注意 2 种情况并存的可能。

（3）子宫黏膜下肌瘤或内膜息肉：多表现为月经过多及经期延长，需与内膜癌相鉴别。及时行分段刮宫、宫腔镜检查及 B 超检查等，确诊并不困难。

（4）原发性输卵管癌：主要表现为阴道排液、阴道流血和下腹疼痛。分段刮宫阴性，宫旁扪及块物，而内膜癌刮宫阳性，宫旁无块物扪及，B 超检查有助于鉴别。

（5）老年性子宫内膜炎合并宫腔积脓：常表现为阴道排液增多，浆液性、脓性或脓血性。子宫正常大或增大变软，扩张宫颈管及诊刮即可明确诊断。扩张宫颈管后即见脓液流出，刮出物见炎性细胞，无癌细胞。内膜癌合并宫腔积脓时，除有脓液流出外，还应刮出癌组织，病理检查即能证实。要注意两者并存的可能。

（6）宫颈管癌、子宫肉瘤：均表现为不规则阴道流血及排液增多。宫颈管癌病灶位子宫颈管内，宫颈管扩大形成桶状宫颈。子宫肉瘤一般多在宫腔内导致子宫增大。分段刮宫及宫颈活检即能鉴别。

五、治疗

（一）治疗原则

子宫内膜癌以手术治疗为主，辅以放疗、化疗及激素药物治疗。手术范围需根据临床分期及术中所见确定手术范围。

（二）治疗方法

子宫内膜癌主要的治疗方法为手术、放疗、化疗及内分泌治疗。治疗应根据子宫大小、肌层是否被癌浸润、宫颈管是否累及、癌细胞分化程度及患者全身情况等而定。

1. 子宫内膜癌出血的治疗　阴道流血一般不会很汹涌，患者失血或贫血程度较重者应配血以便必要时输血。同时给予止血及抗感染治疗，流血来自宫口、流量不猛者，可先以探针了解宫腔情况，诊断所需子宫内膜标本刮取或刷取后，用纱布撒上止血药粉填塞，填塞必须不留空隙，用力不可过猛，填满宫腔、宫颈、阴道。当子宫内膜癌穿透子宫浆膜层，引起腹腔内出血时应立即行剖腹探查止血。根据病灶范围及患者机体情况做相应范围的手术处理。

2. 手术治疗　手术是首选的治疗方法。手术目的：一是进行手术 - 病理分期，确定病变范围及预后相关因素；二是切除癌变的子宫及其他可能存在的转移病灶，是子宫内膜癌的主要治疗方法。

子宫内膜癌各期手术方案：

（1）Ⅰ期：应行筋膜外全子宫切除及双侧附件切除术，具有以下情况之一者，应行盆腔及腹主动脉旁淋巴结切除或取样。

①可疑的腹主动脉旁、髂总淋巴结及增大的盆腔淋巴结；②特殊病理类型为透明细胞癌、乳头状浆液性腺癌、鳞状细胞癌、癌肉瘤、未分化癌；③子宫内膜样腺癌 G3；④侵犯肌层深度 ≥ 1/2；⑤癌灶累及宫腔面积超过 50%。

（2）Ⅱ期：手术可以作为临床上发现有明显宫颈浸润患者的初始治疗，应施行根治性子宫切除术、双侧盆腔淋巴切除术和选择性腹主动脉旁淋巴结切除术。淋巴结阴性者，不宜增加放疗。初始治疗不适合手术者，可以采用全盆腔照射和腔内近距离照射，然后辅以全子宫切除及选择性主动脉旁及盆腔淋巴结清扫术。

（3）Ⅲ期：由于有阴道或宫旁浸润，在对转移病灶做全面检查后最好行盆腔外照射放疗。治疗完毕后，可以手术切除者行剖腹探查术。有盆腔外转移的患者，根据患者的不同情况，可选用扩大放射治疗野、全身化疗或者激素治疗。如果超声证实附件有包块或受侵犯，为了判断肿物的性质和进行手术病理分期，应该直接进行手术而不做术前照射。多数情况下可施行肿瘤细胞减灭术，如果子宫可切除则应行全子宫切除及附件切除术。在某些病例，术后切除标本的病理检查可能会发现在子宫内膜和卵巢均有原发灶，而非子宫内膜癌转移至卵巢。

（4）Ⅳ期：有盆腔外转移证据的患者常用全身化疗或激素治疗。局部照射也可能有益，尤其是脑转移或骨转移，盆腔照射有助于控制局部病灶和防止由局部病灶引起的出血或并发症。

手术医师的选择：

低危肿瘤（分化好和<1/2肌层浸润）的淋巴结阳性率5%以内，不需要全面的手术分期。这类患者可以由普通妇科医师进行手术。但是有子宫外病变需行淋巴切除的高危患者，应转诊至专门的妇科肿瘤专家。全面术前检查特别是病理学和影像学资料可有效、正确地分流患者。对于腹腔镜技术经验丰富的医师来说，允许对分化好子宫的内膜癌行腹腔镜辅助阴式子宫切除，但如果发现转移则应改为开腹手术。如果需要进行手术分期，也可以通过腹腔镜进行淋巴切除术。

3. 放疗　放疗是治疗子宫内膜癌的有效方法之一。单纯放疗仅用于有手术禁忌证或无法手术切除的晚期患者。术后放疗是内膜癌最主要的术后辅助治疗，可明显降低局部复发，提高生存率。对已有深肌层浸润、淋巴结转移、盆腔及阴道残留病灶的患者，术后均须加以放疗。

已发表的资料提示，辅助放疗不是低度或中度危险的Ⅰ期患者的指征。这包括所有无浆膜侵犯的G1肿瘤和<1/2肌层浸润的G2肿瘤。对全面手术分期已经排除子宫外病变的较高危妇女，放疗的效果仍不肯定，但许多人仍保留外照射以减少盆腔复发。另外，有学者提倡对高危的病例，如G3级和>1/2肌层浸润的肿瘤施以辅助放疗。对于淋巴结阴性的高危患者，多数选择单纯阴道内近距离照射。

4. 化疗　化疗为晚期或复发子宫内膜癌综合治疗措施之一，也可用于术后有复发高危因素患者的治疗，以期减少盆腔外的远处转移。常用的化疗药物有顺铂、阿霉素、氟尿嘧啶、环磷酰胺、丝裂霉素等；可以单独应用，也可几种药物联合应用，也可与孕激素合并应用。

5. 孕激素治疗　对晚期或复发癌可用孕激素治疗，也用于治疗子宫内膜不典型增生和试用于极早期要求保留生育功能的患者。孕激素以高效、大剂量、长期应用为宜，至少应用12周以上方可评定疗效。常用药物为醋酸甲羟孕酮200～400mg/d。

过去孕激素治疗得到广泛应用，但是近期研究表明辅助性孕激素治疗对提高子宫内膜癌患者的生存率没有好处。

6. 抗雌激素制剂治疗　他莫昔芬为一种非甾体类抗雌激素药物，并有微弱雌激素作用，也可治疗内膜癌。其适应证与孕激素治疗相同。一般剂量为10～20mg，每天口服2次，长期或分疗程应用。他莫昔芬有促使孕激素受体水平升高的作用；受体水平低的患者可先服他莫昔芬使孕激素受体含量上升后，再用孕激素治疗或两者同时应用可望提高疗效。药物不良反应有潮热、畏寒、急躁等类似围绝经期综合征的表现；骨髓抑制表现为白细胞、血小板计数下降；其他不良反应可有头晕、恶心、呕吐、不规则阴道少量流血、闭经等。

第七节　卵巢恶性肿瘤

一、概述

卵巢肿瘤是女性生殖器常见肿瘤。卵巢恶性肿瘤是女性生殖器三大恶性肿瘤之一。至今缺乏有效的早期诊断方法，卵巢恶性肿瘤5年存活率仍较低，徘徊在25%～30%。随着宫颈癌及子宫内膜癌诊断和治疗的进展，卵巢癌已成为严重威胁妇女生命的肿瘤之一。

二、转移途径

1. 卵巢恶性肿瘤的转移特点　外观局限的肿瘤，却在腹膜、大网膜、腹膜后淋巴结、横膈等部位已有亚临床转移。其转移途径主要通过直接蔓延及腹腔种植，瘤细胞可直接侵犯包膜，累及邻近器官，并广泛种植于腹膜及大网膜表面。

2. 淋巴道转移 淋巴道转移也是重要的转移途径，有 3 种方式：①沿卵巢血管走行，从卵巢淋巴管向上达腹主动脉旁淋巴结；②从卵巢门淋巴管达髂内、髂外淋巴结，经髂总淋巴结至腹主动脉旁淋巴结；③沿圆韧带入髂外及腹股沟淋巴结。横膈为转移的好发部位，尤其右膈下淋巴丛密集，故最易受侵犯。

3. 血行转移 血行转移少见，终末期时可转移到肝及肺。

三、临床表现

早期常无症状，仅因其他原因做妇科检查偶然发现。一旦出现症状常表现为腹胀、腹部肿块及腹腔积液等。症状轻重取决于：①肿瘤的大小、位置、侵犯邻近器官的程度；②肿瘤的组织学类型；③有无并发症。肿瘤若向周围组织浸润或压迫神经，可引起腹痛、腰痛或下肢疼痛；若压迫盆腔静脉，出现下肢水肿；若为功能性肿瘤，产生相应的雌激素或雄激素过多症状。晚期时表现消瘦、严重贫血等恶病质征象。三合诊检查在阴道后穹隆触及盆腔内散在质硬结节，肿块多为双侧，实性或半实性，表面高低不平，固定不动，常伴有腹腔积液。有时在腹股沟、腋下或锁骨上可触及肿大淋巴结。

四、诊断

卵巢肿瘤虽无特异性症状，但根据患者年龄、病史特点及局部体征可初步确定是否为卵巢肿瘤，并对良、恶性做出估计，并进行相关辅助检查。

1. 症状早期卵巢癌常无症状，偶尔因肿瘤生长或播散引起局部隐痛不适，不易引起患者重视。所谓卵巢癌"三联征"是指：①40 岁以上妇女；②有腹胀、腹痛等胃肠道症状；③较长时间的卵巢功能障碍。三联征至少应引起妇科医生的警惕，盆腔检查发现附件包块及包块性质的估价，仍是非常重要的。

（1）短期内出现腹胀、腹部肿块及腹腔积液。

（2）腹部包块迅速增长，外形多不规则，实质性居多，肿瘤浸润周围组织或压迫神经时，可引起腰痛或坐骨神经痛；若压迫盆腔静脉，可出现下肢水肿。

（3）腹腔积液增长迅速，表示癌组织在腹腔内蔓延，癌肿扩散到肺或胸膜，可出现胸水（但尸解证实其中一部分胸水并非转移，可能为 Meigs 综合征）。

（4）晚期癌患者可出现消瘦、贫血、低热、乏力、食欲消失等恶病质现象。

2. 妇科检查 早期卵巢癌体积小，为区别生理性与肿瘤，一般以 5cm 为界，定期检查 2 个月。如果为功能性囊肿可缩小，如果增大，应警惕。盆腔肿块大于 5cm 者，必须认真对待。如果肿瘤 <5cm，一直持续存在仍不能放松警惕，卵巢浆液性癌中有些病例原发肿瘤体积小即开始卵巢外转移。故肿瘤小亦应注意，尤其实性肿瘤，50% 是恶性的。任何绝经后妇女，摸到盆腔包块，应作腹腔镜检查或手术探查，因为绝经后妇女 25% 的卵巢肿瘤和 50% 的实质肿瘤都是恶性的。妇科检查如果有下述发现，应高度怀疑卵巢癌。

（1）附件包块是实性或囊性，其中 50% 是恶性的，而囊性只有 10% 是恶性的。

（2）肿瘤粘连固定者多为恶性。

（3）恶性者 70% 累及双侧。

（4）肿瘤不规则，表面结节感多为恶性。

（5）子宫直肠窝结节、质硬，有时附件肿物与子宫直肠窝结节连成一片（除内异症、炎症外），约 90% 是卵巢癌。

（6）腹腔积液或合并胸水，特别是血性腹腔积液者。曾有不少卵巢癌腹腔积液被误诊为结核性腹膜炎，以致耽误治疗达数月之久。

（7）肿瘤生长迅速者。

（8）合并上腹部包块，可能为大网膜转移。

（9）锁骨上、颈部、腋下或腹股沟淋巴结肿大者，尤其左锁骨上淋巴结肿大者。

3. B 超检查 能检测盆腔肿块部位、大小、形态及性质，对肿块来源做出定位，是否来自卵巢，又可提示肿瘤性质，囊性或实性、良性或恶性，并能鉴别卵巢肿瘤、腹腔积液和结核性包裹性积液。恶性肿瘤的超声特点：①肿块多为实性；②肿块内回声不规则，强弱不均；③囊壁厚，不整齐，有突向囊腔的实性区或乳头；④肿瘤有浸润或穿破囊壁向外生长时，肿块的轮廓不清，边缘不整齐；⑤常合并腹腔积液。有经验的医生 B 超检查的临床诊断符合率超过 90%，但直径 <1cm 的实性肿瘤不易测出。通过彩色多普勒超声扫描，能测定卵巢及其新生组织血流变化，有助于诊断。

4. 肿瘤标志物

（1）血清 CA125：卵巢上皮癌尤其除黏液性囊腺癌外，此抗原可增高，可用卵巢癌单克隆抗体 CA125 来测定。82% 的上皮性癌的 CA125>35U/mL。但良性疾病患者为 6%，健康妇女为 1%，所以并不具备高度特异性，可作为术前诊断术后病情监测的辅助指标。

（2）血清唾液酸或脂连唾液酸检测（ISA）：LSA 是肿瘤蛋白过度合成和释放的结果，是肿瘤发生发展过程中的伴随现象。有报道 LSA 对上皮性癌的敏感性为 83%。炎症时可随急性期反应蛋白的增高而上升，会出现假阳性。

（3）血清甲胎蛋白（AFP）：AFP 是卵巢内胚窦瘤的标志物，未成熟畸形瘤、绒毛膜癌、胚胎癌含有内胚窦结构者 AFP 也可升高，AFP 常先于临床体征出现，可作为肿瘤诊断及术后病情监测指标。

（4）血清绒毛膜促性腺激素（HCC）：绒毛膜癌或其他生殖细胞肿瘤含有绒癌成分者均可阳性（如果 HCC 及 AFP 均阳性则为胚胎癌）。

（5）类固醇激素的测定：卵巢性素间质肿瘤中的各种不同组织类型的肿瘤，有一部分有分泌固醇类激素的功能，近年来发现尚可同时分泌孕激素。颗粒细胞瘤及环管状性素间质瘤可分泌雌激素，卵巢支持细胞瘤及间质细胞瘤、卵巢硬化间质瘤可分泌雄激素，血内睾酮可升高。肿瘤切除后，激素水平可下降，肿瘤复发则升高，故可作为监测病情的标志物。

（6）血清乳酸脱氢酶（LDH）：卵巢癌患者血清及腹腔积液中 LDH 明显升高。而良性肿瘤时含量低，故 LDH 对卵巢癌尤其是生殖细胞恶性肿瘤的诊断有一定帮助。

（7）神经细胞特异性烯醇化酶（NSE）：NSE 可大量存在于正常神经组织及神经细胞肿瘤中，因此，对于神经细胞肿瘤和神经内分泌性肿瘤有诊断价值。有报道（1989）称未成熟畸胎瘤及无性细胞瘤也可使 NSE 升高，对该两种肿瘤检测有意义。

（8）米勒管抑制激素（Mis）：由男性胎儿的性腺间质细胞产生，可使米勒管退化。女性胎儿出生后，卵巢颗粒细胞瘤也可分泌 Mis，来源于性素间质的各种肿瘤都可能会分泌该激素，故可作为性素间质瘤的监测指标。Mis 是颗粒细胞瘤一个敏感、特异、可靠的标志物。

（9）滤泡调整蛋白（FRP）：由卵巢颗粒细胞分泌，有调整滤泡发育及分泌固醇类激素的功能，检测发现，7g% 的颗粒细胞瘤患者血清 FRP 升高。

（10）CEA（癌胚抗原）：上皮性囊腺癌的阳性率达 46%，但如果 CA125 正常，CEA 增高，则可能为胃肠道癌肿。

5. 腹腔镜检查　可直接看到肿块大体情况．并对整个盆、腹腔进行观察，又可窥视横膈部位，在可疑部位进行多点活检，抽吸腹腔液行细胞学检查，用以确诊及术后监护。但巨大肿块或粘连性肿块者禁忌行腹腔镜检查。腹腔镜检查无法观察腹膜后淋巴结。

6. 放射学诊断

（1）胃肠钡餐检查：可帮助了解卵巢肿瘤有无转移，侵犯胃肠道，排除肠胃道原发病变，协助鉴别腹腔积液和巨大卵巢肿瘤。

（2）X 线胸片：可显示肺部情况，以了解胸腔有无积液及肺部有无转移灶。

（3）CT 检查：可显示肿物图像，有无肝、肺及腹膜后淋巴转移。但 CT 检出率与癌灶的体积大小有关。直径 ≤ 1cm 的病灶，检出率为 10%；直径 >1cm，检出率为 37%；直径 ≥ 2cm，检出率为 42%。腹膜后淋巴转移的检出率更低，因为 80% 的转移淋巴结直径 ≤ 1cm。但术前淋巴造影可以比较准确地估计盆腔及腹主动脉旁淋巴结转移，准确率达 80% ~ 90%，提高了术中淋巴清除的主动性和彻底性。

（4）静脉肾盂造影：了解肾的功能、肿瘤与膀胱及输尿管的关系，有利于术前估计手术难度和范围。

在无特殊适应证时做 CT、静脉肾盂造影及钡灌肠对诊断并无帮助。

7. 细胞学检查　通过阴道脱落细胞涂片寻找癌细胞以诊断卵巢恶性肿瘤，阳性率不高，诊断价值不大。通过腹腔积液或腹腔冲洗液寻找癌细胞对 I 期患者进一步确定临床分期及选择治疗方法有意义，并可用以随访观察疗效。卵巢癌常很早穿破包膜向囊外生长，有时包膜外观正常，但已有癌肿浸润，致癌细胞脱落于盆腔。Elkings 报道局限在卵巢、包膜完整的卵巢癌，腹腔冲洗液中有 5% 可找到癌细胞，如果已有腹腔积液则癌细胞阳性率更高。可结合病情采取不同方法取材。

（1）阴道后穹隆吸液涂片检查寻找癌细胞。

（2）子宫直肠窝穿刺吸液或冲洗液查找癌细胞。

（3）腹腔积液查找癌细胞。

（4）瘤体穿刺细胞学检查。

五、鉴别诊断

1. 子宫内膜异位症　内异症形成的粘连性肿块及直肠子宫陷凹结节与卵巢恶性肿瘤很难鉴别。前者常有进行性痛经、月经过多、经前不规则阴道流血等。试用孕激素治疗可辅助鉴别，B 超检查、腹腔镜检查是有效的辅助诊断方法，有时需剖腹探查才能确诊。

2. 盆腔结缔组织炎　有流产或产褥感染病史，表现为发热、下腹痛，妇科检查附件区组织增厚、压痛、片状块物达盆壁。用抗生素治疗症状缓解，块物缩小。若治疗后症状、体征无改善，块物反而增大，应考虑为卵巢恶性肿瘤。B 超检查有助于鉴别。

3. 结核性腹膜炎　常合并腹腔积液，盆、腹腔内粘连性块物形成，多发生于年轻、不孕妇女。多有肺结核史，全身症状有消瘦、乏力、低热、盗汗、食欲缺乏、月经稀少或闭经。妇科检查肿块位置较高，形状不规则，界限不清，固定不动。叩诊时鼓音和浊音分界不清。B 超检查、X 线胃肠检查多可协助诊断，必要时行剖腹探查确诊。

4. 生殖道以外的肿瘤　需与腹膜后肿瘤、直肠癌、乙状结肠癌等鉴别。腹膜后肿瘤固定不动，位置低者使子宫或直肠移位，肠癌多有典型消化道症状，B 超检查、钡剂灌肠等有助于鉴别。

5. 转移性卵巢肿瘤　与卵巢恶性肿瘤不易鉴别。若在附件区扪及双侧性、中等大、肾形、活动的实性肿块，应疑为转移性卵巢肿瘤。若患者有消化道症状，有消化道癌、乳癌病史，诊断基本成立。但多数病例无原发性肿瘤病史。

六、治疗

首选手术治疗。根据患者年龄、对生育的要求、肿瘤的性质、临床分期及患者全身情况等综合分析而确定手术范围。若为恶性肿瘤，依据术中冰冻检查确定的病理类型，决定手术范围及术后辅以相应的化学药物治疗或放射治疗。

第八节　急性附件扭转

一、概述

正常卵巢与输卵管活动度极大，可旋转 90°而不出现症状。卵巢或输卵管在正常情况下发生重度扭转者较为罕见，一般仅发生于儿童，且与先天发育异常有关。如发生完全性扭转而未能及时诊治者，可引起附件坏死甚至坏疽，导致腹膜炎等严重后果。对于儿童及年轻患者为了保留其正常生育功能，更需及早明确诊断及时处理。

二、临床表现

1. 症状　剧烈体位变动（如旋转、翻身）后突发下腹锐性剧痛，可伴恶心、呕吐，如为不完全扭转，疼痛呈间歇性或慢性持续性。扭转并感染坏死者可出现寒战、高热。

2. 体征　腹部检查：腹肌紧张，触痛，患侧下腹部深压痛，继发感染则有反跳痛。双合诊：正常附件扭转可能扪不到包块。但可发现附件区显著触痛，体温可轻度升高。

三、辅助检查

血常规白细胞计数增多，血沉多正常。B超可发现肿大的附件。彩色多普勒超声扫描探测卵巢血管的血液流速可明确诊断。还可借助CT、腹腔镜协助诊断。

四、治疗

根据术中所发现的输卵管卵巢状况进行相应处理。

1. 解除附件旋转　如大体观察发现血液供应尚可，病变组织损害可恢复，则单纯予以解除旋转以恢复原有血运，这种情况一般属于早期诊断或部分性扭转，未发生静脉血栓形成的病例。解旋后附件组织基本可以复原。为避免再次复发，可缩短卵巢韧带或/并将卵巢外极缝合固定于盆侧壁或子宫后壁，尤其对需要保留生育功能的儿童及年轻患者更应尽量考虑做保留附件手术。但这一保守治疗有发生栓塞的危险，要在术中仔细分析权衡利弊。

2. 附件切除术　如输卵管或卵巢血管已有血栓形成或已发生坏死，为避免发生肺栓塞，应做附件切除手术，不应解旋。钳夹卵巢血管应选择在扭转部位的近侧端，要密切注意输尿管的位置，附件扭转时常导致邻近腹膜绷紧，呈帐篷样隆起，使输尿管很接近扭转的蒂，钳夹及缝扎时极易损伤。因此，最好切开骨盆漏斗韧带的腹膜，游离出卵巢动静脉再行钳夹、切断、缝扎。

3. 腹腔镜手术　在腹腔镜直视下解旋，观察10min，缺血部位恢复，组织基本无损者就给以保守治疗；除解旋外还可做卵巢固定手术。

微信扫码
◆ 临床科研
◆ 医学前沿
◆ 临床资讯
◆ 临床笔记

第六章 严重烧伤的救治

第一节 严重烧伤的概念

切不可把烧伤简单地理解为只是皮肤损伤，虽然伤在体表，但全身会产生一系列病理生理改变。严重烧伤会导致全身血流动力学、感染、免疫、代谢、营养以及各脏器的一系列改变。因此，在治疗中不仅要着眼于局部创面，更要注意全身各系统的变化。

烧伤的严重程度常与以下因素有关：①烧伤面积；②烧伤深度；③年龄；④烧伤原因；⑤合并伤；⑥个体反应能力。

一、烧伤面积与深度

按 1970 年全国烧伤会议制定的分类标准，将热力烧伤的严重程度分为 4 类：

1. 轻度烧伤　总面积 ≤ 10%，均为 II 度烧伤。
2. 中度烧伤　总面积 11% ~ 30%，或 III 度烧伤面积 ≤ 10%。
3. 重度烧伤　总面积 31% ~ 50%，或 III 度烧伤 11% ~ 20%。
4. 特重烧伤　总面积 > 500/ 或 III 度烧伤 >20%。

随着烧伤治疗技术的进步，原有的分类标准已不能完全说明烧伤的严重程度了，但在新的标准未制定之前，仍沿用旧的分类标准。

二、其他有关因素

（一）年龄

老人与小儿烧伤的救治要比成年人困难，因此不同年龄段成了分析是否危重的条件之一。从 20 世纪 80 年代统计的不同年龄组 LA_{50}（半数死亡率的烧伤面积）的比较，可以看出年龄超过 40 岁治愈率就受到影响，影响最大的是老年人，其次是儿童（表 6-1）。

表 6-1　不同年龄组的烧伤总面积 LA_{50} 比较（%，TBSA）

报道单位	~ 14 岁	15 ~ 40 岁	41 ~ 59 岁	60 岁 ~
长海医院	69.8	89.7	61.5	50.1
304 医院	79.7	86.8	83.9	51.9
Pruitt（美）	46	58	36.3	
Curreri（美）	62	63	8	23

（二）烧伤原因

在诸多的致伤原因中，以热液致伤相对较轻，火焰或化学烧伤较重，电烧伤和放射性损伤最重，它不仅伤及体表，而且可深达肌肉和骨骼，甚至造成远隔部位和脏器的损伤，此外，全身反应也严重。单靠烧伤面积远不能代表此类烧伤的严重程度，需根据伤情另行分类。目前虽无具体分类标准，但大多归为严重或特重范畴内。

（三）合并伤或复合伤

凡有合并伤或复合伤者，其严重程度均比单纯烧伤者严重。

1. 休克　烧伤重、复苏迟、复苏措施不利或长途转运，都可导致休克。凡发生休克者，都预示病情加重，其影响绝不仅表现在休克期，更会因组织缺血、缺氧而给全身各系统带来一系列病理生理变化，易产生内脏并发症，增加了救治难度。第二军医大分析162例死亡病例，死于休克者占17.9%。黎鳌汇总了全军29个单位的64 320例烧伤病例，死亡4 612例，其中530例（11.49%）死于休克（表6-2）。

表6-2　4 612例次烧伤死亡原因

死亡原因	内脏并发症	全身感染	吸入性损伤	休克	中毒	其他
发生例数	2320	878	749	530	53	82
发生率（%）	50.30	19.04	16.24	11.49	1.15	1.78

2. 吸入性损伤　合并吸入性损伤的烧伤患者，病情明显加重，成为主要的死亡原因之一。同等烧伤面积的病人，有无吸入性损伤，其病死率可相差30%～40%。文献报道，吸入性损伤的死亡率为30%～86%，重度吸入性损伤死亡率高达92%～100%。黎鳌在列举烧伤死亡原因中，吸入性损伤占16.24%（表6-2）。吸入性损伤的危害性不仅在于产生急性喉梗阻而引起窒息，还在于可能发生缺氧、肺水肿、肺炎和呼吸功能不全而致死。在重大火灾中，有时体表烧伤很轻，甚至完全没有烧伤，但会因烟雾吸入和CO中毒而当场死亡。

3. 合并伤　在爆炸、外力打击、高处坠落时发生烧伤常会合并有骨折、颅脑损伤、血管断裂出血、内脏破裂、挤压伤等外伤，这些合并伤的存在，增加了烧伤处理的复杂性，若处理不当，可引起休克、感染、致残，甚至死亡。

4. 复合伤　两种或两种以上的致伤因素作用于人体所致损伤称为复合伤。两种以上的损伤在体内互相影响，例如，爆炸时的烧冲复合伤，核武器致伤的烧放复合伤，都是非常严重的烧伤，常合并休克、出血、骨折、感染、内脏损伤等并发症，影响愈合，死亡率高。复合伤的死亡率有时比数种单一伤死亡率的总和还要高。

（四）个体反应能力的差异

烧伤前的体质、健康状况及烧伤后的机体反应能力差异很大。如果机体的免疫功能低下，烧伤治疗过程不平稳，常易并发感染。临床上发现同等严重程度的大面积烧伤病人，在治疗过程中某些人可能一帆风顺，另一些人可能险象环生，这种临床现象在治疗伊始难以预料，只是在治疗期间才表现出矛盾重重，明显加重了病情的严重程度。

第二节　急救处理

一、现场急救

1. 脱离热源　火焰烧伤后迅速脱去衣服，就地打滚，或用棉被、毯子等覆盖灭火。若现场有自来水，应立即以水灭火，或跳入附近的水池或河沟内。切忌奔跑，以免火借风势，愈烧愈旺，亦莫呼喊，谨防吸入性损伤。热液烫伤者应即刻脱下衣服，并用冷水冲洗，愈快愈好，能冲洗或浸泡20～30min最好，不仅可以迅速降温，减轻损伤深度，还可清洁创面和止痛。

化学烧伤后应立即脱去浸渍的衣服，迅速用大量清水长时间冲洗，切忌为寻找中和药品而贻误时机。生石灰烧伤后应首先移去石灰再冲洗，以免遇水产热加重烧伤。磷烧伤应在去除燃烧的衣服后，用大量冷水冲洗，若无水源，可用多层湿布包裹，使磷与空气隔绝，避免再燃。清除残存的磷颗粒后，用1%硫酸铜擦洗，以便与残存的磷反应，生成磷化铜，再用4%碳酸氢钠溶液湿敷，以中和磷酸。严禁用油纱布包扎，防止磷溶解在油脂内而被吸收中毒。

2. 处理合并伤 如大出血、窒息、骨折、急性中毒等，应迅速急救处理。

3. 烧伤创面无须特殊处理 切忌涂有颜色的药物，如甲紫、红汞等，以免影响对创面深度的观察，也勿涂油膏，免得增加清创的困难。

4. 止痛 若有剧痛可以给杜冷丁、非那根合剂半量肌注，或给鲁米那钠0.1g肌注（小儿1～2mg/kg）。

二、转送

原则上应以就地治疗为主，若当地实无条件，可以转送至条件较好的医院。但最好在休克期过后病情平稳时再转送，以免因路途颠簸而加重休克。

转送过程中应注意：建立静脉通道，以保证按计划输液；留置尿管，定时观察尿量，了解休克情况；保持呼吸道通畅，必要时行气管插管或切开；创面简单包扎，以防途中污染；做好记录，以利上级医院了解病情；注意保暖；车速不宜太快，减少颠簸，若飞机转运，体位应横放，以防飞机起落时头部缺血。

三、创面早期处理

（一）初期处理

切记两条：①创面处理一定要在全身情况稳定后进行；②不要在麻醉状态下大刷大洗，以免加重休克。

清创时首先剪掉创面和创周的毛发，去除粘在创面的异物，剪去皱缩的腐皮，以肥皂水和清水轻擦和冲洗，创面清洁后再用1：1 000新洁尔灭和生理盐水冲洗。较小的水疱应予保留，大水疱可在低位剪小口引流或用注射器抽除疱液，只要水疱皮完整，就不要剪除，疱皮对基底有良好的保护作用。

（二）包扎疗法

创面清洗后，肢体多采用包扎疗法。内层裹以较厚的无菌敷料，以不使渗液透过表层敷料为原则。每日需观察有无高热、白细胞增高及疼痛加剧，敷料有无被渗液浸湿和臭味．若有，应随时更换敷料；若无感染迹象，可延至10～14 d打开敷料，此时浅Ⅱ度可能已痊愈，不再包扎，深度烧伤未愈，还需继续换药，根据分泌物的多少，决定换药的间隔时间。

（三）暴露疗法

头、面、躯干、会阴等部位适宜采用暴露疗法。目的是使其表面干燥，形成一层干痂，借以保护创面，减少感染机会。Ⅱ度烧伤创面可涂磺胺嘧啶银糊剂或霜剂、涂膜剂，或具收敛作用的中药虎杖、酸枣树皮、桉叶煎剂等；Ⅲ度涂以2%或3%碘酒，每8h 1次。烤灯照和热风机吹，既可促进创面干燥，又可升高环境温度。行暴露疗法的病室应保持清洁，室温度在25～30℃。躯干和肢体环形烧伤，最好能睡翻身床，每4h翻身1次。既可使创面暴露充分，减少受压时间，又可减轻痛苦，省人力。

第三节 烧伤休克

一、烧伤休克的病理生理变化

烧伤后最根本的病理生理改变是毛细血管通透性增高，渗出增加，血容量减少，导致组织低灌注，细胞缺氧，ATP下降，能量运行受阻，引起细胞损伤，从而导致各组织器官不同程度的损伤。

热力对组织的损害，不仅表现在受热组织的结构与功能的变化，还表现在远离烧伤部位的毛细血管通透性增强。烧伤后的乏氧代谢，使乳酸堆积增加，产生代谢性酸中毒，血pH值降低促使肥大细胞释放组胺等血管活性物质，使毛细血管与淋巴管扩张。热力损伤及缺氧导致毛细血管内皮细胞膜电位差下降，"钠泵"失灵，致使钠离子进入细胞内，使细胞变成球形的水肿细胞。微血管通透性增加，遂使血浆样液体渗至血管外，细胞间隙增大。伴随毛细血管与淋巴管的扩张，进一步加快渗出。

称渗出液为血浆样液体，是因为钾、钠、氯、糖、尿素氮等都可以通过血管壁，水疱液中的浓度基本与血浆中的浓度相同，而水疱液中的白蛋白浓度为血浆中白蛋白浓度的90%，球蛋白只占58%。这表明分子量较小的白蛋白容易通过毛细血管壁，而分子量大的球蛋白较多地留在血管内。血浆中白蛋白减少，导致血浆胶体渗透压减低，引起更多的水分渗至组织间隙，使水肿加重及血容量进一步减少。体液中的水与钠是等比例渗出的，虽细胞外液容量减少，却不至影响细胞内液。

引起血容量降低的因素，除了通透性增加及胶体渗透压降低之外，还有酸中毒抑制了毛细血管对儿茶酚胺的反应，使毛细血管内压升高，细胞损害或坏死后释放的血管活性物质和凝血活酶、溶酶体酶等，进一步使全身血管扩张和淤滞，加剧了渗出增加。加上创面蒸发或吸入性损伤等不显性失水的增加，微循环动静脉短路的开放，"钠泵"失灵后的钠离子携水共同进入细胞内等因素，都促使有效循环血容量减少。回心血量的不足及心肌抑制因子的存在，使心排量骤减，初期尚可通过增快心率维持心输出量，若不能及时补足液量，终将失代偿，导致休克发生。

以往人们只重视血浆成分的丢失，而忽视了血细胞的破坏。研究表明，严重烧伤可导致大量血细胞即刻或迟发性破坏。其损伤途径为：①血细胞在血管内的凝固坏死，每1%的Ⅲ度烧伤可损失1%的红细胞；②血液流经53～65℃区域时，红细胞即受损变形；③某些红细胞受热后脆性增加，在伤后数小时内易被网状内皮细胞清除；④溶血反应可致烧伤面积为50%的可损失红细胞30%；⑤烧伤面积为51%以上者，红细胞半衰期缩短至5～6d，伤后1周内红细胞每日递减9%；⑥某些严重烧伤病例，常伴有消化道出血，加重了贫血；⑦骨髓造血功能障碍，使新生血细胞来源减少。综上所述，烧伤早期血细胞的减少是肯定的，只不过是血浆渗出后的血浓缩掩盖了贫血的真相。

液体复苏过程中的组织再灌注，在黄嘌呤氧化酶的作用下，分子氧被单价还原为各种氧自由基。坏死组织可活化补体、激活吞噬细胞，也释放氧自由基。氧自由基作用于细胞膜的脂质，发生脂质过氧化反应，使细胞膜损伤，大量钙离子进入细胞，破坏了细胞功能。特别是肠壁，富含黄嘌呤氧化酶，脂质过氧化反应最明显，使肠壁机械性屏障受损，出现内毒素和细菌移位，造成肠源性感染。

胃肠道是对缺血最敏感的器官，血容量不足时，胃肠道缺血发生最早，恢复最迟，即使在血流动力学指标已恢复正常时，胃肠道缺血仍未纠正，此即为隐性代偿性休克。利用胃tonometer，我们在大面积烧伤病人中发现，虽然补液复苏已使血流动力学指标恢复正常，但胃黏膜内pH值仍低于7.35。因此，休克期复苏时不能只满足于血流动力学指标恢复正常，还要注意纠正隐性代偿性休克。

二、休克期血流动力学

大面积烧伤休克期病理生理变化虽然十分复杂，但最主要的变化还是体液丧失所致的循环障碍，休克期循环障碍主要表现在血容量减少及心输出量降低。早期的观点认为，烧伤休克期血流动力学的改变是由于烧伤局部体液丧失而致循环量不足所致。近10年来的研究证实，烧伤休克期血流动力学改变除与局部的体液丧失有关外，还与烧伤引起的全身应激反应有关。烧伤创面的坏死组织、变性蛋白及内毒素可直接作用于血管和心肌，引起血管壁损伤，心肌收缩力下降。也可间接地刺激机体组织生成各种细胞因子及介质，如肿瘤坏死因子（TNF）、白介素（IL-1）、血小板活化因子（PAF）、PGE_2、PGG9等。这些介质及中间产物也可以影响心脏功能及血管壁的完整性，进而导致血流动力学改变。

（一）休克期血流动力学监测

创伤性血流动力学监测始于1958年，当时Restephen Hales用一根长36.6cm的铜管给一匹马做了颈动脉插管。1962年，Wil-son报道了中心静脉压（CVP）测定对于监测有效血容量的价值。1970年，Swan报道了使用Swan-Ganz导管监测100例危重病患者的结果。从那以后这一技术得到了广泛的应用和发展，并成功地对烧伤病人进行了监测。与传统观察神志、心率、尿量、血红蛋白、红细胞比容等方法相比，采用Swan-Ganz导管更能直接地反映病人的循环状况，及时指导临床医生调整补液量和速度，对烧伤休克的复苏有重要的指导意义。

国内烧伤界采用该项技术起步较晚，作者自1985年将该项技术应用于临床。在实际操作中应注意以下几点：

1. 该项技术为有创操作，应考虑烧伤创面的影响，例如，颈部烧伤水肿较明显，操作成功率较低，采用锁骨下或股静脉较易获得成功。

2. 休克期病人血液浓缩，红细胞比容高，血液黏稠，易在导管内形成血栓，影响结果的准确性，甚至导致错误信息，延误治疗，因此术后应用冲洗液经常冲洗。

3. 大面积烧伤病人置管常需经过刨面，为防止感染，避免发生导管败血症，留管时间最好不超过72h。

（二）休克期血流动力学变化及临床意义

1. 血容量变化严重烧伤常伴有血容量减少，甚至发生低血容量性休克。烧伤引起的容量减少，与烧伤的严重程度有关，烧伤愈重，血浆渗出与红细胞等有形成分的破坏愈严重。这种变化可发生于烧伤区域和非烧伤区域。有实验证明，严重烧伤的病例，在休克期，内脏器官严重水肿，重量增加 20% 以上。近年的研究表明，严重烧伤后内脏器官水肿与机体反应释放的炎症介质作用于血管内皮细胞有关，烧伤后的炎症介质如 TNFa、PAF、IL、TXA2、氧自由基等，均可使内皮细胞产生炎症并使血管通透性增加，导致内脏器官的水肿。Pruitt 于 1971 年采用漂浮导管对大面积烧伤病人的血容量进行了测量，认为大面积烧伤病人虽然经正规的抗休克治疗，24h 血容量仍低于正常值。但我们的资料证明，用血流动力学监测指导复苏，24h 后血流动力学指标基本可达到正常值（表 6-3），与传统的输液公式相比，输液量约需增加 1/3 以上。同样的结果在小型猪烧伤模型上也得到了证实。

表 6-3　22 例大面积烧伤血流动力学变化（x±SD）

项目	伤后时间（h）				
	16	24	32	40	48
RAP（mmHg）	2.0±2.1	2.9±2.2	5.4±4.7	5.2±1.5	6.3±2.2
PAP（mmHg）					
收缩	15.2±4.1	18.0±6.7	14.8±3.7	17.9±4.0	24.5±7.9
舒张	5.3±4.4	5.4±3.2	5.3±3.2	4.9±2.0	9.0±4.1
CI[L/（min·m²）]	2.6±1.0	3.2±2.0	3.2±2.0	4.7±1.7	5.7±1.4
CO（L/min）	4.9±2.1	6.4±3.0	6.1±2.5	8.0±3.0	9.9±2.4

血容量减少对机体的影响主要是使心排量降低，造成机体氧供不足和代谢性酸中毒。这些变化反过来又可加重炎症反应，形成难以中断的恶性循环，直至循环衰竭。

2. 心输出量和心肌收缩功能的变化　烧伤后心输出量（CO）和心脏指数（CI）立即下降，CO 和 CI 下降并不是单纯由于血容量减少而致的，Moncref 的研究证实，烧伤后心输出量立即降到伤前的 43%；Leape（1971 年）测量了猴子 50% 体表面积烧伤前与烧伤后的心脏指数，烧伤后的心脏指数减少了 65%。然而值得注意的是，CO 和 CI 的下降在血容量明显降低以前即已发生，说明在发生血容量改变以前，心肌收缩功能已经受到抑制。

（三）治疗体会

作者于 1986 年曾测定 25% BSA Ⅲ度烧伤狗的心脏收缩功能指标，如伤后单用平衡液复苏，24h 内 LVSP、dp/dtax，Vpm 和 Vmax 持续下降；而伤后输入全血组上述指标自 12h 开始明显回升，伤后 24h 高于平衡液组。对 22 例大面积烧伤病人血流动力学监测表明，CO 稳定于 5L/min 以上或 CI 在 2.5L/（min·m²）以上为有效循环量充足、复苏满意的标志。第一个 24h 补液量应该为：1.7 × 体重 × 烧伤面积 +3 000（mL），第二个 24h 补液量为：1.2 × 体重 × 烧伤面积 +3 000（mL），按此标准患者于伤后 32h 时 CO、CI 可恢复正常。我们注意到，快速大量输液的同时，肺动脉压值始终在正常范围内，揭示增加补液并未对心功能及肺循环产生不利影响。在复苏过程中我们坚持了休克期输入全血，表明无论在缩短复苏时间还是改善心肌收缩力方面均优于单纯电解质溶液复苏。

三、休克期复苏

（一）休克期输液

因为体液渗出量与体重和烧伤面积成正比，许多单位就根据各自的经验总结出不同的输液公式（表6-4）。

表6-4 休克期输液公式举例

烧伤面积（%）	10	20	30	40	50	60
代谢率增高（%）	+28	+50	+70	+85	+93	+98

尽管各家补液公式中所含胶体和电解质内容及比例各不相同，但输液量分配原则都是相同的。即第一个8h要输入第一个24h计算输入量的一半，第二个24h的胶体和电解质应为第一个24h的一半。这是根据前8h渗出最快，第二个24h渗出量明显少于第一个24h所决定的。

输液是抗休克的主要手段，这一点并无异议，然而在安排液体内容方面却大相径庭。当前主要观点有：①胶体、电解质与水分兼顾，胶体中以血浆为主，不足部分可用右旋糖酐等血浆扩容剂代替。国内多数单位沿用这一方案。主要依据是烧伤渗出液与血浆近似，故补血浆不可少。②与第一种观点相近，唯胶体中以全血和右旋糖酐为主。因为烧伤后不仅血浆丢失，还有大量血细胞破坏，故应遵从"补其所失"的原则。③Parkland公式推崇的第一个24h只给电解质溶液，理由是烧伤后主要是细胞外液的缺钠、缺水，不大量补钠不足以恢复细胞外液渗透压，不能纠正循环障碍。④Monafo和Fox提出给高张碱性液，他们认为等张电解质溶液用量大，水肿重，用含钠225～250mmol/L的溶液可比习惯用量少20%～30%，而且尿量多，并发症少。但需要严密观察，避免因血清渗透浓度过高而引起高渗性昏迷。

虽然人们理论上承认烧伤后存在大量血细胞破坏，但实践中却不愿在休克期输全血。主要顾虑是担心输全血后会加重血液浓缩，增加血黏滞度，阻滞微循环和形成微血栓。

304医院烧伤科一直坚持休克期输全血，输血量约占24h输液总量的10%，并未发现上述问题。3 383例临床资料分析表明死亡率1.5%，LA$_{50}$（半数致死面积）87.4%，明显好于国内外文献报道。在输全血与输平衡液的一系列实验研究中证实，休克期适量地输全血不会增加血液浓缩及血黏滞度，有利于改善低蛋白血症，迅速恢复胶体渗透压，减轻贫血程度，改善酸碱平衡及血液携氧功能，有利于血流动力学及心脏功能恢复，减轻组织水肿，并在保护内脏器官、提高免疫功能和减轻感染方面显示了突出的优越性，未见对微循环产生不利影响。总而言之，休克期输全血是有益而无害的。

胶体溶液中除全血外还应补充血浆或白蛋白，这对升高胶体渗透压较为有效。为弥补全血或血浆的不足，还需用右旋糖酐、低分子右旋糖酐、血定安（琥珀明肢）、血代（尿联明胶）等血浆代用品，以维持胶体渗透压。常用的电解质溶液包括生理盐水、乳酸林格液或等渗碱性溶液（1.4%碳酸氢钠、1/6mol乳酸钠）。

（三）综合治疗

1. 碱性药的应用　大面积烧伤伤员由于组织灌注不良所致乏氧代谢，常伴有代谢性酸中毒，输以碱性药有利于纠正酸中毒。伴有血红蛋白尿和肌红蛋白尿时，碱化尿液使其不易沉积或堵塞肾小管，从而保护肾功能。临床常用4%碳酸氢钠250mL与生理盐水配成1∶2或1∶1输入。若伴有高钠血症时，可用7.28%三羟甲基氨基甲烷（THAM），每千克体重2～3mL，以5%葡萄糖稀释1倍滴注，此药的优点是作用较强，可透过细胞膜进入细胞内，缺点是降低血压和抑制呼吸。

2. 利尿剂的应用　在复苏过程中为保护肾功能，在纠正血容量之后常应用溶质性利尿剂甘露醇。甘露醇不受抗利尿激素的影响，可扩张肾小球动脉，增加肾血流量，不透过细胞膜，肾小球滤过后不被肾小管重吸收，体内排出快，2h排出75%，发挥明显的利尿作用。鉴于烧伤渗出时间长，组织水肿是渗液逐渐累加的结果，因此可将20%的甘露醇125mL稀释5倍输入，既可持续较长时间利尿，又可避免由快速脱水而致的再度血容量不足。

如果不需要大量利尿时，也可用利尿合剂，即10%葡萄糖500mL内加入氨茶碱0.25g、咖啡因0.5g、普鲁卡因1.0g、维生素C 3g。

当血容量纠正后仍持续少尿，应用甘露醇效果不明显时，可改用速尿或利尿酸钠，两者均可增加肾血流量及肾小球滤过率，抑制肾小管重吸收，使尿量及排钠、排氯量增加，钾离子排泄增加较少。速尿1次用量20～100 mg，利尿酸钠25～50mg。

3. 维持呼吸功能　伴有吸入性损伤的伤员，多有在室内或密闭环境烧伤的病史，临床可见面部烧伤较重，鼻毛烧焦，口腔黏膜水肿或见水疱，咽后壁充血水肿，声音嘶哑，呼吸困难渐进性加重。为防止呼吸道梗阻，早期可行气管内插管，并保留3～5d，持续吸氧，并以地塞米松等雾化吸入，以减轻黏膜水肿，待面部消肿后可拔管。若吸入性损伤较重，肺内出现哮鸣音和水泡音，宜早行气管切开。若呼吸困难加重，血氧低于60mmHg（8kPa），二氧化碳分压高于50mmHg（6.67kPa）时，可采用呼吸机辅助呼吸。

4. 改善心功能　实验证实，严重烧伤后体内存在心肌抑制因子，它是溶酶体酶释放后，水解蛋白质所产生的对心肌具有抑制性的物质，主要来自休克时缺血、缺氧的胰腺。为增强心肌收缩力，增加心输出量，常用西地兰0.4mg，第一个24h内共给1.2mg，达到饱和量后每日用维持量0.4mg。

5. 抗生素的应用　严重烧伤早期宜选用广谱抗生素，预防创面感染及肠源性感染，待创面培养出细菌后再根据敏感试验选择有针对性的抗生素。

6. 镇静剂的应用　休克期的烦躁，多应考虑系血容量不足所致，慎用镇静剂，以免药物掩盖休克症状。对于剧痛难耐的伤员，在补足血容量时可选用曲马多或度冷丁与非那根合剂的半量肌注或静脉滴入。

7. 氧自由基清除剂和钙拮抗剂　缺血-再灌流的损伤主要通过大量氧自由基生成和钙超载两条途径。因此，在治疗休克的同时，还应给维生素E、维生素C、甘露醇、别嘌呤醇、SOD等减少氧自由基，还可用异搏定等钙通道阻滞剂限制钙离子流向细胞内。

8. 654-2的应用　654-2（山莨菪碱）既能稳定细胞膜和提高细胞对缺血、缺氧的耐受性，又能改善微循环，增加门静脉血流量，保护胃肠黏膜，防止内毒素和细菌移位，是抗休克的重要辅助措施。

四、休克期切痂

大面积烧伤创面的存在是导致体液丧失与感染中毒的主要因素，尽早切除深度烧伤组织不仅可以改善血流动力学、血液流变学，也可以减少感染机会和稳定全身状况。既往常规的首次切痂时间多在伤后4～5d以后，我们则主张只要条件允许，应在急性渗出期（休克期）切痂植皮。

（一）休克期切痂的必要性

1. 打破"渗出-补液-再渗出-再补液"的循环模式　伤后尽早切除深度烧伤组织，从根本上或大部分阻断渗出途径，就可以减少体液丧失，减少输液。

2. 减轻机体的中毒反应　烧伤组织产生高分子和低分子蛋白等烧伤毒素，可以引起血管通透性改变、代谢和免疫功能紊乱以及骨髓的抑制。304医院的研究证实，将烧伤皮肤提取物注射至小鼠腹腔，不仅可引起小鼠死亡，还可导致各脏器发生一系列病理改变。可见烧伤组织是自身中毒的根源，应尽早清除方可解除对机体的危害。

3. 减少感染途径　烧伤创面是最常见的感染途径。伤后7d内检查痂下的细菌量与日俱增，与烧伤严重程度和伤后时间呈显著正相关。Dobke报道，内毒素高峰分别在伤后7～12h和4d，休克期内切痂可消灭感染于萌芽状态，从而减少了脓毒症和内脏并发症的发生率。血浆内毒素及肿瘤坏死因子（TNF）、IL6及IL8也明显降低，亦证明休克期切痂是消除感染威胁的最佳选择。

4. 加速创面愈合，提高治愈率　根据作者30例烧伤休克期切痂组（总面积63.2±19.6%，Ⅲ度烧伤面积35.9±19.6qo）的资料表明，病人全部治愈，平均愈合时间仅为33d，比常规切痂组提前7d；Hemdon总结了烧伤面积>30%，Ⅲ度烧伤面积>20%的41例病人，72h以内切痂组死亡率为24%，而2周切痂组死亡率高达60%足见尽早切痂对提高治愈率大有裨益。

（二）休克期切痂的可行性

在大面积烧伤休克期的综合治疗措施中，关键是要纠正体液丧失所致的循环障碍。作者的经验证明，在实施血流动力学监测，并使各项指标基本恢复正常的前提下，实施大面积切痂植皮，术中及术后均可保持血流动力学各项指标继续处于稳定状态，说明病人能够良好地耐受手术打击。此外，休克期切痂还可大量减少术中失血。Desal 报道，24h 内切痂失血（0.40 ± 0.06）mL/cm^2，而 $2 \sim 16d$ 切痂失血（0.75 ± 0.02）mL/cm^2。作者也证实，休克期切痂组比常规切痂组 2 周内少输血 700mL。此外，休克期切痂减少了应用抗生素的种类和时间。实践表明，在满意的循环支持下休克期切痂植皮，不仅是可行的，而且是有益的。在没有条件开展血流动力学监测的单位，可以参考临床指标，例如，通过输液使红细胞比容降至 50% 以下，血红蛋白在 140g/L 以下，尿量保持在 $70 \sim 80mL/h$，亦可认为血容量基本恢复正常，此时切痂植皮便是可行的。

五、延迟复苏

烧伤休克延迟复苏是指大面积烧伤后液体补充不及时而引起的一系列病理生理改变。许多烧伤病人送达烧伤中心时已是伤后数小时甚至数十个小时，此前伤员得不到正规复苏或没有任何液体补充。这类病人病死率极高。延迟复苏问题目前已成为除面积及深度因素之外，左右大面积烧伤治疗结果的另一重要因素。

（一）延迟复苏的主要并发症分析

延迟复苏的直接后果无疑是低血容量性休克。统计资料表明，随着补液开始时间的延长，休克发病率增加，休克纠正困难，所需时间延长，复苏失败（死于休克）率也随之增加。有人报道，烧伤面积 30% 以上、伤后 8h 开始复苏者休克发生率达 100%，复苏失败率在 10% 以上。

紧随休克之后，往往出现单个或多个脏器功能不全甚至衰竭，脏器功能不全多发生在伤后 $1 \sim 2$ 周内，其发生时间视复苏时间而早晚不一，复苏实施得越晚，休克纠正越困难，脏器功能不全发生得越早。伤后 8h 复苏者脏器功能不全均在伤后 1 周内出现。这类脏器功能不全多以肾脏为首发脏器和频发脏器，且牵涉脏器多，病程进展快，预后极差，病死率高达 100%。伤后 2 周以上发生的脏器功能不全以 $6 \sim 8$ h 复苏病人居多，其表现往往以全身性感染为前奏，如创面脓毒症。衰竭脏器多以肺脏为首发脏器和频发脏器。延迟复苏患者无论脏器衰竭发生早晚，其病死率都远高于早期复苏（4h 内）患者。

（二）延迟复苏的影响机制

1. 缺血 - 再灌注损伤　大面积烧伤后体液大量外渗或潴留于组织间隙，有效循环血量急剧减少，又得不到及时补充，组织灌注量严重不足而引起的组织细胞缺血、缺氧性损害，无疑是延迟复苏后脏器功能恶化的重要影响因素。除缺血、缺氧外，构成脏器损伤的另一重要因素是再灌注损伤。组织缺血阶段，广泛存在于血管内皮细胞的黄嘌呤还原酶大量不可逆转换为氧化酶，同时，ATP 大量降解为黄嘌呤和次黄嘌呤，为其提供了丰富的底物，黄嘌呤氧化酶在催化黄嘌呤和次黄嘌呤生成尿酸的同时产生大量的氧自由基。研究表明，延迟复苏患者的血液和动物脏器中（尤其肾脏）氧自由基含量在伤后 7d 内均显著高于相应早期复苏的患者和动物，尤以 3d 内为著，表明延迟复苏促进体内氧自由基产生。

外层轨道配对电子特性赋予氧自由基与生物细胞任何有机物质起反应的能力，造成脂质、蛋白质甚至核酸氧化、结构和功能被破坏。延迟复苏患者血中氧自由基含量升高的同时，血浆脂质过氧化产物——丙二醛含量显著增加。红细胞膜蛋白结构异常和运动受限，说明氧自由基确能破坏细胞的结构和功能。上述证据表明，氧自由基可能是延迟复苏致多脏器功能障碍的重要原因之一。

2. 肠道细菌、内毒素移位　发生在胃肠黏膜的缺血 - 再灌注损伤，可以促进肠道细菌、内毒素移位。正常肠道能防止寄居其内的细菌向体内侵袭，主要依赖其机械、生物和免疫三大屏障的功能。实验证明，延迟复苏可导致悉生大鼠肠黏膜结构破坏及菌群紊乱，同时有内毒素血症和多脏器（肝、肾、心、肺等）细菌培养阳性率增高。说明延迟复苏可导致肠道机械及生物屏障受损，有利于肠道内毒素和细菌移位。肠道移位的细菌和内毒素可以激活单核巨噬细胞系统而释放肿瘤坏死因子（TNFa）及其他炎性介质，启动机体超常炎症反应，最终发展成为多器官功能不全甚至衰竭。临床观察发现，延迟复苏患者血浆 TNFa 水平显著高于早期复苏患者，且与血浆内毒素水平成正比，提示延迟复苏在促进肠道细菌内毒素移位的同时，通过诱导体内炎性介质生成而引起机体过度炎症反应。这可能是延迟复苏患者 MODS 发病率较高的另一重要机制。

3. 免疫抑制 延迟复苏患者全身感染（尤其创面脓毒症）发病率较高，提示防御系统功能严重受抑。T淋巴细胞中抑制（杀伤）细胞数量、抑制（杀伤）/诱导（辅助）比例是调节体内细胞免疫的重要因素。延迟复苏患者在CD4$^+$细胞数降低的同时，CD4$^+$/CD8$^+$比例亦降低，提示细胞免疫调节失衡。这可能是延迟复苏后机体防御功能受抑的重要原因。

（三）延迟复苏后并发症的防治

逐步完善医疗体制，提高广大基层医务人员对延迟复苏危害的认识，提倡就地复苏，可以最大限度地减少延迟复苏的发生。对于复苏已经延迟的患者，迅速、大量的液体补充，尽早纠正脏器缺血状态是早期处理的关键。对已有休克发生者，我们的经验是，在接诊后的1h内快速静脉推注1 500～2 000mL液体，使心率降至120/min以下，尿量达50～100mL/h，然后按常规补液。为了预防再灌注损伤，应在快速补液的同时，使用氧自由基清除剂治疗。目前使用的氧自由基清除剂种类很多，我们推荐维生素C、维生素E和甘露醇。维生素C可以按10g/d的剂量加入液体中输入，维生素E则按100mg，3次/d肌注。甘露醇既是一种利尿剂，又是一种氧自由基清除剂，可按20%甘露醇125mL，3～4次/d加入5%葡萄糖溶液或生理盐水500mL中输入。最近研究发现，654-2能改善胃肠道血供，对抗炎性介质（如TNFa）的作用，并能稳定细胞膜，可减轻肠道细菌、内毒素移位，保护内脏功能。654-2的补充方法为20mg，每4h 1次，置复苏液体中输入。鉴于延迟复苏后MODS发病早、发病率和病死率高，各器官支持应及早给予。

第四节 深度烧伤创面的处理

一、大面积烧伤切削痂手术及创面覆盖

（一）切削痂的意义

深度烧伤的焦痂，已完全失去正常皮肤的结构和功能，极易引起细菌的入侵和繁殖，易引起水、电解质及蛋白等物质的丢失。经研究证实，焦痂匀浆提取物内含有分子量为14万～23万的异常蛋白带，对小眠具有致死作用。烧伤48h内焦痂中某些体液因子，如内皮素1、肿瘤坏死因子Q、一氧化氮、一氧化氮合成酶均有增高，有的高出血浆及脏器数倍到数十倍。所以及早清除烧伤焦痂可以清除感染灶，清除焦痂内有害物质对机体的不良影响。一般来说，在大面积烧伤治疗过程中，只要将烧伤焦痂清除，用自体皮覆盖使裸露创面少于总面积10%以下，病人基本上就可脱离危险期。

（二）手术前准备

一般认为，手术时间以休克期过后到伤后10d之内为最宜。国内外也有行休克期切痂成功的报道，其优点是缩短疗程，减少脓毒症发生的机会，减少输血、输液量。但对老年病人、伤前已有内脏疾患及有其他严重合并伤的病人，采用此法时应慎重考虑。病人发热不是切削痂的禁忌证，但如有全身严重毒血症或败血症，甚至出现中毒性休克时，手术要慎重全面考虑。在全身感染症状加重，采用各种方法仍得不到控制时可以进行"抢切"手术，但病灶一定要找准，并且要把感染的焦痂全部切除，否则手术反而会使病情恶化，甚至可导致死亡。

切削痂前应针对从创面、血中检出的细菌种类及抗生素敏感试验，选用足量且有力的抗生素。如无严重感染可在手术期应用，即术前、术中、术后应用即可。

术前应调整全身的水电解质平衡，纠正贫血及低蛋白血症。

（三）手术

1. 麻醉 最好在静脉复合麻醉、气管插管下进行，这样可以平稳控制呼吸及保证充分给氧，并且使麻醉不要太深，能在手术完毕时即清醒为佳。

2. 手术中注意事项

（1）局部焦痂无严重感染，不必进行刷洗，如污染严重，则应用肥皂水及生理盐水刷洗后再用2.5%碘酒及75%酒精消毒。

（2）四肢手术可应用气囊或橡皮条止血带，这样可以减少出血量。应用橡皮条止血带时，要注意不要扎得太紧，以免引起神经损伤。上止血带时间上肢不要超过 1h，下肢不要超过 1.5h。

（3）进行削痂手术时一定要削到呈瓷白色的创面及出现散在的出血点为止。切痂手术时要把坏死组织切除干净，但尽量不要显露出肌腱、骨或关节头。止血要彻底。在将创面覆盖以前用生理盐水冲洗后再选用敏感的抗菌药液贴敷。

（4）创面覆盖方式

①如自体皮来源丰富，尽量应用大张自体皮缝合覆盖，如感不足可将自体皮打眼或网状自体皮移植。自体皮尽量优先移植于颜面和功能部位。

②将大张异体皮裁成或缝合成创面大小，中间打洞，洞径为 0.2 ~ 0.5cm，间隔 0.5 ~ 1cm，缝合于创面 48h 后再将小块自体皮嵌入每个小洞内。

③将小块自体皮均匀移植在创面上，然后将大张异体皮覆盖。此法手术时间较长，且创面易渗血，在大面积烧伤病人应慎重考虑应用。

④将自体皮及异体皮剪成 0.5 ~ 1cm 宽的长条，相间移植。

⑤将自体皮及异体皮剪成邮票状，大小一般为 0.5 ~ 1cm，相间移植。

⑥微粒植皮术：将取下的自体刃厚皮片剪碎为 0.1 ~ 0.5mm 大小，放入垫有绸布的盐水盘内，由于表面张力和表皮真皮的比重不一样，此时微粒皮片大部分均是表皮面向上，将绸布从水中拉起后，连同黏附的微粒皮贴于大张异体皮的真皮面上，揭去绸布后，微粒皮即能均匀地黏附于异体皮的真皮面。大部分微粒皮的真皮面向上，与异体皮的真皮面为同一方向，然后再将粘有自体微粒皮的异体皮缝合于切痂后的创面上。此方法简便，手术时间短，为国内治疗大面积烧伤病人常用的方法。

⑦如创面内有肌腱、骨或关节暴露，最好能局部转移皮瓣或肌皮瓣覆盖，如条件不允许，应在局部松动游离一些有血运的组织瓣加以覆盖，然后再移植自体或异体皮片。

（四）术后处理

应注意病人呼吸循环功能的恢复，维持水、电解质平衡，使血红蛋白维持在 100g/L 以上。应抬高患肢，注意肢体远端血运，检查敷料有无渗血、渗液。如术后无明显全身感染症状，最好于术后 5 ~ 7d 打开敷料检查创面。如皮片生长良好且条件许可则宜采用暴露疗法，局部涂布 0.1% 碘酒或碘伏。这样可保持创面干燥，推迟异体皮排异时间，有利于嵌入的自体皮或微粒皮的生长。

（五）创面覆盖物的种类及选择

1. 新鲜自体皮 为首选的创面覆盖物，如皮片移植成功则创面永久被覆盖，功能形态好，瘢痕挛缩小。缺点是烧伤面积超过 30% 者自体皮来源显得不足，此外，如取皮过厚则供皮区不易愈合，供皮区常出现瘢痕增生。如有可能，供皮区应远离创面。头皮是良好的供皮区，可以反复应用 20 次以上。

2. 新鲜同种异体皮 为次于自体皮的最好覆盖物。供皮需来自无严重感染、肿瘤、黄疸或皮肤病且死亡后在室温下不超过 6h 的尸体。可以按外科常规在无菌条件下取皮，也可在非无菌条件下将皮肤连同皮下组织全层剥下，然后剃毛刷洗，在 1:1 000 新洁尔灭溶液内浸泡 15min 后取出，按无菌条件用取皮机修去脂肪及部分真皮层后即可使用。

3. 冷冻异体皮 在低温条件下，组织对氧及能量消耗减低，所以可以保存较长时期仍具有一定的活力。理论上贮存的温度越低，可贮存的时间越长。按我们的经验，皮肤在 4℃ 冰箱中贮存可维持 3 ~ 7d，加用同种或小牛血清可保存 2 ~ 3 周，−20℃ 冰箱 3 个月，−70℃ 冰箱 1 年。在液氮（−196℃）内理论上可以无限期贮存。由于冷冻对组织有一定的损伤，虽然在贮存过程中加用了抗冻剂及控制了降温及复温速率，但贮存皮肤的活力仅达贮存前的 50% ~ 70%。尽管这样，贮存的异体皮仍可以满足临床的需要，所以冷冻皮（液氮贮存）仍为抢救大面积烧伤病人最常用的覆盖物。

4. 新鲜异种皮 以猪皮为最常用，选用 20 ~ 30 kg 健康的小白猪，注意剃毛时不能用热水，其他取皮方法与异体皮相同，但应加强刷洗及消毒，因为饲养猪的环境较脏。猪皮的排斥时间为 10 ~ 14d，脱落较快，所以疗效不如异体皮。其他异种皮尚有牛、羊、猴、鸡等皮肤，但效果不如猪皮。

5. 经过化学或物理方法处理的异种皮 应用戊二醛、碘制剂、高浓度甘油等处理的猪皮，冷冻干燥处理的猪皮，用钴或加速器辐照的猪皮等均为无活力的生物覆盖材料。这些覆盖物的优点是抗原性低、无菌、来源广，有的在室温下放置即可。缺点是组织无活力，与供体不能建立血运，容易发生积液及感染，有的弹性差，无可塑性，有的有占位性妨碍自体皮的扩展，总之，疗效不如新鲜猪皮，只能作创面暂时覆盖之用。

6. 经组织培养形成的自体或异体皮片　将新鲜的自体或异体皮，经胰酶消化，取得上皮细胞混悬液，接种在培养皿内，形成有数层厚度的上皮细胞片，可以作为创面覆盖物。或将异体的真皮层作为基底将自体皮上皮细胞种植于其上形成具有真皮及上皮细胞的复合皮片，这些在实验室已移植成功，也有个别移植成功的临床报道，但由于技术及成本关系尚不能大量应用于临床救治病人。

7. 人造皮　应用高分子塑料、人造纤维、合成多肽、动物的胶脂、植物的纤维等，经过一系列工艺制成一种膜片。具有一定的弹性和强度，不变形，表面要有一定的孔径，有透气性，既能防止液体、蛋白质及电解质的丢失，又要阻止细菌的入侵。国内有南京生产的 204 人造皮、重庆 T41 人造皮，国外生产的品种更多。20 世纪 70 年代，国内很多单位曾经应用，但发现缺点很多，逐步已被经化学或物理方法处理的猪皮所替代。

二、特深度烧伤的治疗

特深度烧伤一般指烧伤不局限于皮肤，可深达肌肉和骨骼。组织坏死的范围广泛，对功能损伤严重，伤后若不及时进行适当的治疗，将加重伤残程度，并有可能危及生命。

在我国，常见的特深度烧伤发生在电烧伤、热压伤、一氧化碳中毒合并烧伤和癫痫发作合并烧伤等情况下。

在特深度烧伤的治疗过程中，首先要注意全身情况的维持和危及生命的合并症的处理。存在大块肌肉坏死时，应注意适当增加输液量和碱化尿液，并注意防止大血管的继发出血和厌氧菌感染。在合并全身中毒时，应首先去除因中毒而产生的其他并发症。

在全身情况相对稳定后，应及时将坏死组织清除，并尽可能早地封闭创面。在发生大片深部组织坏死、有重要器官外露时，应及时用皮瓣或植皮的方法覆盖创面，以达到保护重要功能和外形的目的。

（六）电烧伤

电烧伤指电流所引起的局部组织的损伤。主要包括：接触电损伤、电弧损伤、电火花损伤及其引着衣服后所致热烧伤。其中，接触电流和电弧损伤是有电流通过机体的损伤，是真正的电烧伤。本节所述电烧伤是指电流通过机体，在"入口"和"出口"处，由于局部高温引起的严重组织损伤。

从理论上来说，在电压相同的条件下，电阻越小的组织，通过的电流越快，产热也越多。根据焦耳—楞次定律：

$Q = 0.24I^2Rt$

再将欧姆定律 $I=V/R$ 带入此公式则为：

$Q = 0.24V^2t/R$

式中，Q 为导体通电后产热量，I 为电流的强度，R 为组织的电阻，t 为时间，V 为电压。

但从临床实际情况来看，电流对组织的损伤情况是受多种因素影响的。骨骼的电阻大，但骨周围的肌肉组织远比血管周围肌肉组织的损伤程度严重。原因是在电流通过机体的一瞬间，机体电路已由很多并联和串联电路所组成，局部的电压和电流都在复杂的变化之中，不能用简单的公式来解释。

电流的种类不同，对组织的损伤情况也不同。交流电损伤较直流电损伤多见。低压直流电对人体的损伤比同样电压的交流电更小。低压交流电通过躯干时可引起心房纤颤或呼吸骤停，这可能是由于低压交流电更易影响神经传导系统所致。高压交流电较易引起呼吸骤停，但经抢救易于恢复，而高压直流电引起心搏骤停后常不可救治。

电压越高，损伤越严重。一般来说，12V 以下为绝对安全电压，36V 以下为安全电压。日常生活用电是 110V 或 220V，可称为低压电。至于 380V 电压的归属问题，学术界尚无定论。根据作者的临床经验，从烧伤治疗的角度来看，380V 电压所致电烧伤更类似于 220V 所致电烧伤，因此，在烧伤治疗中将

380V 以下电烧伤称为低压电烧伤，超过 380V 为高压电烧伤。

电流强度越大，对人体的损伤就越严重。民用低压电流强度多在 10A 以下，但足以引起呼吸停止和心室纤颤，并伴有局部的电烧伤。

电流通过机体组织时产生的主要损伤是由于电流所产生的热损伤所致，常见的临床表现是局部特深度烧伤。发生接触性电烧伤时才出现特深度烧伤。发生高压电烧伤时，在多数情况下，机体并未直接接触电源，而是机体进入高压电周围的强电场后，空气被电离，电流通过电弧到达机体造成电烧伤。只有在少数情况下，如自杀或在接触未通过电的高压线时忽然通电，机体与高压电源直接接触而造成电烧伤。

由于各部位的组织结构不同、导电性不同、通过电流的强弱不一，造成了电烧伤坏死组织"外少内多"、"跳跃性分布"以及多层夹心坏死现象，给创面处理及修复带来很大困难。

小范围的低压电烧伤创面小于 $2cm^2$ 时，可保持创面干燥，一般可待其自愈。高压电烧伤时，往往创面"外小里大"，除可见到明显的"出口"、"入口"之外，看来完好的皮肤下面的肌肉也可发生夹心坏死。检查时应注意肢端的血运和肢体各部位的硬度是否正常，电流有可能通过的部位较电流未通过部位硬度增加，这表示其深部的肌肉已受电损伤，应考虑及早清创或局部减张。由于血管壁遭受电损伤，1 周内有逐渐发生栓塞的可能，所以电烧伤局部组织有进行性坏死的趋势。由于对此种病理过程的发展存在不同的认识，所以在电烧伤创面清创范围和清创时机的选择上存在显著的差异。多数医生认为，应待局部组织的进行性坏死过程完结或基本完结后，即到伤后 5 ~ 7d 时进行清创术，将显而易见的坏死组织全部切除，对不能保留的肢体进行截肢手术。但近年来也有少数医院（北京积水潭医院、佳木斯医学院附属医院等）通过临床和实验研究，认为高压电烧伤后应尽早进行清创和创面覆盖，有利于挽救更多的间生态组织和保存肢体。而大多数医院没有同意早期清创法的原因在于，对于应用此法后是否可以阻止组织的进行性坏死持怀疑态度。因为早期清创时所见到的外观正常的组织，数天后也有可能发生坏死。作者认为，高压电烧伤后尽早清创和创面覆盖是值得推荐的，但应注意在清创后，应用血管、神经移植和皮瓣覆盖的方法修复保存下来的组织。

（七）热压伤

热压伤是热力与机械力所致的复合性损伤。常发生予橡胶厂、造纸厂、塑料厂和面粉加工厂中的机械操作工人。热压伤多发生于手部。治疗上应全面考虑机械压伤和热力损伤两个方面。

由于受伤时热的滚轴或压板间多存在一定的间隙，所以在手部遭受热压伤时很少造成指骨或掌骨骨折。但由于在发生热压伤后常需要一段时间拆卸机件才能将手抽出来，所以较大的压力或较高温度（60 ~ 80℃）作用较长时间就造成了特深度烧伤。因此，在热压伤的早期以治疗特深度烧伤为主，在创面封闭后则应加强功能锻炼，以达全面的康复。

与电烧伤不同，热压伤是由外向内直接热传导所致组织损伤。损伤范围"外大里小"。坏死范围没有进行性发展的趋势，无夹心坏死。因此，在清创时较易区分坏死组织的界限。由于此种热损伤可以持续较长时间，像"烤红薯"一样，形成手部特深度烧伤。

在人体神志不清情况下，如一氧化碳中毒或癫痫发作时，倒在或靠在热源上，均可造成特深度烧伤。此热源的温度可以很热（如炉灶等），也可能不是很热，仅高于可以导致人体组织损伤的最低温度 45℃（如暖气等），同样可造成局部的特深度烧伤。此类特深度烧伤的创面情况与热压伤的热损伤情况是类似的。创面的处理原则也类似。

与电烧伤的创面情况不同，热压伤等特深度烧伤可以被尽早清创。一般伤后在全身状况稳定的情况下，可急诊将坏死组织一次彻底清除，在有重要器官外露或关节腔外露的部位应设法以皮瓣覆盖创面，其他软组织创面则以游离植皮覆盖。

（八）特深度烧伤的创面处理

原则上应尽早在局部发生感染之前，将全部坏死组织清除，并立即以皮片或皮瓣封闭创面。但发生在身体不同部位的特深度烧伤的处理方法又不尽相同。

头部的特深度烧伤往往深达颅骨，甚至损伤脑组织。伤后应保持创面的清洁与干燥，在伤后 1 周内将局部坏死软组织全部切除，不必清除坏死的颅骨，以局部皮瓣覆盖外露的颅骨，以皮片覆盖清创后健康的软组织和供皮瓣区的创面，则没有进行性坏死之忧，所以伤后 1 周内清创的电烧伤创面，不要在存在张力的情况下强拉拢缝合。1 周后的电烧伤或其他热损伤创面，可以在彻底清创后，将创面周围皮瓣松解掀起形成 3 ~ 4 个皮瓣，并拉拢直接封闭小于 $50cm^2$ 的外露颅骨。如创面周围无可利用的局部皮瓣，应考虑行远位皮瓣转移，如斜方肌皮瓣、带蒂的前臂皮瓣等，必要时，也可考虑行大网膜游离移植成其他吻合血管的游离皮瓣覆盖外露的颅骨。头部的血运丰富，抵抗感染的能力很强，所以即使在局部已存在感染颅骨已外露数日的病例，也可行局部皮瓣覆盖坏死的颅骨而一次性封闭创面。已坏死的颅骨可以在血运丰富的皮瓣下成为形成新骨的支架而逐渐被吸收。因为坏死颅骨长期外露感染，有引起脑脓肿的可能，所以也有人主张将已发生感染的坏死颅骨全部清除，或在外骨板上钻洞，局部长出肉芽后行游离植皮覆盖创面。

腹部的特深度烧伤不常见，多发生于高压电烧伤，可发生腹壁全层或部分坏死。应于伤后早期切除腹壁全部坏死组织。若腹膜尚完整时，可以局部皮瓣或肌皮瓣覆盖创面。若腹膜已有部分坏死，应切除坏死的腹膜，探查腹腔内脏器后，以大网膜或旋转局部腹膜瓣封闭腹腔创口，然后以邻位皮瓣覆盖。应警惕的是，即使腹壁没有显而易见的电烧伤创面，只要是躯干部有电流通过，也可发生腹腔内脏器的损伤。甚至到伤后数周，仍可由于腹腔内血管的继发血栓导致肠坏死，而需要急诊开腹探查，并将坏死的肠管切除。

胸部特深度烧伤在电烧伤、一氧化碳中毒或癫痫发作时均有发生。如果伤后胸壁损害严重，已发生开放性气胸时，应尽早清创，并以局部的肌瓣、肌皮瓣或皮瓣封闭创口，使开放性气胸转为闭合性气胸。如果胸壁尚完整，无开放性气胸发生时，可待伤后数周肺与胸膜粘连后，再行坏死组织清除术，以免过早清除了坏死的胸壁又不能立即以皮瓣将胸壁的缺损修复，反造成开放性气胸，甚至引起纵隔偏移而危及生命。

四肢特深度烧伤最为常见，其中又以上肢受累者最多。在进行上肢特深度烧伤清创时，应注意尽量保留肢体的长度和功能。在发现远端组织因缺血而有坏死的可能时，应尽量以血管移植的方法改善远端的血供。为了更多地保留上肢的功能活动，如果清创时发现有神经或肌腱外露，应以皮瓣覆盖。如果神经和肌腱已被烧毁，可在清创时用丝线缝扎标记其断端，以备后期修复时辨认。一般情况下，可先选择创面周围的皮瓣旋转覆盖创面。如果无足够的邻位皮瓣可供选择，可在躯干部设计皮瓣，用以覆盖上肢创面。如躯干部也无可供选择的皮瓣供区，则可考虑采用吻合血管的游离皮瓣进行修复。在进行下肢特深度烧伤清创时，既要考虑肢体的活动功能，又要考虑下肢的持重功能。如果不能持重，还不如截肢术后安装假肢。在特深度烧伤导致大关节腔外露时，应尽早以皮瓣封闭关节腔的创口，否则关节功能将难以保全。下肢的血管神经外露时应以局部皮瓣或肌皮瓣覆盖，如果无可利用的局部皮瓣，则可考虑行大腿皮瓣。在进行必要的游离皮瓣移植时，应同时修复感觉神经。

参考文献

［1］张印明，鲍明征，沈凤娟，等.实用急危重症医学.广州：世界图书广东出版公司，2014.

［2］于学忠，黄子通.急诊医学.北京：人民卫生出版社，2015.

［3］王东，孙海钰.骨科创伤救治关键.南京：江苏科学技术出版社，2011.

［4］王丽云.临床急诊急救学.青岛：中国海洋大学出版社，2015.

［5］王建国，张松峰.急诊医学.西安：第四军医大学出版社，2015.

［6］王荣英，霍书花，苏建玲.内科急危重症救治关键.南京：江苏科学技术出版社，2011.

［7］王振杰，石建华，方先业.实用急诊医学.北京：人民军医出版社，2012.

［8］王晓军，许翠萍.临床急危重症护理.北京：中国医药科技出版社，2011.

［9］王敬东，李长江.急危重症医学诊疗.上海：同济大学出版社，2014.

［10］申文龙，张年萍.急诊医学.北京：人民卫生出版社，2014.

［11］田素斋，谭淑卓，张秀.急危重症护理关键.南京：江苏科学技术出版社，2011.

［12］邢玉华，刘锦声.急诊医学手册.武汉：华中科技大学出版社.2014.

［13］刘兰芬，张素阁，王惠.急诊超声指南.北京：人民军医出版社，2011.

［14］刘树仁，张晓莹，韩新波.急诊外科诊断与治疗.天津：天津科技翻译出版有限公司，2014.

［15］关卫.急诊科辅助诊断速查.北京：人民军医出版社，2012.

［16］许方蕾.新编急救护理学.上海：复旦大学出版社.2011.

［17］许虹.急危重症护理学.北京：人民卫生出版社，2011.

［18］孙玫，田丽.急诊护理操作手册.北京：人民军医出版社，2011.

［19］李奇林，王永剑，梁子敬.急诊科医师查房手册.北京：化学工业出版社，2015.

［20］李春盛.急诊临床路径.北京：人民卫生出版社，2014.

［21］李桂民，薛明喜，李晓梅.急症腹部外科学.北京：人民军医出版社，2010.

［22］杨向军，徐新献，惠杰.现代内科急重症治疗学.成都：四川科学技术出版社，2010.

［23］宋洪波，孙振卿，杨璞.急危重症三级处置.北京：人民军医出版社，2011.

［24］张国强，柴枝楠.临床急诊科经典问答1000问.北京：人民卫生出版社，2015.

［25］张萍.临床急危重症典型案例护理解析.上海：第二军医大学出版社，2011.

［26］张蕊，孙宗丕，孙燕茹.急诊科常见症状处理程序.北京：人民军医出版社，2015.